Zeitgemäße Therapie der erektilen Dysfunktion

Springer
*Berlin
Heidelberg
New York
Barcelona
Hongkong
London
Mailand
Paris
Singapur
Tokio*

C. G. Stief
U. Hartmann
M. C. Truß
U. Jonas (Hrsg.)

Zeitgemäße Therapie der erektilen Dysfunktion

Diagnostik und Therapie

Unter Mitarbeit von
A. J. Becker, H. M. Behre, H. Derouet, U. Hartmann,
U. Jonas, K. P. Jünemann, S. A. Machtens,
M. Manning, M. Meschi, G. Popken, P. Schmidt,
I. Schroeder-Printzen, D. Schultheiss, C. G. Stief,
W. F. Thon, M. C. Truß, S. Ückert, W. Weidner,
E. Weller und U. Wetterauer

Mit 62 Abbildungen und 7 Tabellen

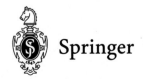

Professor Dr. med. C. G. Stief
Urologische Klinik

Prof. Dr. Dipl.-Psych. U. Hartmann
Arbeitsbereich Klinische Psychologie,
Zentrum Psychologische Medizin

PD Dr. M. C. Truß
Urologische Klinik

Prof. Dr. med. U. Jonas
Urologische Klinik

Medizinische Hochschule
30623 Hannover

ISBN 3-540-64800-3 (Gb) Springer-Verlag Berlin Heidelberg New York
ISBN 3-540-65935-8 (Br) Springer-Verlag Berlin Heidelberg New York

Die Deutsche Bibliothek – CIP-Einheitsaufnahme
Zeitgemäße Therapie der erektilen Dysfunktion / von Christian G.
Stief ... – Berlin ; Heidelberg ; New York ; Barcelona ; Hongkong ;
London ; Mailand ; Paris ; Singapur ; Tokio : Springer, 1999
  ISBN 3-540-64800-3 (Gb). – ISBN 3-540-65935-8 (Br)

Dieses Werk ist urheberrechtlich geschützt. Die dadurch begründeten Rechte, insbesondere die der Übersetzung, des Nachdrucks, des Vortrags, der Entnahme von Abbildungen und Tabellen, der Funksendung, der Mikroverfilmung oder der Vervielfältigung auf anderen Wegen und der Speicherung in Datenverarbeitungsanlagen, bleiben, auch bei nur auszuweiser Verwertung, vorbehalten. Eine Vervielfältigung dieses Werkes oder von Teilen dieses Werkes ist auch im Einzelfall nur in den Grenzen der gesetzlichen Bestimmungen des Urheberrechtsgesetzes der Bundesrepublik Deutschland vom 9. September 1965 in der Fassung vom 24. Juni 1985 zulässig. Sie ist grundsätzlich vergütungspflichtig. Zuwiderhandlungen unterliegen den Strafbestimmungen des Urheberrechtsgesetzes.

© Springer-Verlag Berlin Heidelberg 1999
Printed in Germany

Die Wiedergabe von Gebrauchsnamen, Warenbezeichnungen usw. in diesem Werk berechtigt auch ohne besondere Kennzeichnung nicht zu der Annahme, daß solche Namen im Sinne der Warenzeichen- und Markenschutz-Gesetzgebung als frei zu betrachten wären und daher von jedermann benutzt werden dürften.

Produkthaftung: Für Angaben über Dosierungsanweisungen und Applikationsformen kann vom Verlag keine Gewähr übernommen werden. Derartige Angaben müssen vom jeweiligen Anwender im Einzelfall anhand anderer Literaturstellen auf ihre Richtigkeit überprüft werden.

Einbandgestaltung: de'blik, Berlin
Herstellung: ProduServ GmbH Verlagsservice, Berlin
Satz: Fotosatz-Service Köhler GmbH, Würzburg
SPIN: 10539019   13/3020 – 5 4 3 2 1 0 – Gedruckt auf säurefreiem Papier

Vorwort

Mit dem vorliegenden Buch verbanden wir die Zielvorstellung, sowohl durch die thematische Konzeption als auch durch die inhaltliche Präsentation dem mit der Untersuchung und Behandlung von Patienten mit erektilen Dysfunktionen befaßten Kliniker eine ebenso umfassende wir praktisch nutzbare Unterstützung anzubieten.

Diese Grundidee spiegelt sich in der Gliederung des Buches wider, das sowohl einen Leitfaden für das praktische Vorgehen enthält als auch einen wissenschaftlich ausgerichteten Überblicks- und Nachschlagsteil. Darin findet der Leser zu allen Aspekten der erektilen Dysfunktion einen detaillierten, von einer/einem erfahrenen und international angesehenen Kollegin/Kollegen verfaßten Beitrag. Hier werden etabliertes Wissen, praktisches Vorgehen, neueste Forschungsergebnisse und zukünftige Entwicklungen en detail beschrieben, wobei die durchgängige Illustration mittels schematischer Darstellungen das Verständnis zusätzlich erleichtert. So finden sich auch neueste Therapieoptionen wie die oral verfügbare Medikation oder die intraurethrale Applikation berücksichtigt.

Diesen in Kapiteln zusammengefaßten Beiträgen sind Übersichtsarbeiten vorgestellt, in denen ein mögliches Vorgehen in der täglichen Praxis beschrieben wird. Sie spiegeln die tägliche Erfahrung der Autoren mit diesem Krankheitsbild über einen langen Zeitraum wider und können damit als unmittelbarer Leitfaden verwendet werden.

Hannover, im September 1998   Die Herausgeber

Inhalt

KAPITEL 1
Symptomatologie und Epidemiologie
U. HARTMANN

1.1	Symptomatologie erektiler Dysfunktionen	4
1.2	Epidemiologische Daten	6
	Literatur	8

KAPITEL 2
Anatomie, Physiologie, Pathophysiologie

2.1	Anatomie und Physiologie P. SCHMIDT und K.P. JÜNEMANN	13
2.1.1	Anatomie	14
2.1.2	Physiologie	18
	Literatur	22
2.2	Neuroanatomie H. DEROUET und W.H. JOST	22
2.2.1	Vegetative Innervation	23
2.2.2	Somatische Innervation	24
2.3	Intrazelluläre Mechanismen der Tonusregulation und Grundlagen der Pharmakotherapie S. ÜCKERT	25
2.3.1	Die Bedeutung von Ca^{2+}, K^+ und zyklischen Nukleotidmonophosphaten	25
2.3.2	Phosphodiesterase-Isoenzyme	30
2.3.3	Intrazelluläre Rezeptoren zyklischer Nukleotide: Proteinkinasen	30
2.4	Pathophysiologie G. POPKEN und U. WETTERAUER	31
2.4.1	Organisch bedingte Erektionsstörungen	32
2.4.2	Psychisch bedingte Erektionsstörungen	41

	Literatur	42
2.5	Endokrinologie	
	H. M. Behre	43
2.5.1	Hypothalamus-Hypophysen-Gonaden-Achse	44
2.5.2	Testosteronbiosynthese	45
2.5.3	Transport des Testosterons zu den Zielorganen	46
2.5.4	Biologische Effekte des Testosterons	46
2.5.5	Endokrinologische Labordiagnostik	48
	Literatur	50
2.6	Grundlagen der Entstehung psychogener Erektionsstörungen	
	U. Hartmann	52
2.6.1	Klassische Konzepte psychogener Erektionsstörungen	54
2.6.2	Neuere Ansätze	56
	Literatur	61
2.7	Erektile Impotenz und Diabetes mellitus	
	W. F. Thon	62
	Literatur	70

Kapitel 3
Diagnostik

3.1	Praktisches Vorgehen und kritische Wertung	
	C. G. Stief und U. Hartmann	76
3.1.1	Abgestufte Diagnostik der erektilen Dysfunktion	77
3.2	Psychologische Diagnostik und Sexualanamnese	
	U. Hartmann	89
3.2.1	Psychologische Evaluation und Verursachungskonzepte erektiler Dysfunktionen	90
3.2.2	Zur Praxis der psychologischen Diagnostik	91
	Literatur	99

Kapitel 4
Therapie

4.1	Praktisches Vorgehen und kritische Wertung	
	C. G. Stief und U. Hartmann	104
4.1.1	Allgemeiner Überblick	104
4.1.2	Sexualtherapie	105
4.1.3	Somatische Therapieoptionen	107
4.2	Sexualtherapie	
	U. Hartmann	119
4.2.1	Sexualberatung – Sexualtherapie	120

4.2.2	Grundzüge der Sexualtherapie	121
4.2.3	Sexualtherapeutische Praxis bei erektilen Dysfunktionen	123
4.2.4	Prognostische Faktoren und Effektivität der Sexualtherapie	133
	Literatur	134
4.3	Orale pharmakologische Therapieoptionen C. G. STIEF und A. J. BECKER	135
	Literatur	139
4.4	Testosterontherapie H. M. BEHRE	140
4.4.1	Indikation zur Testosterontherapie	140
4.4.2	Testosteronpräparate zur Substitutionstherapie	141
4.4.3	Überwachung der Testosterontherapie	145
	Literatur	146
4.5	Intraurethrale Applikation vasoaktiver Substanzen C. G. STIEF	147
	Literatur	152
4.6	Schwellkörper-Autoinjektionstherapie (SKAT) A. J. BECKER und M. C. TRUSS	153
4.6.1	Pharmakologie gebräuchlicher Substanzen	153
4.6.2	Applikation und Ansprechraten	154
4.6.3	Technik	158
4.6.4	Allgemeine Hinweise zur intrakavernösen Applikation vasoaktiver Substanzen	160
	Literatur	161
4.7	Therapie prolongierter Erektionen M. C. TRUSS	163
4.7.1	Symptomatik	163
4.7.2	Therapie	164
	Literatur	167
4.8	Funktionelle Elektromyostimulation des Corpus cavernosum penis (FEMCC) S. A. MACHTENS, M. MESCHI und E. WELLER	168
4.8.1	Technik	168
4.8.2	Kontraindikationen	170
4.8.3	Nebenwirkungen	170
4.8.4	Studienergebnisse	170
	Literatur	172
4.9	Vakuumerektionshilfen U. WETTERAUER und G. POPKEN	173
4.9.1	Wirkungsmechanismus	173
4.9.2	Effektivität und Akzeptanz	174
4.9.3	Nebenwirkungen	176
	Literatur	177
4.10	Chirurgie	178

4.10.1	Arteriell	
	M. Manning und K. P. Jünemann	178
	Literatur	180
4.10.2	Venös	
	D. Schultheiss	181
	Literatur	185
4.10.3	Implantate (Prothesen)	
	D. Schultheiss und U. Jonas	186
	Literatur	193
4.11	Juristische und gutachterliche Aspekte	
	I. Schroeder-Printzen und W. Weidner	194
4.11.1	Haftungsrechtliche Aspekte	194
4.11.2	Sozialrechtliche Aspekte	198
4.11.3	Gutachterliche Aspekte	201
	Literatur	204
	Sachverzeichnis	207

Mitarbeiter

Becker, A. J., Dr. med.
Klinik für Urologie,
Zentrum Chirurgie der Medizinischen Hochschule
Carl-Neuberg-Str. 1, 30625 Hannover

Behre, H. M., Priv.-Doz. Dr. med.
Institut für Reproduktionsmedizin
Zentrum für Frauenheilkunde
Westfälische Wilhelms-Universität
Albert-Schweitzer-Str. 33, 48149 Münster

Derouet, H., Dr. med.
Klinik für Urologie der Universität des Saarlandes
66421 Homburg/Saar

Hartmann, U., Prof. Dr. Dipl.-Psych.
Arbeitsbereich Klinische Psychologie,
Zentrum Psychologische Medizin
Medizinische Hochschule Hannover,
Carl-Neuberg-Str. 1, 30625 Hannover

Jonas, U., Professor Dr. med.
Klinik für Urologie, Medizinische Hochschule
Carl-Neuberg-Str. 1, 30625 Hannover

Jünemann, K. P., Priv.-Doz. Dr. med.
Fakultät für Klinische Medizin,
Städtisches Klinikum Mannheim
Theodor-Kutzer-Ufer, 68167 Mannheim

Machtens, S. A., Dr. med.
Klinik für Urologie,
Zentrum Chirurgie der Medizinische Hochschule
Carl-Neuberg-Str. 1, 30625 Hannover

Manning, M., Dr. med.
Fakultät für Klinische Medizin,
Städtisches Klinikum Mannheim
Theodor-Kutzer-Ufer, 68167 Mannheim

Meschi, M. R., Dr. med.
Klinik für Urologie,
Zentrum Chirurgie der Medizinische Hochschule
Carl-Neuberg-Str. 1, 30625 Hannover

Popken, G., Dr. med.
Klinik für Chirurgie,
Klinikum der Albert-Ludwigs-Universität
Hugstetter Str. 55, 79106 Freiburg

Schmidt, P., Dr. med.
Fakultät für Klinische Medizin,
Städtisches Klinikum Mannheim
Theodor-Kutzer-Ufer, 68167 Mannheim

Schroeder-Printzen I., Dr. med.
Klinik für Urologie der Justus-Liebig-Universität
Klinikstr. 9, 35385 Gießen

Schultheiss D., Dr. med.
Klinik für Urologie,
Medizinische Hochschule Hannover
Carl-Neuberg-Str. 1, 30625 Hannover

Stief, C. G., Prof. Dr. med.
Klinik für Urologie,
Medizinische Hochschule Hannover
Carl-Neuberg-Str. 1, 30625 Hannover

Thon, W. F., Priv.-Doz. Dr. med.
Urologische Klinik
Krankenhaus Siloah
Rosebeckstr. 15, 30449 Hannover

Truß, M. C., Priv.-Doz. Dr. med.
Klinik für Urologie,
Medizinische Hochschule Hannover
Carl-Neuberg-Str. 1, 30625 Hannover

Ückert, S., Dr. hum. biol. Dipl.-Biol.
Klinik für Urologie,
Medizinische Hochschule Hannover
Carl-Neuberg-Str. 1, 30625 Hannover

Weidner, W., Prof. Dr. med.
Klinik für Urologie der Justus-Liebig-Universität
Klinikstr. 29, 35385 Gießen

Weller, E., Dr. med.
Wurzener Str. 4, 01127 Dresden

Wetterauer, U., Prof. Dr. med.
Klinik für Chirurgie,
Klinikum der Albert-Ludwig-Universität
Hugstetter Str. 55, 79106 Freiburg

KAPITEL 1

Symptomatologie und Epidemiologie 1

U. HARTMANN

1.1 Symptomatologie erektiler Dysfunktionen 4
1.2 Epidemiologische Daten 6
    Literatur 8

Die 8oer Jahre waren Zeuge eines enormen Aufschwungs in der Grundlagen- und klinischen Forschung zur erektilen Dysfunktion des Mannes. Innerhalb weniger Jahre wurden eine Fülle neuer Erkenntnisse zur Physiologie und Pathophysiologie der Erektion erarbeitet, zahlreiche diagnostische Methoden entwickelt oder verbessert und eine Reihe neuer Therapieoptionen erprobt. Die vielfältigen Aspekte und Facetten dieses äußerst dynamischen Prozesses können hier nur ausschnitthaft angesprochen werden.

Der Auftritt des Briten Brindley, der 1982 auf dem „Amerikanischen Urologenkongreß" dem staunenden Fachpublikum seine papaverininduzierte Erektion präsentierte, wird gern als Meilenstein und Initialzündung dieser Entwicklung zitiert. Doch tatsächlich dürfte Brindleys Auftritt nicht viel mehr als die passende Anekdote zu einem Prozeß sein, der bereits vorher in Gang gekommen war und sich in der Folgezeit stürmisch fortsetzte. In der 1981 von Wagner u. Green publizierten Monographie zur Impotenz [17] manifestiert sich bereits eine deutliche Abkehr von psychologischen Theorien und eine Hinwendung zu (den damals allerdings noch rudimentären) somatischen Methoden.

Zweifellos hat dann die Entdeckung, daß durch die Injektion bestimmter vasoaktiver bzw. muskelrelaxierender Substanzen direkt in das Corpus cavernosum penis eine Erektion induziert werden und dieser Mechanismus diagnostisch und therapeutisch genutzt werden kann [15], die weitere Entwicklung der somatischen Erektionsforschung maßgeblich beflügelt.

Innerhalb weniger Jahre wurde der Bereich *erektile Dysfunktion* ein fester Bestandteil des medizinischen Betriebs und eine wichtige Subspezialität der Urologie. Nationale und internationale Fachgesellschaften wurden ebenso gegründet wie die entsprechenden Zeitschriften, und die einschlägigen Kongresse ziehen bis heute immer mehr Interessierte an.

Nachdem die sexuellen Funktionsstörungen über Jahrzehnte nur geringes Interesse in der somatischen Medizin gefunden hatten und als Domäne der psychologischen Medizin und Sexualwissenschaft galten, kam es nun zu einer rasanten Medikalisierung der männlichen Sexualität, wobei – wie so oft in der Anfangsdynamik einer neuen Disziplin – überzogene Pendelschwünge in die andere Richtung nicht ausblieben. Die von vielen Autoren behaupteten 80% und mehr organogener Erektionsstörungen entbehren ebenso einer soliden Grundlage wie die zuvor gemeinhin angenommene Zahl von über 90% psychogener Störungen.

Die über einige Zeit propagierte „Maximaldiagnostik" mit minutiös ausgearbeiteten (und aus heutiger Sicht weder rationalen noch rationellen) „Abklärungsalgorithmen" ist ebenso von der klinischen Realität – d.h. vor allem von den Bedürfnissen des Patienten – eingeholt worden wie die von einigen ihrer Verfechter als Universalheilmittel propagierten Schwellkörperinjektionen, die sogar jegliche Detaildiagnostik überflüssig machen sollten [16]. Inzwischen sind diese überzogenen Standpunkte an den führenden Forschungs- und Behandlungszentren von einer sehr viel nüchterneren Betrachtungsweise der Vor- und Nachteile der verschiedenen Methoden abgelöst worden. Die Medikalisierung der erektilen Dysfunktion hat zwar einerseits gezeigt, daß somatische Faktoren, gerade bei älteren Männern, eine erhebliche Rolle spielen; sie hat andererseits aber auch den enormen Stellenwert von psychischen und partnerbezogenen Einflüssen demonstriert, die das Erscheinungsbild auch der primär somatisch bedingten Erektionsstörungen nachhaltig prägen und vor allem die Akzeptanz und Compliance gegenüber den medizinischen Therapieoptionen determinieren bzw. begrenzen.

Eine bessere Erforschung des Ineinandergreifens organischer und psychischer Faktoren und eine klinische Zusammenarbeit der somatischen und psychologischen Disziplinen sind im Bereich erektiler Dysfunktionen kein besonderer „Luxus", der auf einige prestigeträchtige Vorzeigeprojekte beschränkt sein darf, sondern kennzeichnen eine zwingende Notwendigkeit, von deren Ausbau und Etablierung eine zukünftige Verbesserung der Therapieerfolge maßgeblich abhängen dürfte. Gewiß sind auf dem Wege dorthin noch eine Reihe von Vorurteilen abzubauen und die unterschiedlichen Auffassungen transparent zu machen und einander näher zu bringen. Dabei dürfte ein Gutteil gegenseitigen Unverständnisses auf den jeweils spezifisch selektiven Praxisausschnitt der somatischen und psychologischen Fächer zurückzuführen sein. So versteht der Urologe, der eine Anzahl von Patienten betreut, die mit Schwellkörperinjektionen oder anderen medizinischen Methoden gut klarkommen und zufrieden sind, nicht, warum der Psychotherapeut, Psychosomatiker oder Sexualtherapeut, bei dem die Patienten sind, die diese Verfahren ablehnen oder abgebrochen haben, der Selbstinjektionstherapie sehr kritisch oder ablehnend gegenübersteht – wobei sich bei umgekehrter Betrachtung das gleiche Resultat ergibt. Im Grunde sehen beide nur je eine Seite der Wirklichkeit. Dies zu akzeptieren und damit die Begrenztheit der eigenen Kompetenz in diesem komplexen Feld anzuerkennen, dürfte eine der wichtigsten Voraussetzungen für eine fruchtbare Kooperation der verschiedenen Disziplinen sein.

Der Aufschwung der Forschung und die Etablierung des ganzen Gebiets erektile Dysfunktion hat einige nachhaltige Veränderungen mit sich gebracht, die für die Stellung sexueller Störungen insgesamt große Bedeutung haben. So sind Erektionsstörungen nicht nur im medizinischen, sondern auch im öffentlichen Bewußtsein zu einem ernsthaften Gesundheitsproblem geworden. Sie wurden inzwischen auch als Krankheit im Sinne der RVO anerkannt und gelten nicht länger als bloße Störung der „Befindlichkeit".

Neben der Verfügbarkeit von besseren diagnostischen und therapeutischen Methoden ist wohl gerade diese Entwicklung dafür mitverantwortlich, daß die Inanspruchnahme professioneller Hilfe zugenommen hat. Deutlich mehr Patienten als früher haben den Mut, ihre sexuellen Probleme direkt anzusprechen, erwarten dann aber auch von ihrem Arzt, daß er ihre Beschwerden ernst nimmt und über entsprechende Kompetenz verfügt. Eine wichtige Facette dieser Veränderung ist die stärkere Beachtung sexueller Probleme bei älteren und chronisch kranken Männern, deren Recht auf ein befriedigendes Sexualleben endlich mehr berücksichtigt wird. So wird bei der Auswahl von Medikamenten den Nebenwirkungen auf die Sexualität mehr Beachtung geschenkt, und bei Operationen werden soweit wie möglich entsprechend schonendere Techniken angewendet.

Die veränderte Bedeutung erektiler Dysfunktionen manifestiert sich auch in der Tatsache, daß die US-amerikanischen „National Institutes of Health" (NIH)

1992 eine Konsensuskonferenz zum Thema „Impotenz" veranstaltet haben mit dem Ziel, den Stand der Kenntnisse zusammenzutragen und Standards festzulegen. Wenngleich das Ergebnis dieser Konferenz [10] gerade bezüglich der Berücksichtigung psychologischer und integrativer Aspekte nicht zufriedenstellen kann (vgl. auch Kap. 2.6), läßt sich allein der Umstand, daß eine solche Konferenz überhaupt einberufen wurde, als wichtiger Meilenstein werten.

Schließlich ist ein nicht unerheblicher Anteil an der skizzierten Dynamik des Feldes darauf zurückzuführen, daß die pharmazeutische Industrie die erektilen Dysfunktionen als wichtigen, potentiell lukrativen und zukunftsträchtigen „Markt" erkannt hat. Inbesondere durch die forschende Pharmaindustrie sind eine Reihe von Neuerungen eingeführt und Impulse gegeben worden, und in den nächsten Jahren dürfte es gerade im Bereich oraler Therapie neben Sildenafil weitere interessante Neueinführungen geben. Das seit langem für die Schwellkörperinjektionen angewendete und erprobte Prostaglandin E_1 wurde 1995 von der amerikanischen FDA und 1997 in Deutschland für die Indikation *erektile Dysfunktion* zugelassen.

Es ist davon auszugehen, daß es im Bereich der Therapieoptionen durch das Nebeneinander von mehr oder weniger erprobten Methoden mit jeweils spezifischen Vor- und Nachteilen für den Arzt nicht leichter werden wird, sich angemessen zu orientieren, um seinen Patienten kompetent informieren und mit ihm gemeinsam eine passende Behandlungsstrategie entwerfen zu können.

1.1
Symptomatologie erektiler Dysfunktionen

Das Erscheinungsbild und die Präsentation erektiler Dysfunktionen durch die betroffenen Männer kennzeichnet nach unseren Erfahrungen eine charakteristische Spaltung. Zum einen sind die Ursachenkonstellationen und die Phänomenologie der Störungen deutlich verschieden, zum anderen aber das Selbsterleben der Patienten sowie Art und Inhalt ihrer Problemberichte häufig gleichförmig und ähnlich. Für die meisten Patienten stehen das Erektionsversagen selbst und die damit verbundenen Gefühle von Angst, Peinlichkeit, Scham, Verzweiflung, Wut und Enttäuschung ganz im Vordergrund ihres Erlebens. Wenngleich der Umgang mit diesen Gefühlen individuell verschieden ist, sind die Auswirkungen einer wiederholt auftretenden oder chronifizierten Erektionsstörung auf das seelische wie körperliche Befinden des Mannes fast immer weitreichend und sehr belastend.

Das Selbstwertgefühl des Mannes, das in hohem Maße an sexuelle Funktionsfähigkeit und Potenz gekoppelt ist, wird regelmäßig und meist erheblich eingeschränkt. Es kann zu ausgeprägten Rückzugs- und Vermeidungstendenzen kommen, die ihrerseits, wie die Störung selbst, die Partnerbeziehung belasten, zu sozialen oder beruflichen Schwierigkeiten, zu Depressionen oder anderen psychischen bzw. psychosomatischen Beschwerden führen können. Da die sexuellen Maßstäbe der Männer nach wie vor und inzwischen auch bis ins höhere Lebensalter von einem ausgeprägten Leistungsgebot und von den Mythen und Verzerrungen des „Pornomodells" der Sexualität [18] geprägt sind, fühlt sich der erektionsgestörte Mann gegenüber diesem Bild hoffnungslos im Hintertreffen, als Versager und „looser". Bei Männern, die in festen Partnerbeziehungen leben, verschiebt sich die Balance, das sexuelle Equilibrium des Paares [9], selbst wenn die Partnerin verständnisvoll und kooperativ ist. Bei Männern ohne feste Partnerin kommt oft das Gefühl auf, keine neue Partnerbeziehung mehr eingehen zu können, da man die sexuellen Ansprüche der Frau ohnehin nicht erfüllen könne und sich ihr gegenüber wie ein „Betrüger" fühlen würde.

Die beschriebenen Gefühle und der Circulus vitiosus, der von der Erektionsstörung ausgelöst wird, sind so machtvoll, daß vielen Männern der Zugang zu den tieferliegenden Ursachen für ihre Problematik versperrt bleibt. Es ist in der klinischen Praxis immer wieder auffällig und manchmal geradezu verblüffend, daß Patienten zwischen belastenden Lebensereignissen oder schweren persönlichen bzw. partnerschaftlichen Konflikten oder Krisen und ihrer sexuellen Problematik keinerlei Beziehung herstellen wollen oder können, während dieser Zusammenhang für den Arzt geradezu auf der Hand liegt. Konfrontiert man den Patienten mit dieser Diskrepanz, dann werden die belastenden Faktoren nicht selten bagatellisiert, und es wird deutlich, daß der Mann von sich erwartet, seine Funktionsfähigkeit, sein Penis müsse „immun" gegen äußere Einflüsse sein und habe automatisch zu funktionieren.

Der Sexualtherapeut Zilbergeld weist ebenfalls auf diesen Umstand hin und geht noch weiter, wenn er sagt, daß viele Männer ihren Penis durch eine Art „Kaltstart" zum Laufen bringen wollen und ausblenden, daß eine Erektion etwas mit sexueller Erregung, Intimität, Sicherheit und der Erfüllung bestimmter persönlicher Bedürfnisse und Bedingungen zu tun hat [18]. Zahlreiche Patienten in unserer Sprechstunde berichten gar, daß es ihnen eigentlich gar nicht um ihre Sexualität und ihren sexuellen Genuß geht, sondern sie hier sind, um wieder in die Lage versetzt zu werden, die sexuellen Bedürfnisse und Wünsche ihrer Partnerin befriedigen zu können. Zu diesem Bild paßt schließlich auch noch die Erfahrung, daß die Mehrzahl der Patienten von einer somatischen Verursachung ihrer erektilen Dysfunktion überzeugt sind und nicht selten enttäuscht oder ungläubig reagieren, wenn die organische Diagnostik keine Befunde erbracht hat. Eine körperliche Verursachung paßt besser in das Konzept des „psychischen Automatismus" sexuellen Funktionierens, verspricht eine weniger aufwendige Behandlung und ist mit der Hoffnung verknüpft, sich nicht mit seelischen oder Partnerkonflikten auseinandersetzen zu müssen.

Entsprechend der eingangs angesprochenen Spaltung des symptomatologischen Erscheinungsbilds erektiler Dysfunktionen stellt sich für den klinisch tätigen Arzt oder Psychologen dieses Störungsbild tatsächlich sehr heterogen und vielfältig dar. So unterscheiden sich die Erektionsprobleme anhand einer Reihe verschiedenster Dimensionen, die es für die diagnostische Einschätzung zu berücksichtigen gilt. Eine nur auf den ersten Blick banale Frage betrifft den Sachverhalt, ob tatsächlich eine Erektionsstörung im Vordergrund der Probleme steht. Bei einer Reihe von Patienten besteht die sexuelle Funktionsstörung ganz oder überwiegend in einer Ejaculatio praecox, und nicht selten sehen wir Patienten, bei denen im Zentrum der Problematik eine Minderung der

Appetenz steht, was von den betroffenen Männern selbst aber fast nie als Kernschwierigkeit gesehen wird.

Neben der Dimension der Störungsart wird die Symptomatologie entscheidend durch die sog. formalen Beschreibungsmerkmale geprägt, die allein einen guten diagnostischen Leitfaden für eine Störungsanamnese abgeben können. Nach 3 formalen Kriterien lassen sich Erektionsstörungen unterscheiden, nämlich nach

- ▼ Beginn (initial, primär und sekundär),
- ▼ Schweregrad (generalisiert oder situativ) und
- ▼ Verlauf (akut eintretend vs. chronisch einschleichend).

Eine ätiologische Kategorisierung allein aufgrund der Analyse der Symptomatologie ist zwar bei einer Reihe von Fällen möglich, sollte aber in der Regel erst nach einer genaueren Befunderhebung und Diagnostik vorgenommen werden, die in diesem Buch umfassend beschrieben ist. Einem Vorschlag von Levine [8] folgend kann man unter Beachtung der dichten Interaktion somatischer und psychischer Faktoren eine grobe Einordnung in 4 „generische Typen" erektiler Dysfunktionen vornehmen:

- ▼ den psychogenen Typus,
- ▼ den organogenen Typus,
- ▼ den gemischten Typus und
- ▼ den idiopathischen Typus.

Diese Grobklassifizierung ist dann weiter zu untermauern und zu differenzieren durch die Identifizierung der spezifisch wirksamen Ursachen, wobei 3 Gruppen von Daten zu integrieren sind: das individuelle Erektionsmuster, die psychosozialen Ereignisse, die dem Störungsbeginn vorausgegangen sind und die Ergebnisse von Labor- und somatischen Untersuchungen. Der klinische Grundprozeß umfaßt also 3 Stufen:

- ▼ die symptomatologische Evaluation,
- ▼ die diagnostische Gruppierung und
- ▼ die ätiologische Spezifizierung.

Damit läßt sich nicht nur das individuelle Störungsbild des Patienten genau bestimmen, sondern in den meisten Fällen auch ein passender Behandlungsplan erstellen.

1.2
Epidemiologische Daten

Die Frage nach der Häufigkeit einer bestimmten Erkrankung ist in vielerlei Hinsicht bedeutsam, u.a. zu Zwecken der Legitimation des eigenen Tuns, aus gesundheitspolitischen Überlegungen, zur Begründung verstärkter Forschungsbemühungen, zur Einwerbung von Drittmitteln bzw. Fördergeldern etc. Für den Patienten kann es eine gewisse Entlastung bedeuten, wenn er erfährt, daß sehr viele Männer von den gleichen Problemen betroffen sind.

Bei der Betrachtung der entsprechenden Zahlen ist die Prävalenz erektiler Dysfunktionen in der Allgemeinbevölkerung zu unterscheiden von Zahlen, die anhand klinischer Stichproben erhoben wurden und den Anteil verschiedener Störungsbilder an der Klientel unterschiedlicher professioneller Einrichtungen kennzeichnen. Hinsichtlich der Prävalenz sexueller Störungen waren über Jahrzehnte die Ergebnisse der berühmten Kinsey-Studien aus den 40er Jahren die einzig zuverlässigen Datenquellen. In Kinseys Stichprobe betrug die Prävalenz erektiler Dysfunktionen weniger als 1% bei den unter 30jährigen, weniger als 3% bei den unter 45jährigen, knapp 7% bei den 45- bis 55jährigen, 25% bei den 65jährigen und bis zu 75% bei den 80jährigen, wobei die Respräsentativität der Kinsey-Daten aufgrund der geringen Zahl der Befragten bei den über 55jährigen eingeschränkt ist [2]. Spector u. Carey [14] untersuchten 1990 insgesamt 23 Studien zur Prävalenz sexueller Dysfunktionen und fanden Prävalenzzahlen zwischen 4 und 9% für Erektionsstörungen. Lendorf [7] befragte eine Gruppe von 272 dänischen Männern im Alter von 30–79 Jahren nach verschiedenen Dimensionen erektilen Versagens und fand Impotenz (definiert als Unfähigkeit, den Geschlechtsverkehr zu beginnen oder vollenden) bei insgesamt 4% seiner Stichproben, 11% bei den über 60jährigen und 10% bei den über 70jährigen; ein subjektives Gefühl erektiler Insuffizienz im Vergleich zu ihrer Altersgruppe hatten im übrigen 20%. Bei einer Studie an 331 niederländischen Männern im Alter von 20–65 Jahren kam Diemont [3] auf 2,7% Erektionsstörungen in der gesamten Stichprobe.

Die am häufigsten zitierte und ergiebigste neuere Untersuchung zur Prävalenz von Erektionsstörungen ist die „Massachusetts Male Aging Study" (MMAS [4]), eine groß angelegte Studie zum Zusammenhang von Alter und Gesundheit bei Männern, in deren Rahmen sich verschiedene Items eines Fragebogens auf die sexuelle Aktivität und Funktion bezogen und von 1290 Männern beantwortet wurden. Mit Hilfe einer „Kalibrierungsstichprobe" von 303 in einer urologischen Klinik untersuchten Patienten mit erektilen Dysfunktionen wurde der Grad der Erektionsstörung in der nichtklinischen Hauptstichprobe berechnet. Die Ergebnisse zeigen, daß 52% der 40- bis 70jährigen eine zumindest leichtgradige Störung der Erektionsfähigkeit aufwiesen, und zwar 17% eine minimale, 25% eine moderate und 10% eine komplette Impotenz. Die Ergebnisse der MMAS bestätigten die starke Altersabhängigkeit erektiler Dysfunktionen: zwischen dem 40. und 70. Lebensjahr verdreifachte sich der Prozentsatz kompletter Impotenz von 5 auf 15%, die Wahrscheinlichkeit moderater Impotenz stieg von 17 auf 34%, während der Anteil minimaler Impotenz mit 17% konstant blieb. Nur 32% der 70jährigen beschrieben sich als frei von Erektionsstörungen.

In den bezüglich des Faktors Alter kontrollierten Daten zeigten sich im Vergleich zur Gesamtstichprobe (9,6%) signifikant höhere Prozentsätze kompletter erektiler Dysfunktionen bei Männern, die wegen Diabetes (28%), Herzkrankheit (39%) und Bluthochdruck (15%) in Behandlung waren. Entsprechend waren die Prozentsätze für komplette Impotenz bei Männern, die hypoglykämische Substanzen (26%), antihypertensive Medikamente (14%), Vasodilatatoren (36%) und Kardiaka (28%) einnahmen, ebenfalls signifikant erhöht.

Aus ihren Daten errechneten die Autoren, daß ca. 18 Mio. US-amerikanischer Männer im Alter von 40–70 Jahren unter Erektionsstörungen leide, die daher ein ernsthaftes und quantitativ erhebliches Gesundheitsproblem darstellen.

Versucht man diese Daten auf bundesdeutsche Verhältnisse zu übertragen, müßte man von Zahlen ausgehen, die zwischen 4 und 6 Mio. aller Männer liegen dürften.

Bei der abschließenden Betrachtung einiger Zahlen, die anhand klinischer Stichproben erhoben wurden und Aussagen zur Inanspruchnahme professioneller Hilfe und zur Verteilung der verschiedenen Störungsbilder erlauben, ist der gerade bei sexuellen Dysfunktionen ausgeprägte Unterschied zwischen einem als Problem beklagten Zustand und einer Störung zu beachten, für die tatsächlich professionelle Hilfe gesucht wird. Diese Diskrepanz ist bei Erektionsstörungen beträchtlich, noch ausgeprägter aber bei der Ejaculatio praecox. In einer dänischen Untersuchung [13] an Männern um die 50 Jahre berichteten 40 % über sexuelle Funktionsprobleme verschiedener Art, aber nur 7 % fanden diese Probleme für ihr Alter ungewöhnlich, und nur 5 % waren bereit, sich behandeln zu lassen. Bei der Interpretation dieser Daten sind wir weitgehend auf Mutmaßungen angewiesen; sie reichen von der Annahme, daß es sich bei Erektionsstörungen um ein ungenügend diagnostiziertes und therapiertes Gesundheitsproblem handele [12], bis hin zu der Hypothese, daß es vielen Männern und ihren Partnerinnen gelinge, sich mit minimalen oder moderaten Beeinträchtigungen der sexuellen Funktion zu arrangieren.

Zahlen aus den USA zur Inanspruchnahme professioneller Hilfe zeigen, daß 1985 525 000 ambulante Arztkontakte wegen erektiler Dysfunktionen berechnet wurden, das waren 0,2 % aller ambulanten Arztbesuche. Aus diesen Zahlen und den Prävalenzdaten der MMAS ergibt sich [12], daß jährlich zwischen 2,6 und 5,2 % der betroffenen Männer professionelle Hilfe suchen. Schließlich läßt sich verschiedenen Veröffentlichungen entnehmen, daß Erektionsstörungen in den speziellen Behandlungseinrichtungen zur Diagnose und Behandlung sexueller Störungen den höchsten Anteil bei den männlichen Störungen, oft sogar der männlichen und weiblichen Störungen insgesamt, ausmachen [11]. In der Sexualambulanz der Hamburger Abteilung für Sexualforschung waren Erektionsstörungen sowohl Mitte der 70er Jahre als auch Anfang der 90er Jahre mit 67 % bzw. 60 % jeweils das häufigste Symptom bei den männlichen Ratsuchenden [1]; auch in der sexualmedizinischen Sprechstunde des Universitätsspitals Zürich waren erektile Dysfunktionen mit 46 % das häufigste Hauptsymptom, gefolgt von der Ejaculatio praecox mit 34 % [5].

Alle heute verfügbaren Daten lassen somit erkennen, daß erektile Dysfunktionen sowohl in der Allgemeinbevölkerung als auch im klinischen Bereich sehr häufig sind und tatsächlich ein signifikantes Gesundheitsproblem darstellen.

LITERATUR

1. Arentewicz G, Schmidt G (Hrsg) (1993) Sexuell gestörte Beziehungen. Konzept und Technik der Paartherapie, 3. Aufl. Enke, Stuttgart
2. Benet AE, Melman A (1995) The epidemiology of erectile dysfunction. Urol Clin North Am 22:699–709
3. Diemont WL, Vruggink PA, Doesburg W, Meuleman E (1996) Prevalence of sexual dysfunction in the Dutch population. Paper presented at the 22nd Meeting of the International Academy of Sex Research, Rotterdam

4. Feldman HA, Goldstein I, Hatzichristou DG, Krane RJ, McKinlay JB (1994) Impotence and its medical and psychosocial correlates: results of the Massachusetts Male Aging Study. J Urol 151:54-61
5. Gnirss-Bormet R, Sieber M, Buddeberg C (1995) Sexualmedizinische Diagnostik und Therapie von Erektionsstörungen in einer Spezialsprechstunde. Z Sexualforsch 8:12-23
6. Langer D, Hartmann U (1992) Psychosomatik der Impotenz. Enke, Stuttgart
7. Lendorf A, Juncker L, Rosenkilde P (1994) Frequency of erectile dysfunction in a Danish subpopulation. Nord Sexol 12:118-124
8. Levine SB (1992) Sexual life. A clinician's guide. Plenum, New York
9. Levine SB (1992) Intrapsychic and interpersonal aspects of impotence: psychogenic erectile dysfunction. In: Rosen RC, Leiblum SR (eds) Erectile disorders. Assessment and treatment. Guilford, New York
10. NIH (1993) NIH Consensus Conference: impotence. NIH Consensus development panel on impotence. JAMA 270:83
11. Rosen RC, Leiblum SR (1995) Treatment of sexual disorders in the 1990s: an integrated approach. J Consult Clin Psychol 63:877-890.
12. Shabsigh R (1996) Impotence on the rise as a urological subspecialty. J Urol 155:924-925. (Editorial)
13. Solstad K, Hertoft P (1993) Frequency of sexual problems and sexual dysfunction in middle-aged Danish men. Arch Sex Behav 22:51
14. Spector IP, Carey PM (1990) Incidence and prevalence of the sexual dysfunctions: a critical review of the empirical literature. Arch Sex Behav 19:389-408
15. Virag R (1982) Intracavernous injection of papaverine for erectile failure. Lancet 2:938. (Letter to the editor)
16. Virag R, Shoukry K, Floresco J et al. (1991) Intracavernous self-injection of vasoactive drugs in the treatment of impotence: 8-years experience with 615 cases. J Urol 145:287-293
17. Wagner G, Green R (1981) Impotence. Plenum, New York
18. Zilbergeld B (1994) Die neue Sexualität der Männer. DGVT, Tübingen

KAPITEL 2

Anatomie, Physiologie, Pathophysiologie

2

2.1 Anatomie und Physiologie
P. SCHMIDT und K. P. JÜNEMANN 13
2.1.1 Anatomie 14
2.1.2 Physiologie 18
Literatur 22

2.2 Neuroanatomie
H. DEROUET und W. H. JOST 22
2.2.1 Vegetative Innervation 23
2.2.2 Somatische Innervation 24

2.3 Intrazelluläre Mechanismen der Tonusregulation und Grundlagen der Pharmakotherapie
S. ÜCKERT 25
2.3.1 Die Bedeutung von Ca^{2+}, K^+ und zyklischen Nukleotidmonophosphaten 25
2.3.2 Phosphodiesterase-Isoenzyme 30
2.3.3 Intrazelluläre Rezeptoren zyklischer Nukleotide: Proteinkinasen 30

2.4 Pathophysiologie
G. POPKEN und U. WETTERAUER 31
2.4.1 Organisch bedingte Erektionsstörungen 32
Arterielle Störungen 32
Venöse Störungen 34
Penile und kavernöse Störungen 35
Postraumatisch/iatrogen 36
Endokrine Störungen 37
Neurogene Störungen 38
Medikamente 40
2.4.2 Psychisch bedingte Erektionsstörungen 41
Abwehr von Angst 41
Partnerprobleme 41
Selbstverstärkungsmechanismen 41

	Ursachen im höheren Lebensalter 42
	Literatur 42

2.5	Endokrinologie
	H. M. BEHRE 43
2.5.1	Hypothalamus-Hypophysen-Gonaden-Achse 44
2.5.2	Testosteronbiosynthese 45
2.5.3	Transport des Testosterons zu den Zielorganen 46
2.5.4	Biologische Effekte des Testosterons 46
	Effekte von Testosteron auf die Libido und Sexualfunktion 47
2.5.5	Endokrinologische Labordiagnostik 48
	LH-Spiegel 48
	GnRH-Test 49
	Prolaktin 49
	Testosteron und SHBG 49
	hCG-Test 50
	Literatur 50

2.6	Grundlagen der Entstehung psychogener Erektionsstörungen
	U. HARTMANN 52
2.6.1	Klassische Konzepte psychogener Erektionsstörungen 54
2.6.2	Neuere Ansätze 56
	Literatur 61

2.7	Erektile Impotenz und Diabetes mellitus
	W. F. THON 62
	Literatur 70

2.1
Anatomie und Physiologie

P. SCHMIDT und K. P. JÜNEMANN

Voraussetzung für die Therapie einer Erektionsstörung ist die Kenntnis der anatomischen Strukturen und physiologischen Abläufe, die für das Entstehen, Aufrechterhalten und den Rückgang der Erektion von Bedeutung sind. Dabei ist es historisch interessant, daß bis Ende der 70er Jahre dieses Jahrhunderts Erektionsstörungen als überwiegend psychogen klassifiziert wurden, obwohl bereits Eckhard 1863 und später v. Ebner erste physiologische Untersuchungen des Erektionsablaufs duchgeführt hatten [3, 4]. Diese Erkenntnisse gerieten leider lange Jahrzehnte in Vergessenheit. Erst die Möglichkeit der Induktion einer artifiziellen Erektion durch Injektion vasoaktiver Substanzen sollte das anatomische und physiologische Grundverständnis des Erektionsablaufs ändern und die bis dato geltende Lehrmeinung einer arteriellen Shunttherorie in Frage stellen [2].

Nach dem ursprünglichen Konzept von Conti [2] wurde die Erektionseinleitung und ihre Aufrechterhaltung allein über einen arteriellen Blutshunt kontrolliert, wonach die Umleitung des Blutflusses in die Corpora cavernosa durch die von Ebner [3] beschriebenen muskulären Polster sowohl im afferenten als auch im efferenten Schenkel des penilen Gefäßnetzes ermöglicht wird. Nach diesem Konzept galten die kavernösen Hohlräume lediglich als passives Blutreservoir, die den erhöhten Bluteinstrom bzw. das dadurch bedingte vermehrte Blutvolumen während der Erektion aufzunehmen hatten.

Aufgrund tierexperimenteller Untersuchungen wurde im Laufe der 80er Jahre die Vorstellung einer allein durch den arteriellen Einstrom in „passive kavernöse Hohlräume" kontrollierten Erektionsentstehung zugunsten einer aktiven Regulation durch die glattmuskulären Anteile der Corpora cavernosa revidiert [5, 9, 10, 14, 15].

Experimentelle hämodynamische Untersuchungen unter Pharmakostimulation bestätigten schließlich, daß der Erektionsmechanismus als ein komplexes Phänomen zu verstehen ist, basierend auf einer arteriellen Dilatation, kavernösen Relaxation und venösen Restriktion [8, 9, 16]. Rasterelektronenmikroskopische Untersuchungen der penilen Anatomie an Mensch und Tier zeigten erstmals eine dreidimensionale Darstellung der erektilen Penisarchitektur sowohl im erigierten als auch im nichterigierten Zustand [5, 6].

Aufgrund dieser Arbeiten ließ sich ein neues Konzept des Erektionsmechanismus ableiten, bei dem der Relaxation der glatten Schwellkörpermuskulatur eine Schlüsselstellung zukommt. Nach heutigem Kenntnisstand läßt sich die penile Erektion wie folgt erklären:

- Dilatation der penilen Arterien mit Zunahme des arteriellen Einstroms zum Penis;
- Relaxation der glatten Schwellkörpermuskulatur der Corpora cavernosa mit intrakavernöser Widerstandsabnahme;

- Okklusion des subtunikal gelegenen venösen Drainagenetzes und dadurch Zunahme des venösen Abstromwiderstandes.

Basierend auf diesem erweiterten Grundverständnis, lassen sich die Anatomie und die Physiologie der penilen Erektion beschreiben.

2.1.1
Anatomie

Entgegen einer Reihe von Tierspezies stehen beim Menschen die paarig angeordneten Corpora cavernosa durch ein inkomplettes Septum miteinander in direkter Verbindung (Abb. 2.1). Beide Schwellkörper werden von der rigiden Tunica albuginea umhüllt, wodurch eine vollständige Separation des unterhalb der Corpora cavernosa liegenden, die Harnröhre ummantelnden und mit der Glans penis in direktem anatomischen Zusammenhang stehenden Corpus spongiosum erreicht wird.

Wie sich anhand eines schematischen Bildes (Abb. 2.2) zeigt, werden die beiden Schwellkörper durch die paarig angeordneten Aa. profundae penis versorgt, neuronal durch Innervation über die Nn. cavernosi. Zwischen der sog. Buck-Faszie und der Tunica albuginea verlaufen die paarig angeordneten Aa. und Nn. dorsales penis, jeweils lateral der zentral sitzenden V. dorsalis penis profunda mit ihren Zirkumflexvenen, die allesamt in die Glans penis einmünden (s. Abb. 2.2). Über einen Muskelbandapparat (Mm. ischiocavernosi und M. bulbospongiosus) wird die Penisbasis an der Symphyse und Bauchwand fixiert.

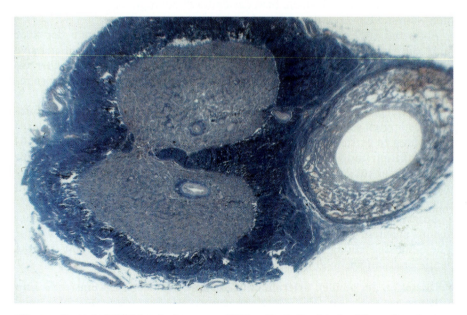

Abb. 2.1. Querschnittbild durch einen menschlichen Penis. Beachte das inkomplette Septum sowie die beiden Aa. profundae penis. (Aus [6])

Abb. 2.2. Schematisches Stufenschnittbild durch den Penis beim Mann

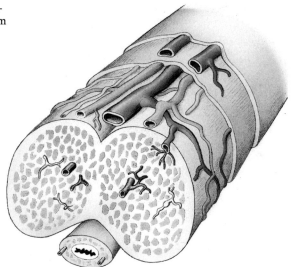

Die Gefäßversorgung der beiden Schwellkörper verläuft primär über die paarig angeordneten Aa. profundae penis mit ihren korkenzieherartig gewundenen Rankenarteriolen (Aa. helicinae). Die Glans penis wird durch die beiden Aa. dorsales penis versorgt, die gemeinsam ihren Ursprung von der A. pudenda interna nehmen. Nur die Corpora cavernosa sorgen für die Rigidität bei Erektion. Sie sind durch ein dreidimensionales Netzwerk aus Bindegewebe und glattmuskulären Muskelzellen aufgebaut. Neben den tiefen Vv. cavernosae an der Penisbasis sorgt ein distal-subtunikal gelegenes und über Zirkumflexvenen drainierendes Venengeflecht für den venösen Abfluß aus den kavernösen Hohlräumen.

Im nichterigierten Zustand sind die kleinen, in die sinusoidalen Hohlräume mündenden Arteriolen eng gestellt und korkenzieherartig gewunden (Abb. 2.3). Durch die korkenzieherartige Anordnung der Arteriolen wird eine Peniselongation erst möglich, die zu einer Streckung nicht nur des erektilen Gewebes, sondern auch der vaskulären Strukturen der Schwellkörpermuskulatur führt. Über intersinusoidale Querverbindungen kommunizieren die kavernösen Hohlräume miteinander (s. Abb. 2.3).

Entgegen der Beschreibung von Ebner [3] ergaben sich keine Hinweise für intravasale muskuläre Wulstbildungen im Sinne von Polstern in den rasterelektronenmikroskopisch durchgeführten Untersuchungen. Während im nichterigierten Zustand die Arterien enggestellt und die sinusoidalen Hohlräume maximal kontrahiert zur Darstellung kommen, zeigt sich während der Erektion ein ganz anderes funktionell anatomisches Bild: weitgestellte, gestrecke Arteriolen, um den Faktor 3–4 im Durchmesser dilatiert (90–100 µm vs. 20–30 µm), münden in deutlich erweiterte Sinusoidalräume der Corpora cavernosa (Abb. 2.4).

Neben diesen funktionell relevanten Arteriolen finden sich zusätzlich kleine nutritive Kapillaren, mit einem maximalen Gefäßdurchmesser von 15 µm. Die zwischen den kavernösen Hohlräumen bestehenden intersinusoidalen Verbin-

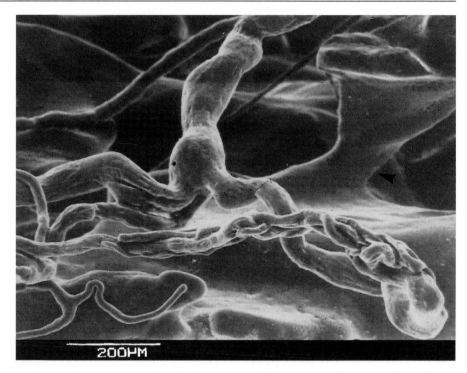

Abb. 2.3. Rasterelektronenmikroskopischer Ausschnitt aus dem Corpus cavernosum im nichterigierten Zustand beim Menschen. Beachte die korkenzieherartig gewundenen Arteriolen (20–30 µm), die von der A. profunda penis ihren Ursprung nehmen und in die enggestellten Sinusoidalräume der Schwellkörper münden. Diese wiederum kommunizieren über zahlreiche intersinusoidale Querverbindungen *(Pfeil)* miteinander. (Aus [6])

dungen sind deutlich erweitert, was die freie Kommunikation zwischen mehreren Sinusoidalräumen der Corpora cavernosa ermöglicht und somit die Schwellkörper zu einer funktionellen Einheit werden läßt (Abb. 2.5).

Auf der venösen Seite findet sich im nichterigierten Zustand, zwischen der Oberfläche der glatten Schwellkörpermuskulatur und der rigiden Tunica albuginea, ein im distalen Penisdrittel gelegenes subtunikales Venengeflecht mit einzelnen, die Tunica albuginea penetrierenden Vv. emissariae (Abb. 2.6). Die kavernösen Hohlräume, die durch das Venengeflecht drainiert werden, sind maximal kontrahiert; auf ihrer Oberfläche quer zur bedeckenden Tunica albuginea verläuft das venöse Drainagenetz.

Während im nichterigierten Zustand der subtunikal gelegene venöse Venenplexus vollständig zur Darstellung gelangt, zeigt sich unter der Erektion ein ganz anderes Bild: Durch die massive Relaxation der glatten Schwellkörpermuskulatur mit deutlicher Erweiterung der Sinusoidalhohlräume mit konsekutiver Blutfüllung kommt es aufgrund der besonderen anatomischen Lage des subtunikal gelegenen Venengeflechts zu einer Kompression der kleineren und größeren Intermediärvenolen (s. Abb. 2.5), was zu einer venösen Okklusion führt. Lediglich einzelne Vv. emissariae, die die Tunica albuginea penetrieren,

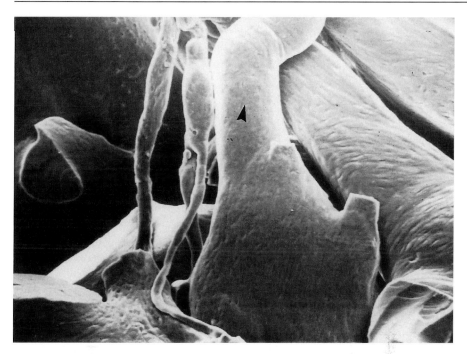

Abb. 2.4. Darstellung der dreidimensionalen Schwellkörperarchitektur in pharmakologisch induzierten erigierten Zustand beim Hund. Unter der Erektion kommt es zu einer Dilatation der Arteriolen *(Pfeil)* um den Faktor 3–4 (90–100 µm), die sich wiederum in die deutlich erweiterten Sinusoidalräume der Corpora cavernosa ergießen. Beachte auch die parallel dazu verlaufenden nutritiven Kapillaren. (Aus [6])

bleiben offen und sichern auf diese Weise, auch im voll erigierten Zustand, einen kontinuierlichen Blutaustausch im Penis.

Aufgrund unserer rasterelektronmikroskopischen Untersuchungen läßt sich die Erektionsmechanismus wie folgt beschreiben: Während im nichterigierten Zustand die intrakavernös verlaufenden Aa. profundae penis und deren Arteriolen sowie die kavernösen Hohlräume maximal kontrahiert sind, ist das venöse Drainagenetz maximal weitgestellt und erlaubt so einen freien Blutabfluß über die Vv. emissariae (Abb. 2.7). Im Gegensatz dazu kommt es während der Erektion zu einer Dilatation des arteriellen Gefäßbaums mit konsekutiver Blutflußzunahme in die maximal relaxierten und weitgestellten Sinusoidalräume beider Schwellkörper. Die zwischen Schwellkörperoberfläche und Tunica albuginea gelegenen kleinsten Venolen werden zwischen diesen beiden Strukturen komprimiert, was zu einer venösen Restriktion führt. Nur einzelne Vv. emissariae erlauben einen Blutaustausch auch während einer vollständigen Erektion (Abb. 2.8).

Somit läßt sich der Erektionsmechanismus durch 3 Phänomene erklären:

1. arterielle Dilatation,
2. kavernöse Relaxation,
3. venöse Restriktion.

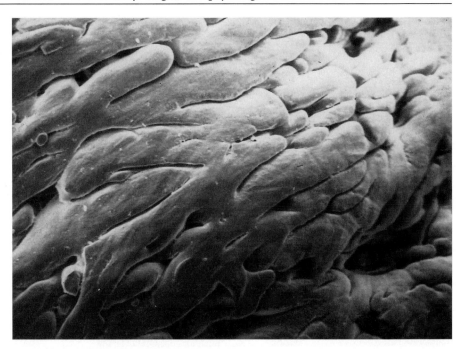

Abb. 2.5. Im Gegensatz zu Abb. 2.4 führt die Relaxation der glatten Schwellkörpermuskulatur unter der Erektion einerseits zu einer massiven Vergrößerung der kavernösen Hohlräume, die eine Kompression der longitudinal zur Oberfläche verlaufenden, subtunikal gelegenen Intermediärvenolen bewirkt; daraus resultiert die venöse Restriktion am Penis (die Venolen sind im erigierten Zustand nicht mehr dargestellt; kontralaterale Schwellkörper bei gleichem Versuchstier wie in Abb. 2.4). (Aus [6])

2.1.2
Physiologie

Im Gegensatz zu der rein deskriptiven Anatomie gestaltet sich die Beschreibung des physiologischen Ablaufs der penilen Erektion aufgrund der essentiellen neuropharmakologisch-physiologischen Abläufe deutlich schwieriger. Unter rein physiologischen Gesichtspunkten läßt sich allerdings ein klares Bild des Erektionsmechanismus aufzeigen, der sich auch klinisch, beispielsweise anhand von dopplersonographischen Untersuchungen, am Patienten nachvollziehen läßt.

Prinzipiell unterscheidet man zwei unterschiedliche Arten der Erektion: die psychogene und die reflexogene Erektion. Erstgenannte läuft u.a. über den sympathischen Nervenstrang und unterliegt nicht der Willkür des Patienten [1], letztgenannte ist rein reflexogen und läuft primär auf spinaler Ebene ab [11].

Fortgeleitet vom Erektionszentrum (S2–S4) verlaufen die stimulierenden Impulse über die von Eckhard [4] bereits 1864 beschriebenen Nn. cavernosi (Nn. erigentes). Wie eigene tierexperimentelle Untersuchungen gezeigt haben [11], wird die penile Erektion über die durch die Nn. cavernosi parasympathisch

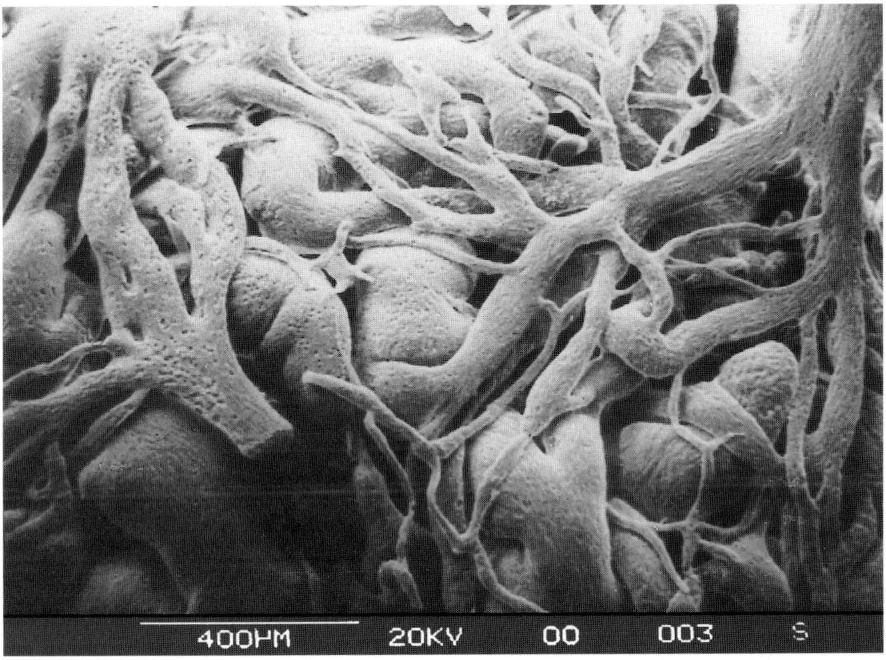

2.1 Anatomie und Physiologie

Abb. 2.6. Darstellung des subtunikal gelegenen venösen Drainagenetzes beim Hund. Beachte die auf den dilatierten Sinusoidalräumen zur Darstellung gelangenden multiplen, kleinen Venolen (50–120 μm), die die kavernösen Hohlräume drainieren. Vereinzelt zu sehen sind einzelne Vv. emissariae, in die die Venolen münden und die wiederum später in eine Zirkumflexvene, nach Penetration der Tunica albuginea (hier weggeätzt), münden (nichterigierter Zustand)

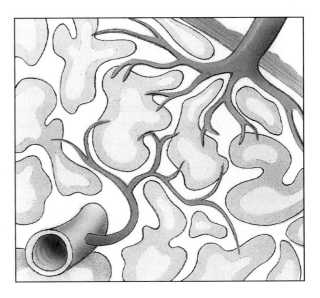

Abb. 2.7. Im nichterigierten Zustand sind die penilen und intrakavernösen Arterien englumig, die Schwellkörpermuskulatur ist maximal kontrahiert, bei freiem Blutefflux über die Vv. emissariae und Vv. circumflexae

Abb. 2.8. Die arterielle Dilatation und die kavernöse Relaxation führen zu einem massiven Blutfluß in die Schwellkörper mit konsekutiver Volumen- und Druckzunahme, die wiederum zu einer venösen Okklusion des subtunikal gelegenen Venengeflechts führt

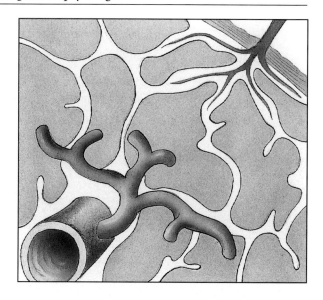

fortgeleitete Relaxation der Schwellkörpermuskulatur und die arterielle Dilatation initiiert.

Der zugrundeliegende Mechanismus auf zellulärer Ebene basiert auf einer Freisetzung von Acetylcholin aus den Nervenendigungen. Acetylcholin aktiviert die NO-Synthetase (NOS), die über eine Kaskade von Reaktionsabläufen Stickoxid (NO) freisetzt. Stickoxid aktiviert die Guanylatcyclase, die aus Guanosylmonophosphat (GMP) zyklisches Guanosylmonophosphat (cGMP) generiert. cGMP bewirkt als Second messenger intrazellulär über eine Verminderung des intrazellulären Kalziumspiegels die Relaxation der glatten Gefäß- und Schwellkörpermuskulatur. Der Abbau von cGMP und damit letztlich die Beendigung der Relaxation erfolgt über Phosphodiesterasen.

Als Folge stellt sich ein intrakavernöser Druckanstieg von 20–30 cm H_2O unterhalb des systemischen Blutdrucks ein (Abb. 2.9). Die Zunahme des intrakavernösen Blutvolumens und -drucks führt zu einer Kompression des subtunikal gelegenen Venenplexus zwischen den erweiteren sinusoidalen Hohlräumen und der Tunica albuginea. Durch diesen rein vaskulär durch das parasympathische Nervensystem gesteuerten Mechanismus wird eine maximale Schwellkörpertumeszenz erreicht.

Erst die kurz vor dem Orgasmus herbeigeführte Kompression der tumeszenten Schwellkörper durch die Mm. ischiocavernosi führt zur vollständigen Rigidität der Corpora cavernosa mit Druckwerten, die weit über denen des systemischen Blutdruckes liegen (> 400 mmHg). Diese Ergebnisse korrelieren mit den Befunden von Lavoisier et al. [13], die ähnliche Ergebnisse hinsichtlich der Reflexkontraktion der Mm. ischiocavernosi und dem intrakavernösen Druckanstieg am Patienten zeigen konnten.

Entgegen ursprünglichen Vermutungen, daß die Detumeszenz als ein rein passiver Mechanismus zu verstehen ist, hat sich anhand experimenteller Unter-

2.1 Anatomie und Physiologie

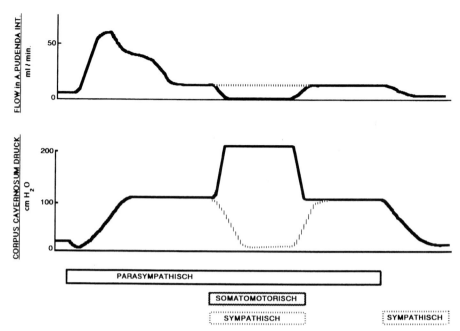

Abb. 2.9. Hämodynamisch-physiologische Untersuchungen am Hund und Primaten: Verhältnis zwischen arteriellem Blutfluß zum Penis *(obere Kurve)* und Verhalten des intrakavernösen Drucks *(untere Kurve)*. Die Stimulation der parasympathischen Nervenfasern zum Penis führt zu einem initialen intrakavernösen Druckabfall (glattmuskuläre Relaxation des Schwellkörpermuskulatur), gefolgt von einem arteriellen Bluteinstrom mit konsekutiver intrakavernöser Volumen- und Druckzunahme bis zum Erreichen der maximalen Tumeszenz. Durch die Stimulation des somatomotorisch innervierten N. pudendus kommt es zu einer vollständig rigiden Erektion mit intrakavernösen Druckwerten, die deutlich über dem systolischen Blutdruck liegen. Nach Abschalten der somatomotorischen Stimulation fällt der Druckwert wieder auf das Ausgangsniveau der parasympathischen Stimulation ab (maximale Tumeszenz). Die additive Stimulation der sympathisch geprägten Nervenfasern des Plexus hypogastricus führt zu einem intrakavernösen Druckabfall ohne Veränderung des arteriellen Einstroms, bedingt durch die Kontraktion der glatten Schwellkörpermuskulatur. (Aus [12])

suchungen [11] gezeigt, daß die Stimulation des sympathisch geprägten Plexus hypogastricus zu einer Detumeszenz der Schwellkörper führt, basierend auf einer Kontraktion der glattmuskulären Anteile der Corpora cavernosa sowie der penilen Arterien (s. Abb. 2.9). Dieser Mechanismus läßt sich auch als inhibitorischer Mechanismus der Erektion beschreiben.

Zusammenfassend läßt sich festhalten, daß eine vollständige Erektion mit maximaler Rigidität davon abhängig ist, daß sowohl das parasympathische als auch das sympathische und somatomotorische Nervensystem intakt sind. Während Initiierung und Aufrechterhaltung der Erektion ein rein parasympathisch-vaskuläres Phänomen darstellen, wird die maximale Rigidität erst durch die Kontraktion der somatomotorisch innervierten Mm. ischiocavernosi im tumeszenten Zustand erreicht. Detumeszenz und Abklingen der Erektion sind primär ein sympathisch gesteuertes Phänomen, das aufgrund einer glattmuskulären Kontraktion zustande kommt und als inhibitorischer Mechanismus beschrieben werden kann.

LITERATUR

1. Comarr AE (1970) Sexual function among patients with spinal cord injury. Urol Int 25: 134–168
2. Conti G (1952) L'érection du penis humain et ses bases morphologico-vasculaires. Acta Anat 14:217
3. Ebner V von (1900) Über klappenartige Vorrichtungen in den Arterien der Schwellkörper. Anat Anz 18:79
4. Eckhard C (1863) Untersuchungen über die Erektion beim Hunde. Beitr Anat Physiol 3:123
5. Fournier GR Jr, Juenemann KP, Lue TF, Tanagho EA (1987) Mechanisms of venous occlusion during canine penile erection: an anatomic demonstration. J Urol 137:163–167
6. Jünemann KP (1988) Physiologie der penilen Erektion. In: Bähren W, Altwein JE (Hrsg) Impotenz. Diagnostik und Therapie in Klinik und Praxis. Thieme, Stuttgart
7. Jünemann KP (1992) Erektionsstörungen. In: Alken P, Walz K (Hrsg) Urologie. VCH, Weinheim, Kap. 12
8. Jünemann KP, Lue TF, Abozeid M, Hellstrom WJ, Tanagho EA (1986) Blood gas analysis in drug-induced penile erection. Urol Int 41:207–211
9. Jünemann KP, Lue TF, Fournier GR Jr, Tanagho EA (1986) Hemodynamics of papaverine- and phentolamine-induced penile erection. J Urol 136:158–161
10. Jünemann KP, Luo JA, Lue TF, Tanagho EA (1986) Further evidence of venous outflow restriction during erection. Br J Urol 58:320–324
11. Jünemann KP, Persson-Jünemann C, Lue TF, Tanagho EA, Alken P (1989) Neurophysiological aspects of penile erection. Brit J Urol 64:84–92
12. Jünemann KP, Persson-Jünemann C, Tanagho EA, Alken P (1989) Neurophysiology of penile erection. Urol Res 17:213–217
13. Lavoisier P, Courtois F, Barres D, Blanchard M (1986) Correlation between intracavernous pressure and contraction of the ischiocavernosus muscle in man. J Urol 136:936–939
14. Lue TF, Takamura T, Schmidt RA, Palubinskas AJ, Tanagho EA (1983) Hemodynamics of erection in the monkey. J Urol 130:1237–1241
15. Lue TF, Zeineh SJ, Schmidt RA, Tanagho EA (1983) Physiology of penile erection. World J Urol 1:194
16. Lue TF, Takamura T, Umraiya M, Schmidt RA, Tanagho EA (1984) Hemodynamics of canine corpora cavernosa during erection. Urology 24:347–352

2.2
Neuroanatomie

H. Derouet und W. H. Jost

Der Erektionsvorgang ist als ein neuronal gesteuertes hämodynamisches Ereignis zu verstehen, an dem somatische und vegetative Nervenfasern beteiligt sind. Als zerebralem Sexualzentrum wird dabei dem im Temporallappen lokalisierten limbischen System die größte Bedeutung beigemessen.

2.2.1
Vegetative Innervation

An der vegetativen Innervation des Schwellkörpers nehmen parasympathische und sympathische Einflüsse teil. Die vom Großhirn ausgelöste erektile Stimulation nimmt ihren Weg über das thorakolumbale Zentrum TH 11–L 3 (psychogenes Erektionszentrum), das efferent sympathische Fasern über die Grenzstrangganglien zum präaortalen Plexus hypogastricus superior und inferior abgibt. Parasympathische Einflüsse erhält der Plexus hypogastricus inferior aus den Segmenten S 2–S 4 (reflexogenes Erektionszentrum) über die sog. Nn. erigentes. Die vegetative Innervation erreicht als Nervengeflecht sympathischer und parasympathischer Nervenfasern periprostatisch verlaufend den Schwellkörper.

Die Erektion wird durch eine Hemmung der vorwiegend über den Sympathikus vermittelten tonischen Aktivität der glatten kavernösen Muskelzellen im Schwellkörper unter vorwiegendem Einfluß des Parasympathikus ausgelöst (Abb. 2.10). Parasympathische Einflüsse modulieren zum einen durch hemmende Einflüsse die lokale sympathische Aktivität, zum anderen relaxieren sie durch noradrenerg-norcholinerge Neurotransmitter und Modulatoren die kavernöse Muskelzelle. Das genaue Zusammenwirken der verschiedenen Neurotransmitter und Mediatoren wie z.B. Stickstoffoxid (NO) oder Endothelin ist derzeit noch nicht endgültig geklärt.

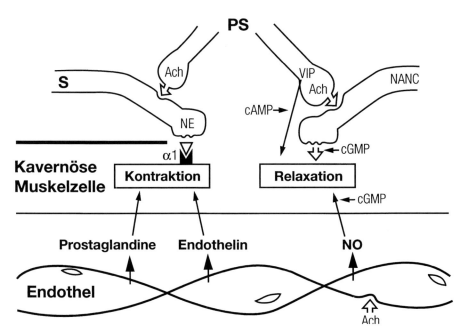

Abb. 2.10. Derzeitiges Konzept der peripheren Neuromodulation der glatten kavernösen Muskelzelle

2.2.2
Somatische Innervation

An der somatischen Innervation nehmen afferent-sensible und efferent-motorische Einflüsse teil. Afferent-sensible Impulse aus den Hautrezeptoren des Penis werden über den N. dorsalis penis via N. pudendus und via den Hinterwurzeln S2–S4 dem Sakralmark zugeleitet. Dort erfolgt eine Verschaltung auf efferent parasympathische (somatisch-vegetativer Reflexbogen) oder efferent motorische Nervenfasern. Der efferent-motorische Schenkel führt über den N. pudendus zur ischio- und bulbokavernösen Muskulatur sowie zur Beckenbodenmuskulatur. Diese Muskulatur führt durch Kompression der proximalen Schwellkörperanteile zur Druckerhöhung des tumeszenten Schwellkörpers und damit zur Rigidität. Eine Übersicht über die nervale Steuerung der Erektion gibt Abb. 2.11 wieder.

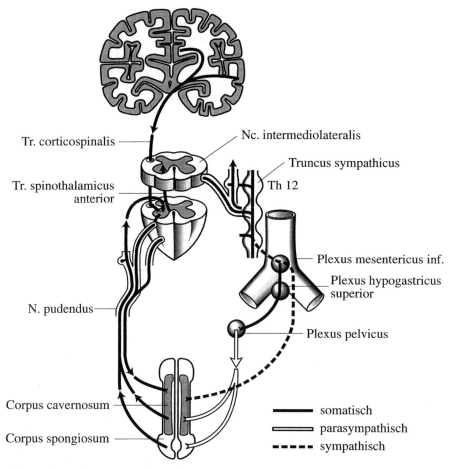

Abb. 2.11. Nervale Steuerung der Erektion

2.3
Intrazelluläre Mechanismen der Tonusregulation und Grundlagen der Pharmakotherapie

S. ÜCKERT

Die penile Erektion resultiert aus der komplexen Interaktion zerebraler, spinaler und lokaler Faktoren, die in ihrer Gesamtheit eine Relaxation der glatten Muskulatur der Corpora cavernosa und der sie versorgenden Gefäße, eine damit verbundene Steigerung des arteriellen Einstroms und eine Begrenzung des venösen Abflusses induzieren. Die Mechanismen der Kontraktion und Relaxation der glatten Muskulatur der Corpora cavernosa (Abb. 2.12) sind von wesentlicher Bedeutung bei der physiologischen Regulation des Erektionsvorganges und wurden deshalb in den letzten 10 Jahren intensiv untersucht [1].

Isolierte glatte Muskulatur der Penisschwellkörper kann eine spontane myogene Aktivität im Sinne periodischer Kontraktionen und Relaxationen zeigen, die unempfindlich gegen den Na^+-Kanal-Blocker Tetrotodoxin und gegen Atropin, ein parasympatholytisch wirkendes Belladonna-Alkaloid, ist. Es wird postuliert, daß es sich dabei um die synchronisierte mechanische Aktivität individueller Myozyten handelt. Elektromyographische In vivo-Untersuchungen belegten außerdem eine synchronisierte elektrische Aktivität der Schwellkörpermuskulatur [16].

Auch wenn die physiologische Relevanz dieser spontanen Phänomene bisher ungeklärt ist, wird vermutet, daß diese myogene Aktivität essentiell für die Regulation der Funktionalität von Rigidität und Detumeszenz ist. Die Entdeckung verschiedener neuronaler, endothelialer und exogener Mediatoren der Relaxation der Schwellkörpermuskulatur hat ein profundes Interesse am Verständnis intrazellulärer Signalübertragungswege der Tonusregulation geweckt, das die Voraussetzung für eine effektive pharmakologische Manipulation mit geeigneten Substanzen im Rahmen der klinischen Therapie von Erektionsstörungen ist.

2.3.1
Die Bedeutung von Ca^{2+}, K^+ und zyklischen Nukleotidmonophosphaten

Wie bei der Erregung der Skelettmuskulatur, so wird auch der kontraktile Apparat glatter Muskelzellen durch eine Erhöhung der intrazellulären Konzentration freien Ca^{2+} über einen definierten Schwellenwert (ca. 0,1 – 0,17 µM) aktiviert. Es besteht eine Kopplung zwischen dem Ca^{2+}-abhängigen kontraktilen Mechanismus mechanischer Kraftentwicklung und der elektrischen Aktivität glatter Muskulatur mit phasischen Eigenschaften: Der Muskeltonus korreliert mit der Frequenz der Aktionspotentiale. Ursache eines Aktionspotentials ist die Aktivierung von Ca^{2+}-Kanälen in der Membran der glatten Muskelzelle durch

Kapitel 2 Anatomie, Physiologie, Pathophysiologie

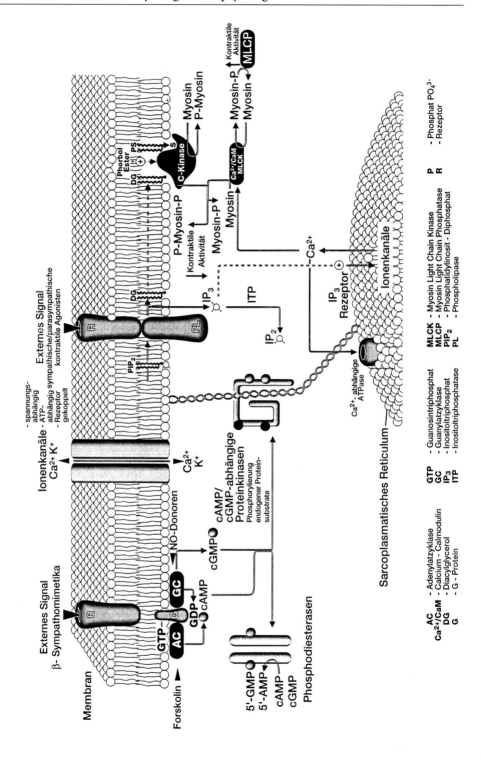

2.3 Intrazelluläre Mechanismen der Tonusregulation und Grundlagen der Pharmakotherapie

die Depolarisierung der Membran und die damit verbundene Bewegung extrazellulären Ca^{2+} in das Zytoplasma, die eine Aktivierung Ca^{2+}-abhängiger K^+-Kanäle und damit eine Bewegung von K^+ in den extrazellulären Raum auslöst.

Die transmembrane Ca^{2+}-Permeabilität wird durch 2 Typen von Ca^{2+}-Kanälen in der Membran reguliert, die in spannungsabhängige und rezeptorgekoppelte Ca^{2+}-Kanäle unterschieden werden. Jede exzitatorische Substanz, die eine Depolarisierung der Myozytenmembran verursacht, induziert eine Öffnung der spannungsabhängigen Ionenkanäle, einen Einstrom extrazellulären Ca^{2+} und eine Kontraktion.

Rezeptorgekoppelte Ca^{2+}-Kanäle werden als Reaktion auf die Interaktion eines Rezeptors der Zellmembran mit einer Transmittersubstanz oder einem spezifischen Agonisten aktiviert. Daß die kontraktile Wirkung depolarisierender Agenzien, z. B. des K^+, in vitro durch die Applikation geringer Konzentrationen von Ca^{2+}-Antagonisten blockiert wird, bestätigt die Notwendigkeit eines anhaltenden Ca^{2+}-Einstroms in das Zytoplasma der Muskelzelle während des Kontraktionsvorganges.

Über die funktionelle Relevanz der verschiedenen Ca^{2+}-Kanäle in den Muskelzellen der Corpora cavernosa ist bisher wenig bekannt. Nifedipin und Diltiazem, Inhibitoren spannungsabhängiger Ca^{2+}-Kanäle, blockieren K^+-induzierte Kontraktionen isolierter humaner Schwellkörpermuskulatur komplett und verringern die kontraktile Reaktion des Gewebes auf Norepinephrin um 50% [6]. Die physiologische Bedeutung von K^+-Kanälen der kavernösen Muskulatur wird durch die Beobachtung belegt, daß Pinacidil und Nicorandil, sog. K^+-Kanal-Öffner, die aufgrund ihrer Molekülstruktur die Eigenschaft haben, K^+-Kanäle zu aktivieren, in vitro humane Schwellkörpermuskulatur relaxieren und bei intrakavernöser Injektion in die Schwellkörper verschiedener Tierpezies Rigidität verursachen. Die In vitro-Effekte von Nicorandil auf humanes Corpus cavernosum werden durch Glibenclamid, einen Inhibitor ATP-abhängiger K^+-Kanäle, antagonisiert.

Die Ca^{2+}-Abhängigkeit der Muskelkontraktion wird von einer Gruppe spezifischer Proteine vermittelt, die eng mit den Aktinfilamenten der Zelle assoziiert

◄───

Abb. 2.12. Intrazelluläre Mechanismen der Tonusregulation glatter Muskelzellen. Durch Bindung externer Liganden an Membranrezeptoren (R) erfolgt zunächst die Aktivierung GTP-bindender Proteine. Diese stimulieren entweder die Aktivität membranassoziierter Zyklasen oder die der Phospholipase C. Die Phospholipase hydrolisiert PIP_2 zu Inositoltriphosphat (IP_3) und Diacylglycerin. IP_3 diffundiert ins Zytoplasma und verursacht die Freisetzung von Ca^{2+} aus dem Sarkoplasmatischen Retikulum. Ca^{2+} aktiviert als Third Messenger die MLCK, eine Ca^{2+}/Calmodulin-abhängige Proteinkinase, die durch die Phosphorylierung ihres Zielproteins eine kontraktile Reaktion auslöst. Die durch Zyklaseaktivität gebildeten zyklischen Nukleotidmonophosphate binden sich an die regulatorischen Untereinheiten cNMP-abhängiger Proteinkinasen, die im aktivierten Zustand Ionenkanäle des SR oder regulatorische Proteine membranständiger ATPasen phosphorylieren. Die Phosphorylierungsreaktionen führen letztlich zu einer Herabsetzung der zytoplasmatischen Konzentration des freien Ca^{2+} und somit zu einer Relaxation der Muskelzelle. Externe Signalmoleküle sind z. B. das Adrenalin, das an α- und β-adrenergen Rezeptoren bindet, das an Muscarinrezeptoren bindende Acetylcholin, das β-Sympathomimetikum Isoproterenol und die bioaktiven Peptide VIP und ANP. (Mod. nach Berridge 1985)

sind. Die hydrolytische Aktivität der Myosin-ATPase der glatten Muskelzelle ist Ca^{2+}-abhängig, da die Myosin Light Chain Kinase (MLCK), das die Phosphorylierung des Myosins katalysierende Enzym, durch Ca^{2+} aktiviert wird. Die Ca^{2+}-Wirkung wird durch Calmodulin, ein Ca^{2+}-bindendes Protein, vermittelt. Der Komplex aus Ca^{2+} und Calmodulin aktiviert die MLCK, die die Phosphorylierung der leichten 20-KD-Kette des Myosins katalysiert. Diese Phosphorylierung ist Voraussetzung für die Aktivierung der Mg^{2+}-abhängigen ATPase-Aktivität des Myosins durch Aktin, die zur zyklischen ATP-Hydrolyse während der Muskelkontraktion führt.

Um einen entspannten Zustand der Muskulatur zu erreichen, ist es notwendig, daß die intrazelluläre Konzentration des freien Ca^{2+} unter 0,1 µM sinkt. Dazu wird zytosolisches Ca^{2+} innerhalb der Zelle an Proteine und Membranstrukturen gebunden, in zelluläre Kompartimente aufgenommen oder über Ionenkanäle der Zellmembran in den extrazellulären Raum verbracht. Der Transport von Ca^{2+} über die Zellmembran in den extrazellulären Raum erfolgt in der Regel gegen den elektrischen und chemischen Gradienten des Ions, ist also ein energieabhängiger Vorgang, der die Aktivität ATP-abhängiger Ca^{2+}-Pumpen benötigt.

Als intrazelluläre Ca^{2+}-Speicher dienen das Sarkoplasmatische Retikulum (SR) und – im Falle einer Überladung der Zelle mit Ca^{2+} – die Mitochondrien. Das SR glatter Muskelzellen kann bis zu 30 mmol Ca^{2+}/kg Trockengewicht akkumulieren; diese Menge ist ausreichend, um bei einer dem Konzentrationsgradienten folgenden passiven Freisetzung in das Zytoplasma den kontraktilen Apparat maximal zu aktivieren. Der Transport des Ca^{2+} aus dem Zytoplasma in das SR erfolgt durch ATP-abhängige Ca^{2+}-Pumpen in der Membran des SR.

Seit mehr als 20 Jahren ist bekannt, daß die zyklischen Nukleotidmonophosphate (cNMP) cAMP und cGMP als universelle intrazelluläre Second Messenger auch an der Regulation der Kontraktion und Relaxation glatter Muskulatur beteiligt sind. Für die Aktivierung der cNMP-Synthese ist ein System membrangebundener Proteine verantwortlich, das aus einem Rezeptor, einem Bindungsprotein und den Enzymen Adenylatzyklase (AC) und Guanylatzyklase (GC) besteht. Die Bindung eines externen Liganden – dabei kann es sich um einen Neurotransmitter, ein Hormon oder einen anderen primären Botenstoff handeln – an einen Membranrezeptor bewirkt zunächst eine Änderung der Konformation des Rezeptorproteins. Diese Konformationsänderung teilt sich einem rezeptorassoziierten Bindungsprotein (G-Protein) mit, welches GTP bindet. Eine anschließende Dislokation des G-Proteins innerhalb der Membran und seine Assoziierung mit einer membrangebundenen Zyklase initiiert deren cNMP-Synthese aus den Nukleosidtriphosphaten ATP oder GTP und die GTPase-Aktivität des G-Proteins. Damit nehmen das G-Protein und der Membranrezeptor wieder ihre Ausgangskonfiguration ein und sind für den nächsten Aktivierungszyklus bereit.

cAMP vermittelt die durch β-Sympathomimetika oder andere Aktivatoren der AC (z. B. Forskolin) induzierte Relaxation, cGMP vermittelt die relaxierende Wirkung zahlreicher NO-freisetzender Vasodilatatoren wie Natriumnitroprussid und die endogener Hormone und regulatorischer Substanzen wie *atrial natriuretic peptide* (ANP) und *endothelium derived relaxing factor* (EDRF). Die

Wirkung von cAMP und cGMP beruht auf deren Bindung an regulatorische Untereinheiten cNMP-abhängiger Proteinkinasen (PK), wodurch die katalytische Untereinheit dieser Enzyme für die Phosphorylierung spezifischer Proteine aktiviert wird. Die Anwesenheit cNMP-abhängiger PK ist Voraussetzung für eine Verringerung zytoplasmatischer Ca^{2+}-Konzentrationen nach Erhöhung des zellulären cNMP-Gehalts.

Es wird vermutet, daß PK im aktivierten Zustand eine Untereinheit der MLCK und integrale Proteine des Sarkoplasmatischen Retikulums phosphorylieren. Bei den SR-Proteinen handelt es sich wahrscheinlich um Ca^{2+}-Kanäle und um Phospholamban, ein regulatorisches Protein SR-assoziierter, Ca^{2+}-bindender ATPasen, die den aktiven Ca^{2+}-Transport aus dem Myoplasma in das Lumen des SR energetisch vermitteln. Diese Phosphorylierungsreaktionen führen zu einer Inaktivierung der MLCK oder, über eine Änderung der räumlichen Struktur der Ionenkanäle oder eine Aktivierung der ATPasen, zu einer Verringerung der intrazellulären Konzentration des freien Ca^{2+} durch einen Ca^{2+}-Efflux aus dem Zytosol in das Speicherkompartiment SR oder die Bindung an Ca^{2+}-abhängige ATPasen. Die Verarmung des zytosolischen Raumes an Ca^{2+} teilt sich dem kontraktilen Apparat der Muskelzelle mit und induziert eine Relaxation.

Die Effekte einer Erhöhung der intrazellulären cNMP-Konzentrationen und die funktionelle Bedeutung dieser Second Messenger für die Kontrolle physiologischer Reaktionen variieren innerhalb verschiedener Gewebe. Während in der glatten Muskulatur der Atemwege eine Erhöhung des cAMP-Gehalts zu einer Relaxation führt, ist es in der Gefäßmuskulatur die Erhöhung des cGMP-Gehalts, die diese Reaktion auslöst. Im Gegensatz dazu führt ein cAMP-Anstieg im Herzmuskel nicht zu einer Relaxation, sondern induziert einen positiv inotropen Effekt.

Von wesentlicher Bedeutung für die intrazelluläre Signalübertagung bei der Tonusregulation ist neben der AC/GC-cNMP-PK-Kaskade das Phosphatidylinositol (PI), ein Phospholipid der Membraninnenseite. Nach einem externen Signal, z. B. der Bindung eines kontraktilen Agonisten an einen Rezeptor der Membran, wird PI zum Phosphatidylinositolbisphosphat (PIP_2) phosphoryliert und anschließend von einer Phospholipase zu Inositoltriphosphat (IP_3) und Diacylglycerin (DG) hydrolisiert. Das wasserlösliche IP_3 diffundiert ins Zytoplasma und bindet sich an Rezeptoren des SR, was einen Ca^{2+}-Efflux aus dem SR bewirkt. Das auf diese Weise mobilisierte Ca^{2+} aktiviert dann als Third Messenger die Ca^{2+}/Calmodulin-abhängige MLCK, die durch die Phosphorylierung ihrer Zielproteine eine kontraktile Reaktion auslöst.

Das DG, eine Verbindung aus Glycerin und den Fettsäuren Stearin- und Arachidonsäure, verbleibt in der Membran und aktiviert dort die Proteinkinase C (PKC), ein in eukaryontischen Zellen ubiquitäres phosphorylierendes Enzym. Zu den von der PKC phosphorylierten Proteinen gehören in glatten Muskelzellen u. a. mikrotubuliassoziierte Proteine des Zytoskeletts und das Myosin. Eine Aktivierung der PKC bewirkt synergistisch mit dem durch IP_3 mobilisierten Ca^{2+} eine kontraktile Reaktion. Das Phänomen der durch Phorbolester induzierten Ca^{2+}-unabhängigen Kontraktionen glatter Muskulatur wird durch eine Aktivierung der PKC und die darauf folgende Phosphorylierung des Myosins vermittelt.

2.3.2
Phosphodiesterase-Isoenzyme

Die intrazellulären Konzentrationen zyklischer Nukleotide werden durch das Verhältnis zwischen deren Synthese durch Adenylat- und Guanylatzyklasen und deren Degradierung durch Phosphodiesterasen (PDE), einer heterogenen Gruppe hydrolytischer Enzyme, reguliert. Den Phosphodiesterasen kommt damit eine zentrale Rolle bei der Tonusregulation glatter Muskulatur zu. PDE-Isoenzyme werden nach ihren Substrataffinitäten für cAMP und cGMP und ihrer Sensitivität für allosterische Modulatoren in 7 pharmakologisch relevante Familien eingeteilt, die innerhalb der Gewebe einer Spezies eine spezifische Verteilung zeigen und divergierende funktionelle Relevanz haben.

Beschrieben wurden bisher eine Ca^{2+}/Calmodulin-abhängige PDE I (Substrat cAMP/cGMP), eine cGMP-abhängige PDE II (Substrat cAMP/cGMP), eine cGMP-inhibierte PDE III (Substrat cAMP), eine cAMP-spezifische PDE IV, eine cGMP-spezifische PDE V, die cGMP-bindende, cGMP-spezifische PDE VI der Retina sowie eine „low K_n" cAMP-spezifische PDE (PDE VII) in der Skelettmuskulatur, den Nieren und dem Gehirn. Von jedem dieser PDE-Isoenzyme existieren verschiedene Isoformen, die sich durch ihre kinetischen Charakteristika unterscheiden.

Diese Kenntnis hat zur Entwicklung zahlreicher spezifischer PDE-Inhibitoren geführt, deren therapeutisches Potential in der selektiven pharmakologischen Beeinflussung von Organ- und Gewebefunktionen gesehen wird. Isoenzymspezifische PDE-Inhibitoren werden bereits als positiv inotrope Wirkstoffe zur Behandlung von Herzinsuffizienzen sowie als Vaso- und Bronchodilatatoren verwendet [9]. In der urologischen Praxis findet der unspezifische PDE-Inhibitor Papaverin in Kombination mit dem α_1-Adrenozeptor-Antagonisten Phentolamin Verwendung als Wirkstoff zur intrakavernösen Injektion.

Initiale Studien unserer Arbeitsgruppe über die PDE-Isoenzyme der humanen Schwellkörpermuskulatur und das potentielle pharmakologische Potential selektiver PDE-Inhibitoren zur Behandlung der erektilen Dysfunktion [13, 14] weckten lediglich ein geringes Interesse der Fachwelt. Erst die Vorstellung von UK 92480 (Sildenafil), eines Inhibitors der cGMP-spezifischen PDE (PDE Typ V), und seine mögliche Bedeutung als oraler Wirkstoff zur Wiederherstellung der erektilen Funktion, anläßlich der 91. Tagung der Amerikanischen Gesellschaft für Urologie 1996 lenkte die Aufmerksamkeit erneut auf den klinischen Nutzen von PDE-Inhibitoren zur Behandlung von Erektionsstörungen und die therapeutischen Perspektiven einer pharmakologischen Modulation der Aktivität von Schlüsselenzymen der kavernösen Signalübertragungswege [2, 3, 5, 7].

2.3.3
Intrazelluläre Rezeptoren zyklischer Nukleotide: Proteinkinasen

Die wichtigsten intrazellulären Rezeptoren der zyklischen Nukleotide cAMP und cGMP sind cNMP-abhängige Proteinkinasen (PK). Wie die PDE sind auch die PK in den Geweben des Säugetierkörpers weit verbreitet, wobei sich relativ hohe Aktivitäten dieser Enzyme in der Lunge, dem Herzen und in der glatten Muskulatur der Blutgefäße finden [10]. Die Hypothese, daß die regulatorischen Effekte von cAMP und cGMP im Metabolismus eukaryontischer Zellen von cNMP-abhängigen PK durch Phosphorylierung endogener Proteinsubstrate vermittelt werden, wird allgemein akzeptiert.

Experimentelle Arbeiten belegen, daß die sympatholytische Wirkung des Diterpens Forskolin, von Prostaglandin E_1, PDE-Inhibitoren und des β-Sympathomimetikums Isoproterenol mit einer intrazellulären cAMP-Erhöhung und einer Aktivierung der cAMP-abhängigen PK in intakten Zellen einhergeht [15]. Studien mit ANP, Nitroverbindungen und Verbindungen, die eine Freisetzung endothelialer Vasodilatatoren induzieren, zeigten, daß ein Anstieg des intrazellulären cGMP-Gehalts, eine Aktivierung cGMP-abhängiger PK und eine Erniedrigung der intrazellulären oder zytoplasmatischen Ca^{2+}-Konzentration mit dem mechanischen Effekt der Relaxation korrelierten [4, 17]. Eines der endogenen Substrate der cAMP-abhängigen PK ist wahrscheinlich die MLCK, deren Affinität zu Ca^{2+}/Calmodulin durch die Phosphorylierung reduziert wird, was zu einer Dephosphorylierung der leichten Kette des Myosins führt [8].

2.4 Pathophysiologie

G. POPKEN und U. WETTERAUER

In der Diagnostik und Therapie sowie der Grundlagenforschung der erektilen Dysfunktion sind in den letzten 15 Jahren richtungsweisende Fortschritte erzielt worden. Heute bestimmen zunehmend die Kenntnisse von Physiologie und Pathophysiologie die Therapie von Erektionsstörungen (Abb. 2.13). Meilensteine für diese Entwicklung waren neben der Erprobung intrakavernös verabreichter gefäßwirksamer Medikamente [6, 24] die Entwicklung eines Tiermodells, bei dem mit Hilfe einer Neurostimulation Erektionen ausgelöst werden konnten. Hiermit wurde es möglich, hämodynamische Aspekte der verschiedenen Erektionsphasen im Detail zu untersuchen [11, 14].

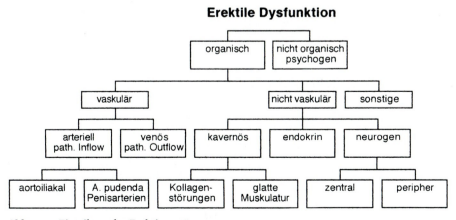

Abb. 2.13. Einteilung der Erektionsstörungen

Funktionelle, morphologische und insbesondere ultrastrukturelle Untersuchungen [22] zeigten, daß Erektionsstörungen überwiegend ein organisches Korrelat zugrunde liegt. Die wichtigsten Ursachen der organisch bedingten erektilen Impotenz sind:

- Erkrankungen der Blutgefäße: 33 %,
- Diabetes mellitus: 25 %,
- radikale Tumoroperation im Becken: 10 %,
- Verletzungen und Erkrankungen des Rückenmarks inkl. multipler Sklerose: 11 %,
- Medikamenteneinnahme: 8 %,
- hormonelle Störungen: 6 %,
- Drogenmißbrauch: 7 %.

In den meisten Fällen einer organisch bedingten erektilen Dysfunktion sind wir auch heute noch weit davon entfernt, eine kausale Pathogenese aufstellen zu können. Dies wird zusätzlich dadurch erschwert, daß selbst rein organisch bedingte Formen immer zu einer psychischen Mitreaktion führen, die das Selbstbewußtsein des Mannes beeinträchtigen und zu Persönlichkeitsveränderungen führen.

Als Risikofaktoren für eine erektile Dysfunktion gelten chronischer Nikotinabusus, Diabetes mellitus, Hypertonie, Hyperlipidämie und chronische Niereninsuffizienz. An unserem eigenen Krankengut konnten wir eine Häufung der erwähnten Risikofaktoren finden:

- chronischer Nikotinabusus (> 20 Zigaretten/Tag): 87 %,
- Hyperlipidämie: 83 %,
- Hypertonie: 33 %,
- Diabetes mellitus: 27 %.

Wie wichtig die Elimination von Risikofaktoren ist, zeigt die Tatsache, daß Patienten mit Erektionsstörungen nach Aufgabe des Nikotinabusus oder einer Gewichtsreduktion und diätetischer Einstellung einer Hyperlipidämie ohne weitere Maßnahmen wieder eine normale Potenz erlangen konnten. Der Grad der Schädigung entscheidet, ob es sich um reversible oder irreversible Veränderungen des Schwellkörpergewebes handelt.

2.4.1
Organisch bedingte Erektionsstörungen

Arterielle Störungen

Die erektile Dysfunktion kann als Frühsymptom und empfindlicher Indikator einer einsetzenden generalisierten Arteriosklerose aufgefaßt werden und ist mit der Angina pectoris bei der koronaren Herzkrankheit zu vergleichen. Bei beiden Erkrankungen kann eine funktionell erforderliche Durchblutungssteigerung aufgrund peripherer Gefäßwandveränderungen nicht ausreichend erfolgen. Der Alterungsprozeß der Gefäße beginnt bereits mit dem 20. Lebensjahr erkennbar zu werden und schreitet ab diesem Zeitpunkt fort. Das Vorhandensein von Risikofaktoren führt zu einer verstärkten und verfrühten Ausprägung der Gefäßveränderungen.

Risikofaktoren haben eine unterschiedliche Bedeutung für die einzelnen Gefäßregionen. Periphere Gefäßveränderungen werden hauptsächlich begünstigt durch Nikotin, Fettstoffwechselstörungen und Diabetes mellitus. Eine Kombination mehrerer Risikofaktoren führt zu einem Potenzierungseffekt der einzelnen Faktoren. Das Symptom der erektilen Dysfunktion aufgrund arteriosklerotischer Veränderungen entwickelt sich allmählich und beginnt mit verzögert einsetzenden und sich zunehmend abschwächenden Tumeszenzphasen bei einem fortschreitendem Rigiditätsverlust. Gleichzeitig kommt es zu einer Abschwächung der nächtlichen und morgendlichen Tumeszenz. Dieses kann zum vollständigen Erektionsverlust führen [21, 26].

Aortoiliakal
Bei dem klassischen Verschlußsyndrom [13] kommt es neben den Symptomen der peripheren arteriellen Verschlußkrankheit zu einer erektilen Dysfunktion. Bei der aortoiliakalen Gefäßerkrankung tritt das Symptom der Impotenz zeitlich deutlich vor den Symptomen der arteriellen Insuffizienz auf. Die Inzidenz der erektilen Dysfunktion wird zwischen 8% (Aortenaneurysmen) und 42–81% (aortoiliakale Stenosen oder Verschlüsse) angegeben (Abb. 2.14). Als Ursache wird eine rapide Blutdrucksenkung distal der Stenose oder der Verschlüsse und weniger eine verminderte Flußrate postuliert.

Daß sich nach gefäßchirurgischen Rekonstruktionen die Symptome der erektilen Dysfunktion z.T. nicht bessern, liegt zum einen an der operationstechnisch bedingten Läsion des nervalen Plexus hypogastricus und zum anderen an einer gleichzeitigen Schädigung der Endstrombahn, in einem sog. Pelvic-steal- oder Iliaca-externa-steal-Phänomen sowie Kollateralen zwischen Becken- und Beinstrombahn [7, 16–18].

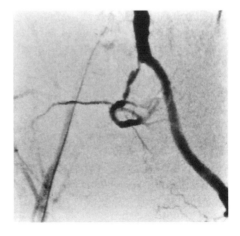

Abb. 2.14. Die Gefäßdarstellung zeigt einen hochgradigen Verschluß am Abgang der A. iliaca interna

Arteria pudenda interna/Penisarterien

Die dramatischen hämodynamischen Veränderungen in den penilen und vorgeschalteten pudendalen Gefäßen, die für das Zustandekommen und Aufrechterhalten einer Erektion erforderlich sind, setzen eine ausreichende Elastizität der zuführenden Gefäße sowie der Strukturen der Schwellkörper voraus. Gehen diese durch die klassischen arteriosklerotischen Umbauvorgänge (Intimaödem, Sklerose, Hyalinisierung) (vgl. Abb. 2.18) verloren oder ist durch einen Verschluß ein Teil der Schwellkörperdurchblutung vermindert, reichen die kollateralen Querverbindungen zur Aufrechterhaltung einer Ruhedurchblutung aus, jedoch fehlt die funktionell erforderliche Steigerung der penilen Durchblutung, um einen intrakavernösen Druck aufzubauen.

Gefäßdysplasien

Ursache der primären erektilen Dysfunktion aufgrund arterieller Störungen können Aplasien und Hypoplasien einzelner Penisgefäße sein. Eine umfassende Darstellung peniler Gefäßdysplasien oder eine Klassifikation derartiger Läsionen [3] hat für die Praxis allerdings nur eine eingeschränkte Bedeutung.

Die grundlegende Problematik bei der Beurteilung der penilen Gefäßmorphologie besteht darin, eine Korrelation zwischen dem Gefäßstatus einerseits und dem Ausmaß der alleine dadurch hervorgerufenen Funktionsstörung andererseits herzustellen. Abweichungen von der paarigen penilen Gefäßversorgung sowie Hypoplasien einzelner Gefäße sind häufig und führen ebenso wie eine einseitige Versorgung der Schwellkörper alleine nicht zur primären Impotenz. Einzelne Patienten mit einer primären Erektionsstörung weisen eine beidseitige Gefäßfehlanlage auf, wobei mindestens 2 von 4 Gefäßen betroffen sind. In Abhängigkeit vom Alter des Patienten und Risikofaktoren der Arteriosklerose kann es zu einer sekundären Erektionsstörung kommen.

Venöse Störungen

Eine massive Zunahme des arteriellen Einstroms in die Schwellkörper, die Relaxation der glatten Muskelzellen der Schwellkörper und eine Erhöhung des venösen Ausstromwiderstandes sind die hämodynamischen Voraussetzungen einer physiologischen Erektion (Abb. 2.15). Durch eine Ausdehnung der Schwellkörperhohlräume (Sinusoide) wird das Venengeflecht unter der Schwellkörperwandung (Tunica albuginea) komprimiert und somit der Ausstromwiderstand erhöht [11]. Versagt der Mechanismus der venösen Drosselung, so kann es zu einer Tumeszenz und Längenzunahme des Penis kommen, die jedoch aufgrund der mangelnden Versteifung (Rigidität) nicht für eine vaginale Penetration ausreicht.

Pathologische venöse Drainagen können lokalisiert oder diffus sein. Typische pathologische Abströme erfolgen über die V. dorsalis penis profunda, die Vv. profundae penis, über korporospongiöse Shunts, ektope Venen oder über posttraumatische oder iatrogene Fisteln. Die Diagnose eines pathologischen venösen Abflusses erfolgt aus der Anamnese und der Kavernosographie und -metrie. Isolierte venöse Leckagen mit niedrigem Flow haben therapeutisch die beste Prognose [20, 23, 25].

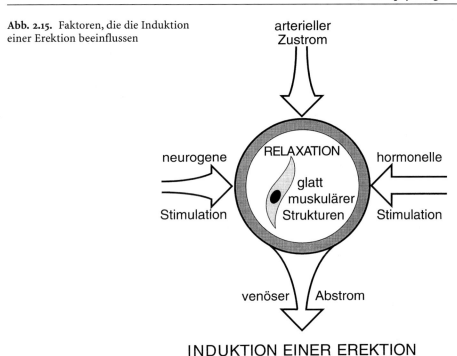

Abb. 2.15. Faktoren, die die Induktion einer Erektion beeinflussen

Elektronenmikroskopische Untersuchungen konnten zeigen, daß die Ursache des sog. venösen Lecks nicht auf einer Texturstörung der Tunica albuginea, sondern auf einer Degeneration der glatten Schwellkörpermuskulatur zurückzuführen ist [28]. Ein venöses Leck ist also nicht Ursache, sondern lediglich ein Symptom einer Erektionsstörung.

Penile und kavernöse Störungen

Verschiedene lokale Fehlbildungen des Penis und der Harnröhre können zu sexuellen Funktionsstörungen führen. Spaltbildungen der Harnröhre beeinflussen die Erektionsfähigkeit des Penis nicht. Es kann jedoch aufgrund von Narbensträngen zu einer Penisschaftabknickung kommen. Bei ausgeprägten Formen kann die Harnröhrenöffnung so weit verlagert sein, daß die Zeugungsfähigkeit beeinträchtigt sein kann. Ebenso kann eine angeborene Penisschaftverkrümmung zu Beschwerden beider Partner beim Geschlechtsverkehr führen.

Entzündliche oder traumatische Narbenzüge sowie tumoröse Veränderungen der Penishaut und der Vorhaut (Präputium) können ebenfalls die erektile Funktion aufgrund auftretender Schmerzen beeinträchtigen.

Die Induratio penis plastica (Morbus Peyronie) ist eine Erkrankung des Penis mit einer lokalen fibrösen Induration, die zu Erektionsstörungen, Penisschaftverkrümmungen und Schmerzen bei der Erektion führen kann.

Verschiedene Noxen (Nikotin) und Erkrankungen (Diabetes mellitus, Denervierung) können zu einer Schädigung der glatten Muskelzellen der Schwellkörper führen. Bei der physiologischen Erektion spielt die Relaxation der glatten Muskelzellen neben einer maximalen Steigerung des Bluteinstromes und einer Steigerung des Ausstromwiderstandes eine zentrale Rolle [1]. Relaxieren die glatten Muskelzellen nicht, können sich die kavernösen Räume nicht ausdehnen, somit kann kein weiteres Blut einströmen.

Typisch für arterielle Durchblutungsstörungen und insbesondere das venöse Leck sind die Degeneration glatter Muskelzellen (Abb. 2.16) und die Einlagerung von Verkalkungen und Fetten zwischen den glatten Muskelzellen (Abb. 2.17). Hierdurch gehen die für eine geordnete glattmuskuläre Aktion erforderlichen myo-myozytären Kontakte (gap-junctions) verloren. Weiterhin findet keine Kompression des subtunikal gelegenen Venenplexus statt, wodurch der Auslaßwiderstand nicht erhöht wird und eine venöse Insuffizienz entsteht.

Postraumatisch/iatrogen

Läsionen der Nerven und Gefäße des Penis treten aufgrund der engen topographischen Beziehung zu Harnröhre und Beckenboden meist mit Verletzungen, Operationen oder Bestrahlungen des kleinen Beckens (unterer Harntrakt, Darm) auf und können eine Erektionsstörung hervorrufen. Bei tumorchirur-

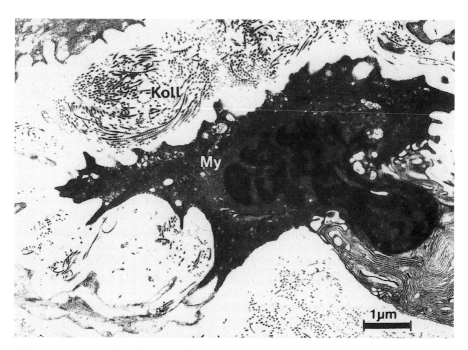

Abb. 2.16. Degeneration glatter Muskelzellen im Schwellkörper. Die elektronenmikroskopische Aufnahme zeigt einen Myozyten (*My*) im Zustand einer fortgeschrittenen Schrumpfnekrose neben vermehrten Kollagenablagerungen (*Koll*)

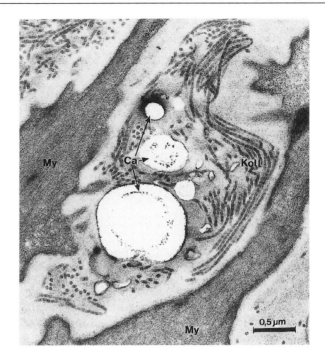

Abb. 2.17. Elektronenmikroskopischer Ausschnitt aus dem Trabekelgewebe des Schwellkörpers mit 2 schrägverlaufenden unauffälligen Muskelzellen (*My*). Dazwischen liegen zentral helle Aussparungen, die Verkalkungen entsprechen (*Ca*)

gischen Eingriffen im kleinen Becken ist in der Regel eine Durchtrennung beider neurovaskulärer Bündel Ursache der erektilen Dysfunktion. Nach Rektumresektion liegt die Impotenzrate zwischen 60 und 100%. Bei der radikalen Prostatektomie gelingt es bei nervenschonender Operationstechnik [27], die neurovaskulären Bündel zu identifizieren, eine Schonung ist jedoch häufig auch tumorchirurgisch nicht zu rechtfertigen. Es ist mit einer Impotenzrate von 40–80% nach der radikalen Prostatektomie zu rechnen. Nach einer perkutanen Hochvoltbestrahlung der Prostata kann eine dauerhafte Schädigung der autonomen Innervation des Penis in etwa 40% der Fälle zu einer Impotenz führen.

Endokrine Störungen

Der Anteil endokriner Störungen als Ursache von Erektionsstörungen wird zwischen 2% und 8% angegeben. Vor allem Störungen der Achse Hypothalamus-Hypophyse-Gonaden mit einem Mangel an Testosteron können, wie auch Erkrankungen der Schilddrüse, Nebennierenrinde oder hormonproduzierende Tumoren (Prolaktin) mit Beeinflussung dieser Achse, zu Erektionsstörungen führen:

- Androgenmangel (Hypogonadismus) mit überschießender zentraler Stimulation (hypergonadotroper Hypogonadismus)
  - konnatale Anorchie
  - Hodenatrophie

- hereditär-degenerative Syndrome
- Klinefelter-Syndrom (XXY)
- Androgenmangel mit mangelnder zentraler Stimulation (hypogonadotroper Hypogonadismus)
  - allgemeiner Gonadotropinmangel
  - Hypophysenerkrankungen
  - postpubertale Leydigzell-Insuffizienz
  - Climacterium virile
- Hyperprolaktinämie
- Schilddrüse
  - Hypothyreose
  - Hyperthyreose
- Nebennierenrinde
  - Morbus Cushing
  - Morbus Addison
- Hormonproduzierende Tumoren
- Lebererkrankungen

Durch einen Mangel an Androgenen kommt es neben einer Senkung der Libido durch bislang nicht eindeutig geklärte Mechanismen zu Erektionsstörungen. Möglicherweise erfolgt eine Modulation der Rezeptoren von Gefäßen und kavernösen Strukturen [4, 19].

Neurogene Störungen

Das zerebrale Sexualzentrum liegt im limbischen System. Spinal unterscheidet man das thorakolumbale sympathikotone psychogene Erektionszentrum (Th10–L1) und das sakrale parasympathikotone reflexogene Erektionszentrum (S2–S4).

Durch zerebrale und spinale Reize wird das erektile Gewebe angeregt. Die glatten Muskelzellen der Schwellkörper relaxieren, wodurch es zu einer Herabsetzung des peripheren Widerstandes kommt. Gleichzeitig kommt es zu einer Steigerung der Durchblutung in den Aa. pudendae internae bis zum 50fachen der Ruhedurchblutung. Hierdurch wird die Tumeszenz und durch eine zusätzliche Aktivität der somatisch innervierten Beckenbodenmuskulatur die folgende vollständige Rigidität des Penis erzielt (s. Abb. 2.15).

Unter klinischen Aspekten lassen sich die neurogenen Ursachen einer Erektionsstörung wie folgt einteilen:

- Läsion des anterioren Temporallappens;
- Störungen des Rückenmarks;
- Störungen der sensorischen Bahnen:
  - Diabetes mellitus,
  - Neuropathien,
  - Tabes dorsalis,
  - Störungen der Hinterwurzel;
- Störungen der Nn. erigentes:
  - radikale Prostatektomie,
  - Rektosigmoidoperationen,

- Bestrahlungen des kleinen Beckens,
- Aorten-Bypass-Operationen,
- Beckenverletzungen.

Die Ursachen neurogener Schädigungen auf zentraler und peripherer Ebene können metabolisch, toxisch, iatrogen, vaskulär, durch Raumforderungen und Systemerkrankungen bedingt sein. Zentrale und periphere neurogene Ursachen der erektilen Dysfunktion:

- Zerebral/spinal:
  - Morbus Parkinson,
  - Apoplex,
  - Temporallappenepilepsie,
  - Myotona dystrophica,
  - multiple Sklerose,
  - Querschnittslähmung.
- Peripher:
  - Conus-cauda-Syndrom,
  - Meningomyelozele,
  - Polyradikulitis,
  - Bandscheibenprolaps,
  - Polyneuropathie,
  - Nervenverletzungen.

Bei neurogenen Ursachen von Erektionsstörungen reagieren die glatten Muskelzellen der Schwellkörper initial gut auf intrakavernös applizierte vasoaktive Substanzen. Bei länger bestehender Denerovierung kommt es aufgrund der neurogenen Schädigung zu einer Degeneration der glatten Muskelzellen der Schwellkörper, so daß letztendlich auch nach intrakavernöser Gabe vasoaktiver Substanzen keine Erweiterung der kavernösen Räume mehr stattfinden kann.

Diabetes mellitus
2–3 % der Bevölkerung der Bundesrepublik sind manifest an einem Diabetes mellitus erkrankt. Klinisch unterscheidet man den juvenilen Typ I vom Altersdiabetes Typ II. Etwa jeder zweite männliche Diabetiker berichtet über sexuelle Funktionsstörungen im Verlauf seiner Erkrankung. Die erektile Dysfunktion verläuft chronisch progredient und führt nach etwa 5 Jahren zum vollständigen Erektionsverlust. Es besteht eine Korrelation zwischen Diabetesdauer sowie ungünstiger Stoffwechsellage und der Inzidenz von Erektionsstörungen.

Die Hauptursache der erektilen Dysfunktion stellt die Mikro- und Makroangiopathie der Becken- und Penisgefäße dar, welche bei Diabetikern mit einer erhöhten Inzidenz vorzufinden ist. Es korreliert das Ausmaß der Arterio- und Arteriolosklerose mit dem Grad der Erektionsstörung (Abb. 2.18). Eine weitere Ursache der erektilen Dysfunktion beim Diabetes mellitus besteht in der Neuropathie. Bei Diabetikern wurden Fehlfunktionen der penilen Nervenbahnen, fibrotische Gefäßveränderungen der kleinen Penisarterien und ausgeprägte perivaskuläre, perineurale und intrakavernöse Fibrosen beobachtet [8, 9].

Am Beispiel des Diabetes mellitus wird deutlich, daß es bei der Einteilung nach Ursachen der erektilen Dysfunktion zu Überschneidungen kommt. Folge

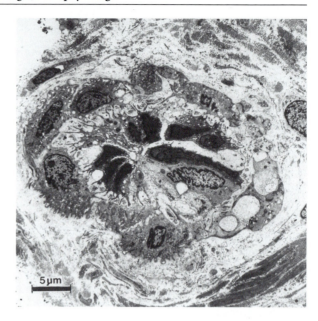

Abb. 2.18. Kompletter Verschluß einer Rankenarterie bei einem 19jährigen insulinpflichtigen Diabetiker. Das elektronenmikroskopische Bild zeigt eine Degeneration der Myozyten der Gefäßwand

des Diabetes sind einerseits eine Mikroangiopathie, also Veränderungen im Bereich der Rankenarterien, andererseits eine periphere Neuropathie. Es ist bis heute nicht geklärt, ob eine verminderte Durchblutung oder die gestörte autonome Innervation zu einer Degeneration der Schwellkörpermuskulatur führt.

Nikotinabusus

Am Beispiel des Nikotins wird deutlich, daß ganz unterschiedliche Mechanismen eine Erektion negativ beeinflussen können: Ein kurzfristiger pharmakologischer Effekt ist die Blockierung der postganglionären Neurotransmission der parasympathischen, für die Auslösung einer Erektion verantwortlichen Fasern (Nikotin als Ganglienblocker). Dieser Vorgang ist konzentrationsabhängig und reversibel. Tierversuche konnten zeigen, daß nach Inhalation von Nikotin die Relaxation der glatten Muskulatur ausbleibt und trotz erhöhtem arteriellem Bluteinstrom keine Druckzunahme im Schwellkörper erfolgt [10]. Der langfristig wirksame und wahrscheinlich wesentliche Schädigungsmechanismus ist eine Muskeldegeneration der Schwellkörper.

Medikamente

Medikamente können aufgrund verschiedener Wirkungsmechanismen (neurogen zentral oder peripher, arteriell, glattmuskulär) zu Erektionsstörungen führen. Die wichtigsten Medikamentengruppen sind im folgenden aufgeführt:

- Antihypertonika
- Psychopharmaka
  - Antidepressiva
  - Neuroleptika

- Hypnotika
- Tranquilizer
- Antiepileptika
- Lipidsenker
- Antiphlogistika
- Opiate
- Drogen (Marihuana, Heroin)
- viele Hormonpräparate
- Anticholinergika

2.4.2
Psychisch bedingte Erektionsstörungen

Aufgrund der Gegensätze psychoanalytischer und lerntheoretischer Ansichten gibt es über die psychischen Ursachen von sexuellen Funktionsstörungen eine Vielzahl von hypothetischen Ansätzen [2, 5, 12]. Aufgrund der Schwierigkeit, zwischen organischen und psychischen Ursachen einer sexuellen Funktionsstörung zu unterscheiden, gibt es unterschiedlichste Angaben über die Häufigkeit bzw. den Anteil von psychisch bedingten Erektionsstörungen. Bei psychosexuellen Funktionsstörungen findet sich meist eine Vielzahl von Ursachen, wobei erst die Summe ungünstiger Erfahrungen und Erlebnisse in verschiedenen Bereichen und Altersstufen eine sexuelle Störung entstehen läßt. Auslösende Momente können hierbei potenzierend wirken. Individuelle Reaktionen auf gleiche negative Situationen scheinen von Persönlichkeitsvariablen und Reaktionen des Partners abzuhängen.

Abwehr von Angst

In der Psychoanalyse wird eine sexuelle Funktionsstörung als ein Abwehrmechanismus von Ängsten gesehen, wobei das Symptom einen stabilisierenden Faktor besitzt. Die Ängste sind den Patienten oft nicht bewußt, höchstens vorbewußt. Sie können deshalb nur selten sofort auf Nachfragen angegeben werden. Beispiele hierfür sind die Abwehr von Triebängsten, Beziehungsängsten (Mutter-Kind, Partner), sozialen Ängsten (gesellschaftliche Normen) und Tabuisierung des Sexuellen (Religion).

Partnerprobleme

Bei sexuellen Funktionsstörungen gibt es keinen unbeteiligten Partner. Sexuelle Hemmungen eines Partners wirken auf den anderen zurück. Die sexuelle Erregung stellt in der Regel eine Funktionseinheit von männlichen und weiblichen Elementen dar [15].

Selbstverstärkungsmechanismen

Bei sexuellen Funktionsstörungen sind Erwartungs- und Versagensängste von zentraler Bedeutung. Sie wirken als mitbedingende oder aufrechterhaltende

Faktoren. Aufgrund dieser Ängste werden Sexualkontakte gemieden und werden dann zu phobischen Gebilden. Aus lerntheoretischer Sicht besteht bei ungestörtem Sexualverhalten das Prinzip der positiven Verstärkung. Ein gestörtes Sexualverhalten kann durch negative Verstärkung bedingt oder aufrechterhalten werden. Auch beim Fehlen von organischen Störungen können Ängste, Anspannungen oder negative Partnerreaktionen zu negativen Erfahrungen führen. Wiederholen sich diese Situationen, können Ängste auftreten, die für sich ebenfalls zu sexuellen Funktionsstörungen führen können.

Ursachen im höheren Lebensalter

Erektionsstörungen treten im Alter häufiger auf. Zum einen nimmt die Wahrscheinlichkeit anderer Erkrankungen zu, die zu einer erektilen Dysfunktion führen können (Diabetes mellitus, arterieller Hypertonus, Hyperlipidämie, periphere Durchblutungsstörungen). Zum anderen treten Veränderungen im Alter ein, die das partnerschaftliche, soziale und psychische Umfeld der Partner beeinflussen. Oft wird eine Monotonie in der sexuellen Beziehung und/oder ein Desinteresse eines oder beider Partner angegeben. Ebenso können Veränderungen der Sexualfunktion und nachlassende Libido die Partner verunsichern und physiologische Veränderungen mißverstanden werden. Geistige und körperliche Überanstrengung sowie übermäßige Beanspruchung im beruflichen Bereich können sich ebenfalls negativ auf die Sexualfunktion auswirken.

LITERATUR

1. Aboseif SR, Wetterauer U, Breza J et al. (1990) The effect of venous incompetence and arterial insufficiency on erectile function: an animal model. J Urol 144:790–793
2. Angermann I (1980) Psychodynamik und Psychotherapie der gestörten Sexualität. In: Eicher W (Hrsg) Sexualmedizin in der Praxis. Fischer, Stuttgart
3. Bähren W, Gall H, Scherb W, Holzki G, Sparwasser C (1991) Pharmacoarteriography in chronic erectile dysfunction. In: Jonas U et al. (eds) Erectile dysfunction. Springer, Berlin Heidelberg New York Tokyo, pp 34–43
4. Bartsch G, Scheiber K (1983) Endocrinologic aspects of disturbed potency. World J Urol 1:197–202
5. Becker N (1975) Psychoanalytische Ansätze bei der Therapie sexueller Funktionsstörungen. In: Sigusch V (Hrsg) Therapie sexueller Störungen. Thieme, Stuttgart
6. Brindley GS (1983) Cavernousal alpha-blockade: a new technique for investigating and treating erectile impotence. Brit J Psychiat 143:332
7. DePalma RG, Levine SB, Feldmann S (1978) Preservation of erectile function after aortoiliac reconstruction. Arch Surg 113:958
8. Ellenberg M (1971) Impotence in diabetes: the neurologic factor. Ann Intern Med 75:213
9. Jevtich MJ, Kass M, Khawand N (1985) Changes in the corpora cavernosa of impotent diabetics. Comparing histological with clinical findings. J Urol (Paris) 91:281
10. Jünemann KP, Lue TF, Luo JA, Benowitz NL, Abozeid M, Tanagho EA (1987) The effect of cigarette smoking on penile erection. J Urol 138:438–441
11. Jünemann KP, Lue TF, Melchior H (1987) Die Physiologie der penilen Erektion. II. Neurophysiologie der penilen Erektion. Urologe [A] 26:283–288
12. Kockott G (1981) Sexuelle Funktionsstörungen des Mannes. Enke, Stuttgart (Beitr Sexualforsch 58)

13. Leriche R, Morel A (1948) The syndrome of thrombotic obliteration of the aortic bifurcation. Ann Surg 127:193
14. Lue TF, Zeineh SJ, Schmidt A, Tanagho EA (1984) Neuroanatomy of penile erection: its relevance to iatrogenic impotence. J Urol 131:273
15. Matussek P (1971) Funktionelle Sexualstörungen. In: Giese H (Hrsg) Die Sexualität des Menschen. Enke, Stuttgart
16. May AG, DeWeese JA, Rob CG (1969) Changes in sexual function following operation on the abdominal aorta. Surgery 65:41
17. Metz P, Herning M (1984) Impotence and aorto-iliac disease with special reference to the pelvic steal syndrome. Int Angiol 3:259
18. Nath RL, Menzoian JO, Kaplan KH, McMillian TN, Siroky MB, Krane RJ (1981) The multidisciplinary approach to vasculogenic impotence. Surgery 89:124
19. Nickel CJ, Morales A, Condra M, Fenemore J, Surridge DH (1984) Endocrine dysfunction in impotence: incidence, significance and cost-effective screening. J Urol 132:40–43
20. Porst H, Ahlen HV, Leipner N, Köster O (1986) Dynamische Kavernosographie. Fortschr Röntgenstr 145:80
21. Rotter W, Schürmann R (1950) Die Blutgefäße des menschlichen Penis. Arch Path Anat 318:352
22. Staubesand J, Wetterauer U, Kuvelis F (1991) Ultrastuctural findings in patients with erectile dysfunction. In: Jonas U et al. (eds) Erectile dysfunction. Springer, Berlin Heidelberg New York Tokyo, pp 34–43
23. Stief CG, Thon WF, Gall H, Scherb W, Schnell D, Altwein JE, Bähren W (1987) Die venöse Insuffizienz der Corpora cavernosa als (Mit-)Ursache der erektilen Dysfunktion. Urologe [A] 26:83
24. Virag R (1982) Intracavernous injection injection of papaverine for erectile failure. Lancet II:938
25. Virag R, Frydman D, Legman M, Floresco J, Bouilly P (1984) Hemodynamic evaluation of arterial and venous lesions as a cause of impotence. Int Angiol 3:241
26. Wagner G (1984) Vascular mechanism involved in human erection. Int Angiol 3:221
27. Walsh PC, Donker PJ (1982) Impotence following radical prostatectomy: insight into etiology and prevention. J Urol 128:492
28. Wetterauer U, Stief CG, Kuvelis F, Staubesand J, Sommerkamp H (1989) Ultrastukturelle Veränderungen des cavernösen Gewebes und der Tunica albuginea bei erektiler Impotenz. Verh Ber Dt Ges Urol 27:356–358

2.5
Endokrinologie

H. M. Behre

Die Hodenfunktion wird zentral durch das hypothalamische Gonadotropin-Releasinghormon (GnRH) reguliert. Die pulsatile GnRH-Sekretion führt zur Synthese und Freisetzung der beiden Gonadotropine *luteinisierendes Hormon* (LH) und *follikelstimulierendes Hormon* (FSH) aus der Adenohypophyse. LH stimuliert die Testosteronsekretion in den Leydig-Zellen des Hodens, FSH wirkt auf die Sertoli-Zellen in den Tubuli seminiferi und stimuliert zusammen mit dem intratestikulären Testosteron die Spermatogenese. Das vom Hoden in die Blutbahn sezernierte Testosteron und dessen Metabolite Dihydrotestosteron und Estradiol üben eine negative *Feedback*-Wirkung auf die hypothalamische GnRH- und hypophysäre Gonadotropinsekretion aus (Abb. 2.19).

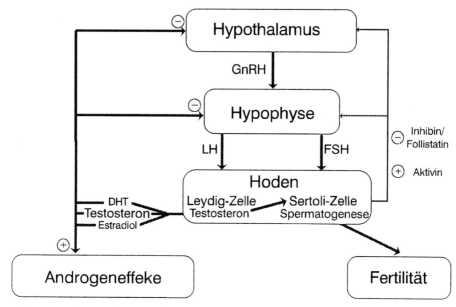

Abb. 2.19. Schematische Darstellung der endokrinen Regulation der Hodenfunktion

2.5.1
Hypothalamus-Hypophysen-Gonaden-Achse

Beim Menschen finden sich die GnRH-Neurone primär im Bereich des Nucleus arcuatus des medialen basalen Hypothalamus und in der Area praeoptica des vorderen Hypothalamus. Die Synthese des Dekapeptids GnRH erfolgt im Perikaryon dieser Neurone. GnRH gelangt über die Neuriten der GnRH-Neurone zur Eminentia mediana, wo GnRH in die Gefäße des hypothalamisch-hypophysären Pfortaderkreislaufs freigesetzt wird. Über diese sinusoiden Kapillaren erreicht GnRH die Gonadotropin-produzierenden Zellen der Adenohypophyse.

Die Sekretion des GnRH in den Portalplexus erfolgt pulsatil, wobei die Pulsfrequenz beim Erwachsenen zwischen 60 und 120 min liegt. Die pulsatile GnRH-Sekretion ist essentiell für eine normale stimulatorische Wirkung von GnRH auf die Gonadotropin-produzierenden Zellen der Adenohypophyse. Frequenz und Amplitude der pulsatilen GnRH-Freisetzung stellen entscheidende Steuerungsparameter der jeweiligen LH- und FSH-Sekretion der Hypophyse dar.

Die Aktivität des GnRH-Puls-Generators und somit die GnRH-Sekretion werden durch verschiedene Neurotransmitter reguliert. Eine Blockade der α-adrenergen Stimulation durch Phentolamin oder der dopaminergen Aktivität durch Metoclopramid vermindert die GnRH-Pulsfrequenz. Morphin und endogene Opiate supprimieren ebenfalls die GnRH-Sekretion, ein Effekt, der durch Verabreichung des Opiatantagonisten Naloxon aufgehoben werden kann. Neuropeptid Y und Aspartat sind hingegen stimulierende Neuromodulatoren der

GnRH-Ausschüttung. Weiterhin wirken das Kortikotropin-Releasinghormon (CRH) und die Sexualsteroide an der Regulation der hypothalamischen GnRH-Sekretion mit.

GnRH bewirkt an den Gonadotropin-produzierenden Zellen der Adenohypophyse über die membranständigen GnRH-Rezeptoren die Synthese und Sekretion von LH und FSH. Das unter der pulsatilen GnRH-Stimulation produzierte und pulsatil sezernierte hypophysäre Gonadotropin *LH* gelangt über den Blutweg zum Hoden und stimuliert als wichtigster Faktor die Testosteronbiosynthese in den Leydig-Zellen. Ohne LH kommt es zu einem rapiden Absinken der Testosteronproduktion und zur Atrophie der Leydig-Zellen. *FSH* wird wie LH von den hypophysären Gonadotropin-produzierenden Zellen unter der Regulation des hypothalamischen GnRH synthetisiert und sezerniert. Aufgrund einer wesentlich längeren Halbwertszeit des FSH gegenüber dem LH (5 h im Vergleich zu wenigen Minuten) und einer geringeren freisetzenden Potenz des GnRH auf die FSH-Sekretion resultieren im Vergleich zur pulsatilen LH-Sekretion eher gleichmäßige FSH-Spiegel im Blut.

LH reguliert über einen spezifischen LH-Rezeptor der Leydig-Zellen des Hodens die Testosteronsynthese und FSH über spezifische FSH-Rezeptoren der Sertoli-Zellen in den Tubuli seminiferi im Zusammenwirken mit dem intratestikulären Testosteron die Spermatogenese.

Die Aktivität der Hypothalamus-Hypophysen-Achse wird entscheidend durch verschiedene Sekretionsprodukte des Hodens im Sinne einer *Feedback*-Regulation gesteuert. Als wichtigster negativer Regulator der GnRH- und Gonadotropinsekretion fungieren Testosteron und dessen aktive Metabolite Dihydrotestosteron und Estradiol (s. Abb. 2.19). Obwohl beim Mann in ihrer jeweiligen Bedeutung noch ungeklärt, wird die FSH-Sekretion zusätzlich durch intratestikulär gebildete Peptide gesteuert (Inhibin, Follistatin, Aktivin).

2.5.2
Testosteronbiosynthese

Die Synthese der Androgene erfolgt beim Mann zu etwa 90 % in den zwischen den Tubuli seminiferi und den Gefäßen angeordneten Leydig-Zellen des Hodens. Etwa 10 % der Androgene werden beim Mann in der Nebennierenrinde produziert. Im Prinzip folgt die Biosynthese in der Nebennierenrinde denselben Synthesewegen wie im Hoden. Durch unterschiedliche Enzymaktivitäten wird jedoch das Gleichgewicht zu verschiedenen Endprodukten hin verschoben. Die alleinige Androgenproduktion der Nebenniere reicht nach Ausfall der Hodenfunktion zur Aufrechterhaltung der testosteronabhängigen Funktionen nicht aus.

Testosteron kann in den Leydig-Zellen nicht gespeichert werden, es entstammt immer einer *De-novo*-Synthese. Sämtliche an der Synthese beteiligten Steroide werden in geringer Konzentration ins Blut sezerniert. Davon ist u. a. Androstendion Ausgangsprodukt der Estradiolbildung. Für die übrigen Metabolite sind physiologische Funktionen außerhalb der Testes nicht bekannt. In den Δ^5-Syntheseweg können auch Metabolite aus der Nebennierenrinde wie Dehydroepiandrosteronsulfat (DHEAS) eingeschleust und zur Testosteronsynthese verwendet werden.

In Tierexperimenten sind neben der primären endokrinen Regulation durch LH verschiedenste para- und autokrine Regulationsmechanismen der Testosteronsynthese in den Leydig-Zellen charakterisiert worden. Noch ist unbekannt, inwieweit diesen Mechanismen beim Menschen eine physiologische Rolle zukommt, da die Effekte bisher vorwiegend nur an isolierten Zellen gezeigt wurden.

2.5.3
Transport des Testosterons zu den Zielorganen

Die im Interstitium des Hodens liegenden Leydig-Zellen haben engen Kontakt zu den dort verlaufenden Blutgefäßen und den zwischen diesen und den Tubuli liegenden Lymphgefäßen. Das über die Blutgefäße von den Produktionsorten in die allgemeine Zirkulation gelangende Testosteron wird zum überwiegenden Teil an Plasmaproteine, insbesondere an Albumin und das Sexualhormon-bindende Globulin (SHBG) gebunden. Das SHBG transportiert ungefähr 60% des Testosterons im Serum; es weist eine hohe Bindungsaffinität und eine relativ niedrige Bindungskapazität für Androgene auf. Das in der Leber synthetisierte SHBG bindet nicht nur Testosteron, sondern u.a. auch Dihydrotestosteron, Androstendiol und Estradiol. Die Serumkonzentration von SHBG, die normalerweise 11–71 nmol/l beträgt, wird durch Estrogene, Androgene, aber auch durch die Serumspiegel des Wachstumshormons, des Insulins und der Schilddrüsenhormone beeinflußt. Nahezu 40% des Testosterons werden an Albumin gebunden, das im Vergleich zum SHBG eine geringe Bindungsaffinität und eine hohe Bindungskapazität aufweist. 1–2% des Gesamttestosterons zirkulieren im Serum in freier, biologisch aktiver Form.

Die physiologische Aufgabe der hohen Proteinbindung des Testosterons im Serum besteht darin, einen Puffer zwischen der Hormonbildungsstätte und den Zielorganen zu schaffen, d.h., das Hormon an das Zielorgan zu transportieren, ein Reservoir zu bilden und das Hormon vor zu schneller Metabolisierung zu schützen. Neuere Daten zeigen, daß das Transportprotein SHBG an spezifische Rezeptoren der Zellmembranen binden kann und eine Erhöhung der intrazellulären Konzentration des *„second messenger"* cAMP bewirkt. Die Ergebnisse jüngster klinischer Studien lassen vermuten, daß SHBG nicht nur die Konzentration des freien Testosterons reguliert, sondern, wahrscheinlich im Zusammenspiel mit dem gebundenen Testosteron, eine direkte Hormonwirkung an den Endorganen zeigt.

2.5.4
Biologische Effekte des Testosterons

Aufgrund seines lipophilen Charakters kann Testosteron durch passive Diffusion durch die Zellmembran in seine Zielzellen eindringen. Dort bindet Testosteron an einen spezifischen Androgenrezeptor. Der Hormonrezeptorkomplex bindet an spezifische DNA-Sequenzen des Genoms, sog. „*androgen response elements*", die den androgenabhängigen Genen vorgeschaltet sind, und reguliert so deren transkriptionelle Aktivität. Daraus resultiert eine erhöhte Aktivität der RNA-Polymerase, eine verstärkte Synthese von spezifischer mRNA. Die neu synthetisierte mRNA verläßt den Zellkern und führt zu einem Anstieg der ribosomalen Proteinsynthese im Zytoplasma. Diese direkte Testosteronwirkung wird u. a. im Zentralnervensystem, in der Hypophyse, der Niere, der Muskulatur, im Fettgewebe, in den Speicheldrüsen und den Organen des Immunsystems gefunden [14].

In einigen Geweben wird Testosteron durch eine in 2 Isoformen vorkommende 5α-Reduktase in 5α-Dihydrotestosteron (DHT) umgewandelt. DHT besitzt gegenüber Testosteron eine höhere Affinität zum Androgenrezeptor, die in einigen Organen für eine normal verlaufende männliche Differenzierung und Entwicklung erforderlich ist. Diesen Wirkmechanismus findet man u. a. in der Haut, dem Haarfollikel, der Prostata, den Samenbläschen, den Nebenhoden und im Penis [14]. Im Knochenmark scheinen die Testosteroneffekte u. a. auch durch 5β-Dihydrotestosteron, das durch eine 5β-Reduktase aus Testosteron gebildet wird, vermittelt zu werden [14].

In einigen Zielorganen werden Effekte des Testosterons durch Umwandlung in Estradiol vermittelt, das intrazellulär an den Estrogenrezeptor bindet und hierüber die transkriptionelle Aktivität der DNA steuert. Dieser Wirkungsmechanismus wird u. a. in der Hypophyse, im Hypothalamus, in höheren Zentren des Zentralnervensystems und im Fettgewebe gefunden [14]. Beim Mann entstammen etwa 75–85% des Estradiols im Blutkreislauf der peripheren Metabolisierung von Testosteron oder Androstendion, 15–25% werden direkt vom Hoden sezerniert.

Einige Testosteronwirkungen, so Effekte auf die Leber und erythropoetischen Stammzellen, können nicht aufgrund von zytoplasmatischer oder intranukleärer Androgenrezeptorbindung erklärt werden; sie sind vermutlich über cAMP vermittelt. Weiterhin gibt es besonders im Zentralnervensystem Hinweise auf schnell einsetzende Testosteroneffekte, die wahrscheinlich durch einen bisher noch nicht charakterisierten membranständigen Rezeptor vermittelt werden [13].

Effekte von Testosteron auf die Libido und Sexualfunktion

Testosteron ist einer der wichtigsten Faktoren, der die männlichen reproduktiven Funktionen und auch das sexuelle Verhalten beeinflußt. Die geschlechtsspezifische Differenzierung reproduktiver und sexueller Verhaltensweisen wird durch die Sexualsteroide beeinflußt, wobei der Einfluß des Testosterons und seiner aktiven Metabolite auf die komplex gesteuerte sexuelle Funktion kontrovers diskutiert wird [Übersichten: 6, 11, 14].

Experimentelle Studien dokumentieren, daß die Anzahl der morgendlichen Erektionen sowie die Anzahl der Ejakulationen pro Woche und die sexuelle Aktivität mit dem Ausmaß der endogenen Testosteronspiegel korrelieren [3, 6]. Umfangreiche Studien bei hypogonadalen Männern zeigen, daß eine adäquate Testosteronsubstitution zu einer Stimulation von Libido und Potenz führt, wobei die ausgeprägtesten Effekte in den Parametern „morgendliche Erektionen" und „sexuelles Verlangen" zu verzeichnen sind und diese wiederum von den erreichten Testosteronserumspiegeln abhängen [2, 6, 7, 15].

Erst eine ausgeprägte Verminderung des Testosterons bewirkt Veränderungen in den Bestimmungsparametern der Sexualität; Verminderungen des Testosterons auf Werte des unteren Normbereichs führen zu keinen Veränderungen der Parameter. Eine Verminderung der Testosteronspiegel bis zur unteren Normgrenze führte bei gesunden Männern nicht zu einer signifikanten Verminderung spontaner nächtlicher Tumeszenzen und der sexuellen Aktivität [5]. Ebenso konnte beim älteren Mann kein Zusammenhang zwischen leicht verminderten Testosteronserumspiegeln und einer verminderten Sexualität festgestellt werden [12, 17]. Hier scheinen zusätzlich soziale Faktoren, insbesondere auch der Einfluß der Partnerin und das bloße Vorhandensein einer Partnerin, sowie begleitende Erkrankungen und Lebensgewohnheiten eine entscheidende Rolle zu spielen [9]. Eine hochdosierte Testosterongabe (200 mg Testosteronenanthat/Woche) bei gesunden Männern führt darüber hinaus im Vergleich zu einer Plazebogruppe nicht zu einer weiteren Stimulation der sexuellen Aktivität [1].

Nach dem heutigen Stand des Wissens profitieren nur die Männer mit einer erektilen Dysfunktion von einer Testosterontherapie, deren Testosteronserumspiegel deutlich im hypogonadalen Bereich liegen [6]. Trotz einer interindividuellen Variation des genauen unteren Grenzwertes für Testosteron, von wo ab Störungen der Libido und erektilen Funktion auftreten, ist der Schwellenwert für eine Person relativ konstant und reproduzierbar [10].

2.5.5
Endokrinologische Labordiagnostik

Die Bestimmung von LH, FSH und Testosteron ist zentraler Bestandteil der endokrinen Labordiagnostik bei Störungen der Hodenfunktion [4]. Weitere Hormonbestimmungen kommen bei besonderen diagnostischen Fragestellungen zur Anwendung, so z.B. von hCG und Estradiol beim Verdacht auf einen Hodentumor und die Bestimmung von Prolaktin und Estradiol bei Vorliegen einer Gynäkomastie. Die Bestimmung des Steroidmusters zur Lokalisation von Enzymdefekten oder die der Androgenrezeptoren und der androgenmetabolisierenden Enzyme (5α-Reduktase) in den Zielorganen können bei Störungen der sexuellen Differenzierung erforderlich werden. Ergänzt wird die Diagnostik durch Stimulationstests zur Erfassung der endokrinen Reservekapazität der Hoden (hCG-Test) oder der Hypophyse (GnRH-Test). Zur Vergleichbarkeit der Ergebnisse sollte sich die endokrinologische Diagnostik an den Richtlinien zur *Rationalen Diagnostik in der Endokrinologie* der Deutschen Gesellschaft für Endokrinologie (1993) [8] orientieren.

LH-Spiegel

Die Beurteilung der Gonadotropinserumspiegel in Kombination mit Testosteron gibt Hinweise auf die Lokalisation der Ursache eines Hypogonadismus.

Hohe LH-Werte in Verbindung mit niedrigen Testosteronspiegeln weisen auf eine testikuläre – *primärer Hypogonadismus* –, niedrige Werte auf eine zentrale Ursache – *sekundärer Hypogonadismus*. Diese Unterscheidung ist für eine adäquate Therapie von Bedeutung.

Bei der Beurteilung der *LH*-Werte muß die physiologische pulsatile Hypophysensekretion mit entsprechenden Schwankungen der Serumkonzentrationen berücksichtigt werden. Etwa 8 bis zu 20 LH-Pulse werden beim gesunden Mann pro Tag gemessen. Bei Patienten mit primärem Hypogonadismus steigt neben der mittleren LH-Konzentration auch die LH-Pulsfrequenz an, bei Ausfall der hypothalamischen GnRH-Sekretion werden keine oder nur ganz vereinzelt LH-Pulse gemessen. Typisch für eine Androgenresistenz sind hohe LH-Spiegel in Kombination mit hohen Testosteronkonzentrationen. Zur Differenzierung von niedrig normalen und pathologisch erniedrigten LH-Werten empfiehlt sich der Einsatz hochsensibler Fluoroimmunoassays.

GnRH-Test

Der GnRH-Test wird zur Bestimmung der gonadotropen Reservekapazität der Hypophyse durchgeführt. Er ist insbesondere bei niedrig-normalen LH- und FSH-Werten indiziert, die nicht immer von pathologisch-niedrigen basalen Werten differenziert werden können. 30 bzw. 45 min nach Injektion von 100 µg GnRH sollte der Anstieg des LH in einer der beiden Proben mindestens 3fach, der des FSH etwa 1,5fach über den Basalwerten liegen. Bei basal erhöhten Gonadotropinwerten bringt der GnRH-Test keine zusätzlichen Informationen.

Wird beim GnRH-Test kein Anstieg der Gonadotropine nachgewiesen, kann bei begründetem Verdacht auf eine hypothalamische Störung der *GnRH-Pumpentest* durchgeführt werden. Hierbei werden alle 90–120 min 5 µg GnRH subkutan mittels einer Mini-Infusionspumpe verabreicht. Der GnRH-Test wird dann nach 7tägiger pulsatiler GnRH-Behandlung wiederholt. Ein nach 7 Tagen nachweisbarer Gonadotropinanstieg ist typisch bei einer hypothalamischen Störung, ein nicht vorhandener Anstieg weist auf eine Insuffizienz der Hypophyse hin. Zur weiteren Abklärung sind bildgebende Verfahren (z. B. MRT) notwendig.

Prolaktin

Eine Prolaktinbestimmung sollte bei einer erektilen Dysfunktion mit Libidoverlust, einer Gynäkomastie, einer Galaktorrhö, einer unklaren Hypophysenfunktionsstörung und bei Verdacht auf einen Hypophysentumor durchgeführt werden. Prolaktinome müssen als wichtigste Ursache einer Testosteronverminderung bei Hyperprolaktinämie durch bildgebende Verfahren, am besten durch eine MRT, ausgeschlossen werden. Bei der Interpretation der Prolaktinwerte ist zu berücksichtigen, daß Streß sowie zahlreiche Medikamente, insbesondere Psychopharmaka, die Prolaktinsekretion erhöhen.

Testosteron und SHBG

Indikation für eine Testosteronbestimmung im Serum sind der Verdacht auf einen Androgenmangel, eine erektile Dysfunktion mit Libidoverlust und die

Überwachung einer Testosteronsubstitutionstherapie. Bei der Beurteilung der Testosteronwerte muß die physiologische Tagesrhythmik, mit morgens etwa 20% höheren Serumwerten als abends, berücksichtigt werden. Praktisch jede schwere Erkrankung, insbesondere der Leber, der Nieren und des Kreislaufsystems, sowie Streß, Narkose, Drogen und verschiedene Medikamente (z. B. Ketokonazol) können zu einem Abfall des Testosterons führen.

Die Stabilität von Testosteron bleibt auch bei mehrfachem Auftauen der Serumprobe hoch. Im Normalfall reicht die einmalige Blutabnahme in den Morgenstunden zur Beurteilung des Testosteronserumspiegels aus, ein Serum-Pooling ist nicht erforderlich [18].

Eine separate Bestimmung des freien Testosterons ist nur in besonderen Ausnahmefällen erforderlich, da das Gesamttestosteron praktisch immer mit dem freien Testosteron korreliert. Als Ausnahme werden bei extremer Adipositas niedrige Testosteronwerte in Kombination mit niedrigen SHBG-Werten gemessen, die freie Testosteronfraktion bleibt im Normbereich. Auf der anderen Seite bewirken eine Hyperthyreose oder die Einnahme von Antiepileptika eine Erhöhung der SHBG- und Testosteronkonzentration im Serum, ohne daß die biologisch aktive, freie Fraktion entsprechend ansteigt.

Testosteron kann auch im *Speichel* bestimmt werden. Der Meßwert ist unabhängig von der Speichelproduktion und korreliert mit der Konzentration des freien Testosterons im Serum. Die Bestimmung eignet sich vor allem für die Langzeitüberwachungen, da der Patient die Proben ohne medizinisches Personal selbst gewinnen kann [16].

hCG-Test

Die endokrine Reservekapazität der Hoden kann durch Stimulation mit humanem Choriongonadotropin (hCG) überprüft werden. hCG besitzt LH-Aktivität und stimuliert die Testosteronproduktion der Leydig-Zellen. Der Test wird heute vorrangig zur Differentialdiagnose des Kryptorchismus bzw. der Hodenektopie (vorhandener, jedoch eingeschränkter Anstieg) und Anorchie (kein Testosteronanstieg) eingesetzt.

Der Anstieg des Testosterons sollte nach 48–72 h das 1,5- bis 2,5fache betragen. Bei einem primären Hypogonadismus liegen die Werte darunter, bei einem sekundären Hypogonadismus darüber. Bei einer Anorchie oder vollständigen Hodenatrophie zeigt sich kein Anstieg der sehr niedrigen basalen Werte. Eine nachlassende Reservekapazität der Leydig-Zellen mit vermindertem Testosteronanstieg im hCG-Test ist ein Charakteristikum des alternden Mannes.

LITERATUR

1. Anderson RA, Bancroft J, Wu FCW (1992) The effects of exogenous testosterone on sexuality and mood of normal men. J Clin Endocrinol Metab 75:1503–1507
2. Behre HM, Nieschlag E (1992) Testosterone buciclate (20 Aet-1) in hypogonadal men: pharmacokinetics and pharmacodynamics of the new long-acting androgen ester. J Clin Endocrinol Metab 75:1204–1210

3. Behre HM, Böckers A, Schlingheider A, Nieschlag E (1994) Sustained suppression of serum LH, FSH, and testosterone and increase of high-density lipoprotein cholesterol by daily injections of the GnRH antagonist cetrorelix over 8 days in normal men. Clin Endocrinol 40:241–248
4. Behre HM, Yeung CH, Nieschlag E (1996) Diagnostik der Infertilität und des Hypogonadismus. In: Nieschlag E, Behre HM (Hrsg) Andrologie – Grundlagen und Klinik der reproduktiven Gesundheit des Mannes. Springer, Berlin Heidelberg New York, S 89–117
5. Buena F, Peterson MA, Swerdloff RS et al. (1993) Sexual function does not change when serum testosterone levels are pharmacologically varied within the normal range. J Clin Endocrinol Metab 59:1118–1123
6. Christiansen K (1998) Behavioural correlates of testosterone. In: Nieschlag E, Behre HM (eds) Testosterone – action, deficiency, substitution, 2nd edn. Springer, Berlin Heidelberg New York Tokyo, pp 107–142
7. Davidson JM, Camargo CA, Smith ER (1979) Effects of androgen on sexual behavior in hypogonadal men. J Clin Endocrinol Metab 48:955–958
8. Deutsche Gesellschaft für Endokrinologie (Hrsg) (1993) Rationelle Diagnostik in der Endokrinologie einschließlich Diabetologie und Stoffwechsel. Thieme, Stuttgart
9. Feldman HA, Goldstein I, Hatzichristou DG, Krane RJ, McKinlay JB (1994) Impotence and its medical and psychosocial correlates: results of the Massachusetts male aging study. J Urol 151:54–61
10. Gooren LJ (1987) Androgen levels and sex functions in testosterone-treated hypogonadal men. Arch Sex Behav 16:463–473
11. Hubert W (1990) Psychotropic effects of testosterone. In: Nieschlag E, Behre HM (eds) Testosterone – action, deficiency, substitution. Springer, Berlin Heidelberg New York Tokyo, pp 51–71
12. Korenman SG, Morley JE, Mooradian AD et al. (1990) Secondary hypogonadism in older men: its relation to impotence. J Clin Endocrinol Metab 71:963–969
13. Martini L, Melcangi C, Celotti F (1992) Androgens and the brain: role of testosterone metabolism. In: Nieschlag E, Habenicht UF (eds) Spermatogenesis – fertilization – contraception. Molecular, cellular and endocrine events in male reproduction. Springer, Berlin Heidelberg New York Tokyo, pp 123–142
14. Mooradian AD, Morley JE, Korenman SG (1987) Biological actions of androgens. Endocr Rev 8:1–28
15. O'Carroll R, Shapiro C, Bancroft J (1985) Androgens, behaviour and nocturnal erection in hypogonadal men: the effects of varying the replacement dose. Clin Endocrinol 23: 527–538
16. Tschöp M, Behre HM, Nieschlag E, Dressendörfer RA, Strasburger CJ (1998) A time-resolved fluorescence immunoassay for the measurement of testosterone in saliva: monitoring of testosterone replacement therapy with testosterone buciclate. J Clin Chem Clin Biochem 36:223–230
17. Tsitouras PD, Martin CE, Harman AM (1982) Relationship of serum testosterone to sexual activity in healthy elderly men. J Gerontol 37:288–293
18. Vermeulen A, Verdonck G (1992) Representativeness of a single point plasma testosterone level for the long term hormonal milieu. J Clin Endocrinol Metab 74:939–942

2.6
Grundlagen der Entstehung psychogener Erektionsstörungen

U. HARTMANN

Die Kategorie „psychogen" wurde in der urologischen Fachliteratur der vergangenen 10–15 Jahre überwiegend als Sammel- oder Restdiagnose verwendet. Während es die Resultate der Grundlagenforschung zum gestörten und ungestörten Erektionsablauf sowie die neuen Verfahren der somatischen Diagnostik dem Kliniker ermöglichen, die somatischen Ursachen mit einer vormals nicht denkbaren Präzision und Differenziertheit zu erfassen, blieb die psychogene Erektionsstörung ein gleichsam monolithischer, nicht weiter aufzuklärender Block.

Sieht man von wenigen Ausnahmen wie den Beiträgen der Arbeitsgruppe um den Angst- und Streßforscher Barlow (s.unten) ab, so hat die Erforschung der Ursachen und der Pathomechanismen psychogener Erektionsstörungen seit der Entwicklung der „neuen Sexualtherapie" in den 60er und 70er Jahren stagniert. Dies manifestiert sich auch im „Consensus Statement" der US-Amerikanischen National Institutes of Health [19], das als Ergebnis von Expertenhearings zur Impotenz publiziert wurde und in dem psychologische Ursachen überwiegend als Sekundärfaktoren betrachtet werden, während es heißt, daß „davon auszugehen sei, daß die meisten Patienten eine organische Komponente aufweisen".

Der renommierte Sexualforscher und Leiter des Kinsey-Instituts Bancroft kennzeichnete in einer Kritik des Konsensusberichts [2] dessen Ausführungen zur Entstehung psychogener Erektionsstörungen als „in atemberaubender Weise inadäquat" (breathtakingly inadequate) und verwies nachdrücklich auf den unbefriedigenden Kenntnisstand zu den psychischen Pathomechanismen erektiler Dysfunktionen, die seiner Ansicht nach auch bei organisch bedingten Störungen von Bedeutung sind. Auch Lue [17] hat unlängst darauf hingewiesen, daß psychogene Erektionsstörungen keine homogene Klasse bilden, sondern eher ein Syndrom, für das dringend eine Subklassifizierung benötigt wird.

Für die skizzierte Stagnation der Erforschung psychogener Erektionsstörungen sind eine Reihe von z.T. ineinandergreifender Gründe verantwortlich. Es ist in gewisser Weise paradox, daß gerade der Erfolg der „neuen Sexualtherapie" dafür mitverantwortlich sein dürfte, da die – im Vergleich zu den vorher zur Verfügung stehenden Therapieverfahren – eindrucksvollen (inzwischen allerdings nach unten korrigierten) Erfolgsquoten in der Behandlung sexueller Funktionsstörungen weitere Forschungsanstrengungen überflüssig zu machen schienen. Auch die Verursachung wurde als hinreichend geklärt angesehen, mit der Versagens- bzw. Leistungsangst als zentralem Faktor.

Ein weiteres Merkmal der „neuen Sexualtherapie" dürfte ebenfalls einen wichtigen Beitrag geleistet haben, nämlich der Leitsatz, daß ein *vollständiges* Verständnis der Verursachung der psychogenen erektilen Dysfunktion für eine erfolgversprechende sexualtherapeutische Behandlung nicht notwendig ist. Nicht selten wurde die Betonung auf „vollständig" ungenügend beachtet und ohne ausreichendes Verständnis der individuellen Verursachung das sexualtherapeutische Standardvorgehen angewendet.

Der seit den 8oer Jahren mit großem Impetus erfolgte Aufschwung der somatischen, allen voran urologischen Erektionsforschung hat in der Folge auch nicht zu einem verstärkten Interesse an psychologischen Verursachungsmechanismen geführt. In Anbetracht der offensiven Einführung neuer Behandlungsmethoden ist die psychologische Medizin und Sexualforschung eher in die Defensive geraten und der kontraproduktive Streit über den Anteil organogener versus psychogener Erektionsstörungen hat mehr zur Verhärtung von Fronten beigetragen, als daß er fruchtbare Forschungsanstrengungen angeregt hätte. Zudem wurde von einem Teil der somatischen Behandler ein Fehler der psychologischen Sexualtherapie wiederholt, da man sich durch die Schwellkörperinjektionen im Besitz eines Universalheilmittels wähnte, das eine eingehende Diagnostik und Subklassifizierung von Erektionsstörungen überflüssig machen sollte.

Während dieser Irrtum von der klinischen Wirklichkeit inzwischen hinlänglich korrigiert wurde, ist ein letzter Grund für den unbefriedigenden Stand unserer Kenntnisse wohl so aktuell wie eh und je. Gemeint ist das Doppelgesicht psychogener Erektionsstörungen, das bestimmt wird von der scheinbaren Trivialität psychischer Verursachung auf der einen und der Unerklärlichkeit einer nichtsomatischen Pathogenese auf der anderen Seite. Daß belastende Lebensereignisse, Streß oder Partnerprobleme zu erektilen Dysfunktionen führen können, scheint so auf der Hand zu liegen, daß keine wissenschaftlichen Fragen mehr gestellt worden sind, z. B. ob solche Zusammenhänge tatsächlich bei der Mehrzahl psychogener Erektionsstörungen maßgeblich beteiligt sind und – wichtiger noch – auf welche Weise, durch welche pathogenetischen Mechanismen die Probleme zu einer erektilen Dysfunktion führen können.

Dieser Schein-Trivialität stehen die beunruhigenden und unerklärlichen Momente der psychischen Verursachung gegenüber. Der Patient selbst erlebt in der sexuellen Situation nur seine Angst und sein Erektionsversagen, dessen Entstehungsweg ihm nicht bewußt ist und ihm – speziell bei einer psychogenen Erektionsstörung – wie ein Mysterium erscheint, dem er ausgeliefert ist. Zwar gelingt es ihm manchmal kognitiv, bestimmte Erklärungszusammenhänge herzustellen (*Ich hatte in letzter Zeit viel Streß, wir hatten in der Beziehung wenig Zeit füreinander etc.*), doch gab es vergleichbare Phasen vielleicht schon vorher, ohne daß es zu einer sexuellen Dysfunktion kam, und meist ist er von diesen Zusammenhängen selbst nicht richtig überzeugt.

Aus diesem Grund besteht eine der wichtigsten Aufgaben und Zielsetzungen der Diagnostik und Behandlung psychogener Erektionsstörungen in der Dechiffrierung und Übersetzung der dem Patienten unerklärlichen Symptombedeutung und -entstehung (s. Kap. 4.1.2, „Sexualtherapie"). Dabei gibt es zwischen somatisch und psychisch bedingten erektilen Dysfunktionen eigentlich viele Parallelen. Auch bei organogenen Erektionsstörungen spürt der Patient nicht, welche Störfaktoren – seien sie nervaler, hormoneller oder vaskulärer Natur – seine Symptomatik bedingen. Diese Faktoren sind jedoch (inzwischen) leichter nachzuweisen und besser „anschaulich" zu machen als die psychischen Ursachen, die in ähnlicher und doch anderer Weise „unbewußt" sind.

Entscheidend ist aber, daß die Pathomechanismen sehr viel deutlicher, plausibler, klarer und für den Patienten nachvollziehbarer sind als die psychischen Faktoren. Gerade dieser Umstand und die Notwendigkeit der für den Patienten zu leistenden Übersetzungsarbeit machen es notwendig, daß der Arzt einen basalen Überblick über die psychischen Ursachen und die Entstehungsmodi psychogener Erektionsstörungen besitzt. Den Kenntnisstand über die Ursachen und die Entstehungswege psychogener erektiler Dysfunktionen haben wir an verschiedenen Orten ausführlich dargestellt [7, 9, 14] und werden im Rahmen dieses Buches nur einen knappen Abriß, mit besonderer Berücksichtigung neuerer Ansätze, geben.

2.6.1
Klassische Konzepte psychogener Erektionsstörungen

Die Modellvorstellungen zur Ätiopathogenese psychogener Erektionsstörungen sind geprägt von den Annahmen der verschiedenen Denkschulen und -traditionen der klinischen Psychologie bzw. Psychiatrie zur Entstehung psychischer Störungen und Symptome im allgemeinen. Die einflußreichsten klassischen Konzepte sind das psychoanalytische und das vor allem von Helen Kaplan ausgestaltete Modell der „Neuen Sexualtherapie".

Das psychoanalytische Verständnis psychogener Erektionsstörungen folgt den Leitlinien der allgemeinen psychoanalytischen Neurosenlehre, nach der unaufgelöste, unbewußte Konflikte, die bestimmten kindlichen Entwicklungsphasen entstammen, zur Symptombildung führen, die ihrerseits ausgelöst wird durch einen aktuellen Konflikt, der dem ursprünglichen ähnlich ist. Für Freud war die „psychische Impotenz" des Mannes auf eine mißglückte oder unvollständige Auflösung der ödipalen Konfliktkonstellation zurückzuführen, also der Entwicklungsphase, in der Junge etwa zwischen dem 4. und 6. Lebensjahr um die Mutter wirbt und mit dem Vater rivalisiert. In der normalen Entwicklung kommt es durch die Verdrängung dieser Wünsche (und der damit verbundenen Kastrationsängste) sowie durch die Identifikation mit dem Vater zu einer stabilen Auflösung der ödipalen Situation.

Gelingt eine solche Bewältigung nicht, dann kann es zu einer dauerhaften Konfusion zwischen dem aktuellen Liebesobjekt und den inzestuösen Objekten der Kindheit kommen. Der sexuelle Kontakt mit der geliebten Partnerin wird dann zu einer gefährlichen, tabuisierten Handlung, und die sexuelle Funktionsfähigkeit wird störungsanfällig oder ganz unmöglich. Ist die Fixierung an das inzestuöse frühkindliche Liebesobjekt zwar vorhanden, aber nicht vollständig, so resultiert nach Freud ein bei erwachsenen Männern häufig vorfindbarer Zustand, der als „Madonna-Hure-Spaltung" berühmt geworden ist. Mit der bekannten Formel „Wo sie lieben, begehren sie nicht, und wo sie begehren, können sie nicht lieben" hat Freud [6] diese Spaltung umrissen, in der sexuelles Begehren und Potenz einerseits sowie partnerschaftlich-respektierende Liebe andererseits nicht in *einer* Frau gefunden werden können und sexuelle Funktion und Befriedigung nur bei einer Abwertung und Erniedrigung der Sexualpartnerin sicher erreichbar sind.

Freuds Erklärungsmodell besagt also, daß eine unbewußt fortbestehende Fixierung an das frühkindliche mütterliche Liebesobjekt beim sexuellen Kontakt mit der erwachsenen Sexualpartnerin eine Hemmung der Potenz bewirkt. Später hat Fenichel [5] den Aspekt der Abwehr bei der Entstehung psychogener Erektionsstörungen noch stärker hervorgehoben: Da sexuelle Aktivität unbewußt mit Gefahr und erheblicher Angst assoziiert ist, „verzichtet" das bewußte Ich auf sexuelle Lust, um die drohende Angst abzuwenden. Die Erektionsstörung tritt somit in den Dienst der psychischen Abwehr.

Die traditionelle Sichtweise ist von der modernen Psychoanalyse erweitert worden, von der psychogene Erektionsstörungen als Ergebnis verschiedener Einflußfaktoren der Vergangenheit und Gegenwart betrachtet werden. Neben der beschriebenen ödipalen Dynamik können noch früher angelegte („präödipale") Separations-Individuations-Konflikte den Grundstein einer erektilen Dysfunktion legen, aber auch Störfaktoren aus der Adoleszenz (nicht integrierbare Phantasien, traumatische Erfahrungen) oder starke Sexualängste aus verschiedenen Quellen können entscheidende Faktoren bei der Entstehung von Erektionsstörungen sein. Nach wie vor wird der zentrale Mechanismus allerdings in einer *Hemmung* der sexuellen Funktion gesehen, die entweder auftritt, wenn die psychische Abwehr versagt und das Individuum von Angst überschwemmt wird (Angsteinbruch) oder die selbst einen Abwehrmechanismus darstellt, der via sexuellen Funktionsverzicht das Individuum vor Gefahren schützen soll (Angstabwehr).

Der Faktor Angst stellte bereits ein bedeutsames Element der psychoanalytischen Verursachungskonzepte dar und wurde später in Gestalt der Versagensangst (performance anxiety) zur zentralen Dimension der Konzepte der neuen Sexualtherapie. Für Helen Kaplan, die in ihrem Buch *The New Sex Therapy* [12] die eher pragmatisch-atheoretischen Überlegungen der sexualtherapeutischen Pioniere Masters und Johnson strukturierte und um psychodynamische Elemente ergänzte, war sexualbezogene Angst „die gemeinsame Endstrecke, auf der vielfältige seelische Ursachen sexuelle Funktionsstörungen bewirken" [13]. Diese Angst kann bewußt oder unbewußt, eher leichtgradig oder intensiv und tief verwurzelt sein, ihre physiologischen Begleiterscheinungen sind nach Kaplan jedoch immer die gleichen.

Kaplan entwickelte ein 2-Ebenen-Konzept der Entstehung sexueller Funktionsstörungen, das sie als „duales psychosomatisches Verursachungskonzept" bezeichnete (Abb. 2.20). Das Konzept berücksichtigte die klinische Erfahrung, nach der nicht jede Erektionsstörung auf tieferliegenden (neurotischen) Konflikten beruht, dies anderseits aber durchaus der Fall sein kann.

Gegenüber den psychoanalytischen Vorstellungen wies dieses Modell mehrere Vorteile auf: Es führte die praktisch sehr bedeutsame Unterscheidung ein zwischen *unspezifischen tieferliegenden Ursachen* (Ebene 1) in Form von intrapsychischen und Paarkonflikten sowie *unmittelbaren Ursachen* (Ebene 2), die in stärkerem Maße spezifisch für die einzelne Störung sind. Für die Pathogenese bedeutet das: Nur wenn es den zugrundeliegenden Konflikten gelingt, über die Ebene der unmittelbaren Ursachen die physiologischen Abläufe der sexuellen Reaktion im Hier und Jetzt, also direkt während einer sexuellen Situation zu stören, kommt es zu einer sexuellen Funktionsstörung. Diese An-

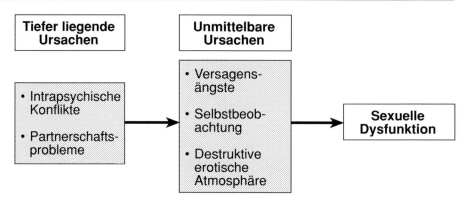

Abb 2.20. Verursachungsmodell von H. S. Kaplan

nahme impliziert, daß eine Reihe von Männern mit tiefverwurzelten sexuellen Problemen oder Paarkonflikten *keine* Erektionsstörungen entwickelt, weil es nicht zu einer Störung des sexuellen Reaktionsablaufs kommt, während gerade dies andererseits bei Männern passieren kann, die keine tieferliegenden Probleme aufweisen.

Darüber hinaus betonte das Modell von Kaplan die enorme Bedeutung von Versagensängsten, ablenkenden Gedanken und Vermeidungsverhalten als ätiopathogenetische Faktoren, die auf einer eher „oberflächlicheren" Ebene operieren. Bei Erektionsstörungen hielt Kaplan die Versagensangst für den entscheidenden Verursachungsfaktor und die erektile Dysfunktion für die physiologische Begleiterscheinung der Angst, die Anzeichen dafür ist, daß die psychischen Abwehrmechanismen überfordert und ineffektiv sind und das Aufkommen der destruktiven Gefühle nicht verhindern können. Im Konzept von Kaplan ist die Versagensangst also nicht nur ein universelles Erleben, das bei den meisten Männern mit Erektionsstörungen vorzufinden ist, sondern der zentrale unmittelbare Verursachungsfaktor, der die Erektion direkt stört oder verhindert.

2.6.2
Neuere Ansätze

Mit seinem kognitiven Interferenzmodell sexueller Dysfunktionen hat Barlow [4] ein Arbeitsmodell der Entstehung sexueller Funktionsstörungen vorgelegt, welches sich dezidiert gegen die Vormachtstellung des Faktors Angst als zentraler Störungsursache wendete. Barlow verwies darauf, daß Angst die genitalphysiologisch meßbare Erregung sogar erhöhen kann und wahrscheinlich in einer U-förmigen Beziehung zur sexuellen Erregung steht. In einer Reihe durchdachter und origineller Laboruntersuchungen versuchten Barlow und seine Mitarbeiter die Abfolge kognitiv-affektiver Prozesse herauszuarbeiten, die während sexueller Erregung bei sexuell gestörten und nichtgestörten Männern ablaufen. Als Ergebnis dieser Studien beschrieb Barlow 5 Unterschiede zwischen den beiden Gruppen:

1. Sexuell gestörte Männer erleben in sexuellen Situationen mehr negative Affekte;
2. sexuell gestörte Männer unterschätzen den Grad ihrer Erektionen und erleben sich in geringerer Kontrolle über ihre sexuelle Erregung;
3. sexuell gestörte Männer werden von neutralen, nichtsexuellen Reizen in ihrer Erregung im Gegensatz zu nichtgestörten Männern *nicht* abgelenkt;
4. Reize, die mit sexuellen Anforderungen oder Erwartungen verbunden sind, *senken* die sexuelle Erregung von sexuell gestörten und *erhöhen* sie bei sexuell nichtgestörten Männern;
5. Angst hemmt die sexuelle Erregung bei sexuell gestörten und erhöht sie – bis zu einem gewissen Grad – bei sexuell nichtgestörten Männern.

Barlows Modell legt eine besondere Betonung auf das Zusammenspiel von autonomer Erregung und kognitiven Prozessen, deren Interaktion entscheidet, ob es zu einem positiven oder negativen Rückkoppelungskreis und damit zu einer funktionalen oder dysfunktionalen Reaktion kommt (s. dazu Langer u. Hartmann [14]). In seinem Kern geht das Modell von Barlow davon aus, daß eine erektile Dysfunktion durch einen kognitiven Interferenzprozeß verursacht wird, der im wesentlichen bestimmt wird von Ablenkung, der mangelnden Aufmerksamkeit gegenüber sexuellen Reizen und der Verarbeitung irrelevanter Informationen.

Die Ergebnisse der Barlow-Gruppe sind für die sexualtherapeutische Praxis allerdings kaum direkt verwertbar; zudem ist Kritik an den Schlußfolgerungen Barlows laut geworden. So stellte Bancroft [3] in Frage, ob die von Barlow gefundenen Unterschiede zwischen sexuell gestörten und nichtgestörten Männern tatsächlich kausalätiologische Faktoren repräsentieren oder eher Folgen der Dysfunktion bei den sexuell gestörten Männern darstellen. Darüber hinaus bezweifelte er, ob die von Barlow herausgearbeiteten Mechanismen ausreichend sind, um das weite Spektrum psychogener Erektionsstörungen zu erklären.

Größere Praxisrelevanz besitzen die Überlegungen zur Entstehung psychogener erektiler Dysfunktionen, die von der Arbeitsgruppe um Levine [15] und Althof [1] in Cleveland ausgearbeitet wurden und die eine Reihe von Parallelen zu unseren weiter unten dargestellten, unabhängig davon entwickelten eigenen Vorstellungen aufweisen. In seinem Modell der Pathogenese psychogener Erektionsstörungen unterscheidet Levine 3 Bereiche von Kausalfaktoren, die wiederum 3 Zeitphasen bzw. biographischen Abschnitten im Leben des betroffenen Mannes zuzuordnen sind:

1. Versagensangst, die unmittelbar im Hier-und-Jetzt der sexuellen Begegnung wirkt;
2. Lebensereignisse, die der Erektionsstörung vorausgehen und die der „aktuelleren" Lebensgeschichte des Mannes, d.h. den letzten Monaten oder Jahren entstammen;
3. entwicklungsbedingte Vulnerabilitäten, die der länger zurück liegenden Lebensgeschichte (Kindheit/Adoleszenz) zuzuordnen sind.

Levine sieht diese Sphären von Kausalfaktoren als das „Skelett" an, dessen „Fleisch" der Kliniker durch seine Untersuchung und Behandlung ergänzen muß. Darüber hinaus sieht er das Gewicht der 3 Bereiche bei sekundären und primären Erektionsstörungen unterschiedlich. Sekundäre erektile Dysfunktionen beruhen für ihn in erster Linie auf belastenden Lebensereignissen, deren emotional destruktiven oder zumindest störenden Auswirkungen auf die Sexualität sich der Mann nicht bewußt ist oder die er nicht wahrhaben will und die qua Versagensangst dann zum Erektionsversagen führen. Zwar kann es auch bei sekundären Erektionsstörungen bedeutsame entwicklungsbedingte Vulnerabilitäten geben, doch spielen diese bei den primären erektilen Dysfunktionen eine viel wichtigere Rolle. Bei den primären Erektionsstörungen führen diese früh angelegten Konflikte und Traumatisierungen nie zur Herausbildung einer stabilen sexuellen Funktionsfähigkeit und manifestieren sich ebenfalls in Form sexueller Versagensängste, während die „mittlere" Ebene der belastenden Lebensereignisse bei der Pathogenese kaum eine Rolle spielt.

Unsere eigenen konzeptuellen Überlegungen, mit denen dieses Kapitel abgeschlossen werden soll, sind das Ergebnis jahrelanger klinischer Erfahrung und hunderten von diagnostischen und therapeutischen Gesprächen mit erektionsgestörten Männern einerseits sowie verschiedener empirischer Studien und umfangreicher Datenanalysen andererseits [7, 9, 14]. Das von uns entworfene 4-Ebenen-Modell psychogener Erektionsstörungen, dessen aktuelle Version in Abb. 2.21 dargestellt ist, ist ursprünglich als Weiterentwicklung des obenbeschriebenen Modells von Kaplan entstanden.

Anders als Kaplans Modell enthält es eine Ebene dispositioneller Faktoren, die der spezifischen Anfälligkeit des sexuellen Reaktionssystems auf Stressoren und die damit assoziierte Labilität der sexuellen Funktion Rechnung trägt. Von Janssen und Bancroft [11] ist in jüngster Zeit die Hypothese aufgestellt worden, daß eine erhöhte Irritabilität des ansonsten recht robusten und automatisierten Erektionsmechanismus mit einer bei diesen Männern stärker ausgeprägten (zentralnervösen) Hemmungsseite zusammenhängt, die nach den Vorstellun-

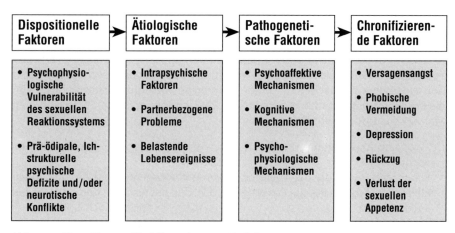

Abb. 2.21. Ein 4-Ebenen-Modell psychogener Erektionsstörungen

gen der Autoren mit der proerektilen, erregenden Seite im ständigen Wechselspiel steht. Während sich in einem Extrembereich einer durch dieses Merkmal aufgespannten Verteilung Männer befinden, die „automatisch" und mehr oder minder bei jeder Gelegenheit sexuell funktionieren können, sind auf der anderen Seite Männer, deren sexuelles System durch eine viel stärkere Anfälligkeit gegenüber hemmenden Einflüssen von vornherein irritierbarer und störungsdisponierter ist. Es bleibt abzuwarten, ob sich diese Hypothese weiter bestätigen läßt, sie fügt sich jedoch gut in unsere Ebene der dispositionellen Faktoren ein, da davon auszugehen ist, daß sie mit der zweiten Faktorengruppe, die früh angelegte psychische Defizite und Konflikte zusammenfaßt, die ebenfalls zu einer Vulnerabilität des sexuellen Systems disponieren, in Wechselwirkung steht.

Die folgende Ebene der ätiologischen Faktoren entspricht weitgehend den tieferliegenden Ursachen des Kaplan-Modells, enthält aber zusätzlich die belastenden Lebensereignisse, deren Bedeutung ja auch von Levine betont wird.

Die Ebene der pathogenetischen Faktoren unterscheidet sich dagegen deutlich von den anderen Ansätzen. Hier sind die kognitiven Mechanismen zu finden, die Barlow herausgearbeitet hat, aber auch die Angstabwehr, der Angsteinbruch sowie Konversion und Dissoziation, zusammengefaßt unter dem Begriff psychoaffektive Mechanismen. Schließlich sind psychophysiologische Mechanismen von Bedeutung, wie die erhöhten Level von Aktivierung und sympathikotoner Erregung, die bei Patienten häufig vorfindbar sind.

Die letzte Ebene der chronifizierenden Faktoren enthält die Versagensangst (die nach unserer Auffassung häufiger als aufrechterhaltender denn als pathogenetischer Faktor wirkt), die Vermeidung sexueller Situationen, die Depression und den Verlust sexueller Appetenz.

Ausgehend von diesem Modell stellten wir uns die Frage, *wie* eine bestimmte Konstellation von Risikofaktoren oder belastenden Lebensereignissen letztendlich eine manifeste erektile Dysfunktion verursacht. Diese Frage betrifft die in der Ätiopathogenese von Erektionsstörungen wirksamen Vermittlungs- bzw. Transmissionsmechanismen, es ist aber gleichzeitig die Frage nach den verschiedenen Varianten der Pathogenese psychogener erektiler Dysfunktionen. Wir haben diese Frage unter einer psychologischen Perspektive betrachtet und 4 verschiedene Verursachungsmodi differenziert, die a. a. O. [7, 9] ausführlicher beschrieben und in Abb. 2.22 schematisch dargestellt sind.

Das Diagramm zeigt, daß wir die Bezeichnungen der Modi der Psychopathologie bzw. psychiatrischen Nosologie entlehnt haben, ohne damit implizieren zu wollen, daß wir die Prozesse für exakt identisch halten. Ähnlich wie Janssen und Bancroft [11] sind wir der Ansicht, daß psychogene erektile Dysfunktionen als Störungen der *Regulation* des komplexen Systems interagierender erregender und hemmender Mechanismen konzeptualisiert werden können, in deren Wechselspiel eine Vielzahl von psychologischen und somatischen Variablen involviert ist.

Entsprechend diesem Konzept der Regulationsstörung kann man eine *emotionale* oder *psychologische* Dysregulation von einer eher *vegetativ-neuroendokrinologischen* unterscheiden. Bei den emotionalen Dysregulationen wird die Entstehung und Aufrechterhaltung sexueller Erregung durch verschiedene Formen kognitiv-affektiver Pathomechanismen gehemmt (darunter Angst und

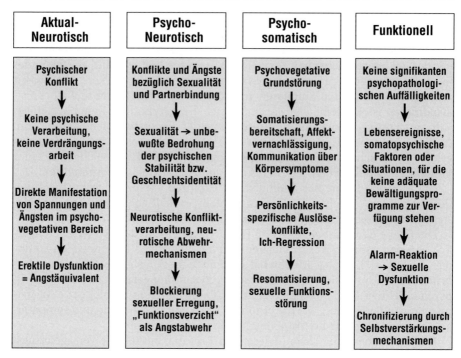

Abb. 2.22. Entstehungsmodi psychogener Erektionsstörungen

ihre vegetativen Korrelate), während bei den vegetativ-neuroendokrinologischen Modi der kavernöse Myotonus quasi direkt beeinflußt zu werden scheint, mit lediglich sekundären psychologischen Effekten, die primär das sexuelle Verlangen zu betreffen scheinen.

Eine weitere Dimension, anhand derer die verschiedenen Varianten zu klassifizieren sind, ist ihre Nähe oder Distanz zum bewußten Erleben. So können die eher bewußtseinsfernen psychoneurotischen und psychosomatischen Modi von den eher bewußtseinsnahen aktualneurotischen und funktionellen Modi differenziert werden.

Abbildung 2.23 zeigt, daß man mit Hilfe dieser beiden Achsen die 4 Modi klassifizieren und gruppieren kann. Dementsprechend steht der aktualneurotische Modus für die eher bewußte, während der psychoneurotische Modus die eher unbewußte Variante des Typus der emotionalen Dysregulation repräsentiert. In gleicher Weise bezeichnet der psychosomatische oder psychovegetative Modus den pathogenetisch komplizierteren und bewußtseinsfernen Modus der neurovegetativen Dysregulation, deren bewußtseinsnahes Gegenstück der funktionelle Modus ist.

Wir sind uns darüber im klaren, daß diese pathogenetischen Varianten psychogener Erektionsstörungen momentan nicht mehr als grobe Annäherungen und erste Versuche sind, mehr Licht in den komplexen und vielstufigen Prozeß der psychologischen Verursachung zu bringen. In der klinischen Praxis schei-

Abb. 2.23 Klassifikation der Verursachungsmodi

	Emotional	Vegetativ	
	Aktual-neurotischer Modus	Funktioneller Modus	Bewußtseins-nah
	Psycho-neurotischer Modus	Psycho-vegetativer Modus	Bewußtseins-fern

nen die meisten Patienten den funktionellen und psychoneurotischen Modi anzugehören, doch auch die anderen Varianten lassen sich identifizieren, wobei es natürlich häufiger „Mischformen" gibt.

Für die Zukunft wird es eine wichtige Aufgabe sein, die Behandlunsgsstrategien auf die unterschiedlichen Kernprobleme in den verschiedenen Gruppen feiner abzustimmen und einzustellen. Dabei scheint die Sichtweise erektiler Dysfunktionen als Regulationsstörungen mit der integrierenden Betrachtung verbliebener proerektiler und kompensatorischer Mechanismen auf der einen Seite und hemmender Störfaktoren auf der anderen Seite einen theoretischen Bezugsrahmen zu bilden, der flexibel ist und zukünftige Forschungsergebnisse inkorporieren kann.

LITERATUR

1. Althof SE (1989) Psychogenic impotence: treatment of men and couples. In: Leiblum SR, Rosen RC (eds) Principles and practice of sex therapy. Update for the 1990s. Guilford, New York
2. Bancroft J (1993) But what is psychogenic erectile dysfunction? Int J Impot Res 5:205–206
3. Bancroft J (1994) What is psychogenic erectile dysfunction? Paper presented at the 2nd Conference of the European Federation of Sexology, Copenhagen
4. Barlow DH (1986) Causes of sexual dysfunctions: the role of anxiety and cognitive interference. J of Consult Clin Psychol 54:140–148
5. Fenichel O (1980) Psychoanalytische Neurosenlehre, Bd I. Olten, Freiburg
6. Freud S (1910) Über die allgemeinste Erniedrigung des Liebeslebens. (Gesammelte Werke, Bd 8; Fischer, Frankfurt/M, 1964)
7. Hartmann U (1994) Diagnostik und Therapie der erektilen Dysfunktion. Theoretische Grundlagen und Praxisempfehlungen aus einer multidisziplinären Spezialsprechstunde. Lang, Frankfurt/M
8. Hartmann U (1995) Die kombinierte psycho-somatische Behandlung erektiler Dysfunktionen. Psycho 21:651–657
9. Hartmann U (1997) Psychological subtypes of erectile dysfunctions: results from statistical analyses and clinical practice. World J Urol 15:56–64
10. Janssen E, Everaerd W (1993) Determinants of male sexual arousal. In: Bancroft J (ed) Annual review of sex research, vol 4. Mount Vernon: SSSS, pp 211–245
11. Janssen E, Bancroft J (1996): Dual control of sexual response: the relevance of central inhibition. Paper presented at the 22nd Meeting of the International Academy of Sex Research, Rotterdam
12. Kaplan HS (1974) The new sex therapy. Brunner & Mazel, New York

13. Kaplan HS (1981) Hemmungen der Lust. Enke, Stuttgart
14. Langer D, Hartmann U (1992) Psychosomatik der Impotenz. Enke, Stuttgart
15. Levine SB (1992) Intrapsychic and interpersonal aspects of impotence: psychogenic erectile dysfunction. In: Rosen RC, Leiblum SR (eds) Erectile disorders. Assessment and treatment. Guilford, New York
16. Levine SB, Althof SE (1991) The pathogenesis of psychogenic erectile dysfunction. J Sex Educat Ther 17:251
17. Lue TF (1993) Erectile dysfunction: Problems and challenges. J Urol 149:1256–1257
18. Masters WH, Johnson VE (1970) Human sexual inadequacy. Little & Brown, Boston (Deutsch: Impotenz und Anorgasmie; Goverts, Frankfurt/M, 1973)
19. National Institutes of Health (1992) Consensus Development Conference Statement on Impotence. National Institutes of Health, Bethesda

2.7
Erektile Impotenz und Diabetes mellitus

W. F. Thon

Der insulinabhängige Diabetes mellitus (IDDM) Typ I ist eine chronische Autoimmunerkrankung, bei der Autoantikörper gegen Inselzellen (ICA) und Glutamatdecarboxylase (GADA) die Insulin produzierenden Betazellen des Pankreas zerstören. Die Empfänglichkeit für IDDM ist genetisch determiniert [3]. Die Hyperglykämie des nichtinsulinpflichtigen Typ II ist Folge einer Sekretionsstörung oder Überbelastung der hormonproduzierenden Betazellen.

Als Langzeitkomplikationen des Diabetes mellitus Typ I sind Retinopathie, Nephropathie, kardiovaskuläre Erkrankungen, die diabetische Zystopathie und bei Männern die erektile Dysfunktion und retrograde Ejakulation bekannt. Nach Untersuchungen von Zonszein [80] stellt der Diabetes mellitus mit 40,7% die häufigste organische Ursache der erektilen Dysfunktion dar.

Die Inzidenz des Diabetes mellitus wird von 1 bis 2/100 000 pro Jahr in Japan, bis zu 40/100 000 pro Jahr in Teilen von Finnland und mit 14/100 000 in USA von Geburt bis zum 16. Lebensjahr angegeben [1, 3, 15]. Die Prävalenz beträgt in den USA 0,4% [37]. In der BRD geht man davon aus, daß 5% der Bevölkerung an einem Diabetes mellitus erkrankt sind, davon 1/20 bis 1/4 an einem Typ-I-Diabetes [75].

Die Prävalenz der erektilen Impotenz wird bei Männern mit Diabetes mellitus mit 35–50% angegeben [21, 28, 44, 47, 48]. Price et al. [55] berichteten über eine Prävalenz von 47% bei Männern mit einem Typ-II-Diabetes. In einer epidemiologischen Studie von Klein et al. [35] in Wisconsin bei 359 Männern mit IDDM, die über 10 Jahre prospektiv untersucht wurden, gaben 20% der Männer eine erektile Dysfunktion an. Das Auftreten der Erektionsstörung ist bei diabetischen und nichtdiabetischen Männern altersabhängig. Die Prävalenz der erektilen Dysfunktion nahm in der prospektiven Studie von Klein et al. [35] mit dem Lebensalter von 1,1% bei den 21- bis 30jährigen, bis 47,1% bei den über 43jährigen zu (Abb. 2.24). Vergleicht man diese Ergebnisse mit Angaben über die Häufigkeit der erektilen Dysfunktion in der Allgemeinbevölkerung

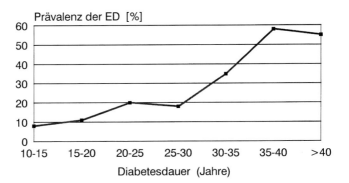

Abb. 2.24. Diabetesdauer und Prävalenz der erektilen Impotenz. Ergebnisse der Wisconsin epidemiologischen Studie, veröffentlicht von Klein et al. 1996 [35]

(Abb. 2.25) wird deutlich, daß mit einer Erektionsstörung bei IDDM 10–15 Jahre früher als in der Allgemeinbevölkerung zu rechnen ist [46, 51].

In der Wisconsin-Studie von Klein et al. [35] nahm die Prävalenz der erektilen Dysfunktion außer mit dem Lebensalter auch mit der Diabetesdauer zu. Männer, die an insulinpflichtigem Diabetes vor mehr als 35 Jahren erkrankt waren, gaben 7,2mal so häufig eine erektile Dysfunktion an wie Männer, bei denen die Erkrankung 10–14 Jahre zuvor begonnen hatte.

Der glykämischen Kontrolle der Stoffwechseleinstellung, gemessen am HBA1c, kommt eine ähnlich wichtige Bedeutung als Vorhersageparameter einer Erektionsstörung zu wie dem in prospektiven Studien bereits gesicherten Stellenwert des HbA1c, betreffend die kardiovaskuläre Morbidität und Mortalität [24]. In der Studie von Klein et al. [35] fand sich eine signifikante Korrelation zwischen der erektilen Impotenz und der Dauer der Erkrankung sowie der erektilen Impotenz und der Stoffwechseleinstellung, bestimmt am HbA1c. Beim Vergleich konventioneller und intensivierter Insulintherapie konnte in randomisierten Langzeitstudien eine klare Beziehung zwischen schlechter Stoffwechseleinstellung mit diabetischer Hyperglykämie und dem Auftreten sekundärer Komplikationen nachgewiesen werden [36, 65, 73].

Die erektile Impotenz beruht bei Männern mit Diabetes meistens auf einer multifaktoriellen Genese psychogener, vaskulärer und neurogener Faktoren.

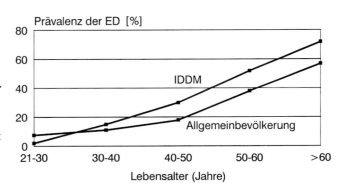

Abb. 2.25. Lebensalter und Prävalenz der erektilen Impotenz bei Männern mit IDDM im Vergleich mit der Allgemeinbevölkerung. Ergebnisse der Wisconsin epidemiologischen Studie, veröffentlicht durch Klein et al. 1996 [35] und der Baltimore „Longitudinal Age Study"

Eine hormonelle Ursache der erektilen Dysfunktion in Form eines Hypogonadismus oder einer Hyperprolaktinämie findet sich bei Diabetikern nicht häufiger als in der Allgemeinbevölkerung (etwa 1–2% der Patienten). Psychogene Auffälligkeiten sind bei Diabetikern mit erektiler Impotenz gleich häufig wie bei nicht diabetischen erektionsgestörten Männern [28, 44]. Allerdings bedeutet die Erektionsstörung für den Diabetiker neben den anderen möglichen Komplikationen wie periphere Neuropathie, Retinopathie und kardiovaskuläre Erkrankungen eine große zusätzliche körperliche, seelische und soziale Belastung, die sein Selbstwertgefühl erheblich herabsetzen kann [74].

Die erektile Dysfunktion beginnt bei Patienten mit IDDM häufig mit einer initialen Rigiditätsschwäche („failure to initiate") oder einer vorzeitigen Detumeszenz („failure to maintain") beim Koitus. Sie verläuft bei etwa 60% der betroffenen Männer chronisch progredient und führt nach durchschnittlich 5 Jahren zum vollständigen Erektionsverlust.

Der Erektionsmechanismus ist ein komplizierter neurovaskulärer Prozeß, der auf einer Interaktion von Nerven, Neurotransmittern, arterieller Blutzufuhr in den Penis, sinusoidaler Relaxation der glatten Schwellkörpermuskulatur und Drosselung des venösen Abstroms durch Kompression der subtunikalen Venengeflechte besteht. Die rigide Erektion beruht auf einer 6fachen durch das parasympathische Nervensystem kontrollierten Zunahme der arteriellen Durchblutung [41] und Drosselung des venösen Abflusses [42]. Die oftmals berichtete vorzeitige Detumeszenz ist auf eine venöse Insuffizienz zurückzuführen („venöse Leckage"), die neurogen oder myogen verursacht sein kann [18]. Makro- und Mikroangiopathie der Becken- und Penisgefäße werden neben der Neuropathie als Hauptursachen der erektilen Dysfunktion angesehen. Die Durchblutungsstörung führt zu der sog. „endothelialen Dysfunktion" [26, 59]. Durch den länger bestehenden verminderten arteriellen Perfusionsdruck und den herabgesetzten arteriellen Einstrom des Blutes in die lakunaren Hohlräume der Corpora cavernosa kommt es zu einer ischämischen Alteration der glatten Schwellkörpermuskulatur und einem verminderten vasodilatatorischen Response der kleinen Blutgefäße auf endothelabhängige Vasodilatatoren wie Acetylcholin und Bradykinin [2, 13]. Diese Schädigung der Mikrozirkulation wurde von Mersdorf et al. [48] ultrastrukturell bei 81% der Diabetiker mit erektiler Dysfunktion nachgewiesen.

Werden die Endothelzellen zusätzlich durch die Hyperglykämie einer hohen Glukosebelastung ausgesetzt, entstehen vermehrt freie Sauerstoffradikale, Superoxidanionen, die die Endothelzellproduktion von NO, dem nonadrenergen-noncholinergen (NANC) Mediator der penilen Erektion, unterdrücken [9, 24, 29, 43, 56]. Zusätzlich führt die Hyperglykämie bei den Endothelzellen zu einer Glykosylierung der DNA und einer verzögerten Replikation [39]. Neben der verminderten NO-Produktion inaktivieren die Superoxid-Anionen (O_2-) NO zu Peroxinitrit(-OONO). Gleichzeitig aktivieren die Sauerstoffradikale den Prostaglandin-H2-Thromboxan-A2-Rezeptor und tragen damit direkt zu einer Vasokonstriktion bei (Abb. 2.26). Die zusätzlich gesteigerte Synthese eines endothelabhängigen Konstriktor-Prostanoids PGH2 führt direkt oder durch Interaktion mit dem PGH2-Rezeptor der glatten Muskelzellen zu einer Erhöhung des vaskulären Tonus [12, 70]. Die endothelialen Zellen, die die Sinusoide des

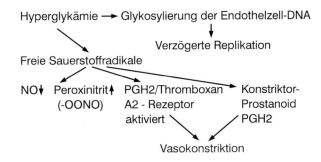

Abb. 2.26. Pathobiochemische Veränderungen beim „oxidativen Streß" – Vasokonstriktion als Folge der Hyperglykämie

kavernösen Gewebe auskleiden, sind für den Tonus der glatten Muskelzellen durch Ausschüttung von EDRF und Endothelin-1 mitverantwortlich [59]. Endothelin-1, ein zirkulierendes Hormon und parakriner Faktor der Gefäßtonusregulation, ist ein potentes arterielles und venöses Vasokonstriktorpeptid. Francavilla et al. [22] konnten bei Patienten mit erektiler Impotenz signifikant erhöhte Plasmaspiegel von Endothelin-1 im Vergleich zu Männern ohne Erektionsprobleme im peripheren Blut nachweisen. Die basale Plasmakonzentration von Endothelin-1 war bei erektionsgestörten Männern mit Diabetes mellitus im Vergleich mit Nichtdiabetikern und erektiler Dysfunktion zusätzlich signifikant erhöht. Die Plasmakonzentrationen von Endothelin-1 entsprachen den Konzentrationen, die im kavernösen Blut gemessen wurden. Insofern scheint die ungenügende Schwellkörperrelaxation bei Patienten mit Diabetes u.a. auf eine verminderte EDRF-Ausschüttung und eine erhöhte Endothelin-1-Ausschüttung zurückzuführen sein. Autoradiographische und immunhistochemische tierexperimentelle Untersuchungen bestätigen die Lokalisation von Endothelin-1 und seiner Subtypen Endothelin-A- und Endothelin-B-Rezeptoren in der unmittelbaren Nähe glatter Muskelzellen des Corpus cavernosum und am Endothel, das die kavernösen Hohlräume auskleidet [70]. Eine signifikant erhöhte Anzahl von Endothelin-B-Rezeptorbindungsstellen konnte bereits 6 Monate nach Induktion eines Diabetes beim Kaninchen nachgewiesen werden [70].

Neben der endothelialen Dysfunktion werden durch die Hyperglykämie verschiedene pathobiochemische Prozesse in Gang gesetzt, die zu irreversiblen Nervenschäden führen [11].

Die durch die Hyperglykämie bedingte erhöhte Polyolstoffwechselaktivität führt zu einer Beeinträchtigung der Na/K-ATPase-Aktivität [57]. Die endoneurale Hypoxie, die durch die Angiopathie verstärkt wird, geht mit einem verminderten axonalen Transport und Anstieg freier Sauerstoffradikale einher [40]. Diese *neuronale Dysfunktion* (Abb. 2.27) führt zu einer reduzierten NO-Synthetase-Aktivität. Die verminderten Aktivitäten der neuronalen NOS (nNOS) und der endothelialen NOS (eNOS) im diabetischen Penis beruhen auf der axonalen Atrophie myelinierter und nichtmyelinierter Nervenfasern und der kapillären Erkrankung und nicht, wie früher angenommen, einer Downregulation der Isoformen. Eine verminderte neural und endothelial abhängige Relaxation der glatten Schwellkörpermuskulatur wurde von Saenz de Tejada et al. [59] im kavernösen Gewebe impotenter Diabetiker in vitro nachgewiesen.

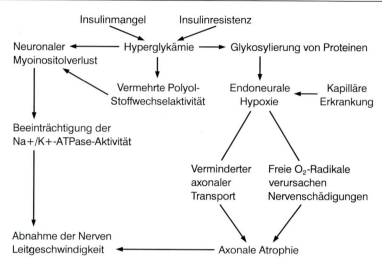

Abb. 2.27. Pathogene der „neuronalen Dysfunktion" (in Anlehnung an Reichel u. Neundörfer 1996 [57])

Neben der üblichen Basisdiagnostik bei Männern mit erektiler Dysfunktion und IDDM, die sich nicht von der Diagnostik bei Männern mit ED ohne Diabetes unterscheidet, sollte zum Ausschluß oder Nachweis einer Neuropathie eine differenzierte neurologische und neurophysiologische Diagnostik veranlaßt werden (s. Übersicht). Nach Sexualanamnese und körperlicher Untersuchung erfolgt die Testosteron-, Prolaktin-, Blutzucker- und HbA1c-Bestimmung. Die Schwellkörperinjektionstestung mit intrakavernöser Injektion vasoaktiver Substanzen (Prostaglandin E1 – oder Papaverin/Phentolamin) ermöglicht eine erste Beurteilung des Funktionszustandes der glatten Schwellkörpermuskulatur. Mit Hilfe der farbkodierten Pharmako-Duplexsonographie der Penisarterien, in Verbindung mit einer Untersuchung der Beckenarterien durchgeführt, läßt sich eine arterielle Insuffizienz nachweisen [34]. Zum Nachweis oder Ausschluß einer neurogenen Genese ist eine neurologische und neurophysiologische Zusatzuntersuchung erforderlich. Da es eine auf pathophysiologischen Erkenntnissen beruhende Klassifikation der diabetischen Neuropathie derzeit noch

Diagnostik der erektilen Impotenz bei Männern mit IDDM

Basisdiagnostik

- Sexualanamnese
- Körperliche Untersuchung
- Testosteron, Prolaktin
- HbA1c, BZ
- SKIT
- Duplexsonographie

Neurophysiologische Test

- SSEP N. tibialis posterior
- SSEP N. dorsalis penis
- BCR-Reflexlatenzzeit
- Urethroanale Reflexlatenzzeit
- Corpus-cavernosum-EMG

nicht gibt, erfolgt die Einteilung in klinische und subklinische Neuropathie und nach den verschiedenen Organmanifestationen [79]. Von einer subklinischen Neuropathie spricht man, wenn bei neurophysiologischen Untersuchungen eine Verlangsamung der motorischen und/oder sensiblen Nervenleitgeschwindigkeit nachzuweisen ist, und/oder autonome – kardiovaskulärer Funktionstest [20], Pupillendurchmessertest [66] und Acetylcholin-Schweißtest [58] – oder sensorische Funktionstests ohne klinische Symptome ein neurologisches Defizit dokumentieren. Zum Nachweis einer autonomen Neuropathie im Urogenitalbereich stehen die urethroanale Reflexlatenzzeitbestimmung und die Elektromyographie der Corpora cavernosa (CC-EMG) zur Verfügung. Eine somatosensorische Neuropathie des N. dorsalis penis kann durch Latenzzeitbestimmung der somatosensorisch evozierten Potentiale (SSEP) des N. dorsalis penis bestimmt werden. Eine somatomotorische Störung wird durch die Bulbocavernosusreflex-(BCR-)Latenzzeitmessung erfaßt. Während Bulbocavernosus-Reflexlatenzzeitmessungen bei Männern mit Diabetes und erektiler Impotenz häufig einen pathologischen Befund ergeben, sind die somatosensorisch evozierten Potentiale oft normal abzuleiten [28, 32, 60]. Eine periphere Neuropathie, als Hinweis für eine neurogene Mitverursachung der ED, ist auch durch Ableitung somatosensorisch evozierter Potentiale des N. tibialis posterior möglich. Bemelmans et al. [5] konnten bei impotenten Männern mit IDDM im Vergleich zu potenten Männern mit IDDM durch ihre neurophysiologischen Untersuchungen signifikante Unterschiede bei der N.-tibialis-posterior-Reflexlatenzzeitbestimmung, der Bulbocavernosus-Reflexlatenzzeitbestimmung und beim urethroanalen Reflex feststellen (Tabelle 2.1). Bei insgesamt 23 von 27 Männern (85%) konnte diese Arbeitsgruppe bei Männern mit IDDM und erektiler Dysfunktion eine urogenitale oder periphere Neuropathie nachweisen. Am häufigsten fand sich im Genitalbereich eine autonom-sensorische Innervationsstörung als Hinweis, daß die diabetesassoziierte autonome sensorische Neuropathie bei der erektilen Dysfunktion im Vordergrund steht. Als relativ einfach durchzuführendes Untersuchungsverfahren zur Beurteilung der somatosensorischen Innervation des Penis wurde von Yarnitsky et al. [78] eine penile Temperaturempfindungsmessung beschrieben. Pathologische Befunde sprechen für eine Innervationsstörung der feinen autonomen sensorischen Innervation. Eine gestörte autonome motorische Innervation des Penis, wie von Blanco et al. [7] in ihren morphologischen Untersuchungen des Schwellkörpergewebes impotenter Diabetiker beschrieben, ist durch entsprechende

Tabelle 2.1. Pathologische Befunde [%] bei IDDM ± ED. (Nach Bemelmans et al. 1994 [5])

Latenzzeitbestimmung	Potent n = 30	Impotent n = 27	p
SSEP N. tibialis posterior	20	66	< 0,0001
SSEP N. pudendus	10	26	0,22
BCR	0	37	< 0,000
Urethroanal	13	59	< 0,000

EMG-Befunde der Corpora cavernosa nachzuweisen, wobei eine Abgrenzung autonome Innervationsstörung vs. myozytäre Degeneration der glatten Muskelzellen trotz Fast-Fourier-Transformation der Signale noch nicht möglich ist [25, 67].

Die sog. autonome diabetische Neuropathie (ADN) stellt beim Diabetiker eine klinische Entität dar. Neben dem Urogenitalbereich manifestiert sie sich durch Funktionsstörungen im kardiovaskulären, respiratorischen System, dem Gastrointestinaltrakt, der Thermoregulation, der Pupillenmotorik und dem neuroendokrinen System. Neuropathie und Angiopathie sind für sich allein und in Kombination als irreversible Ursachen der erektilen Dysfunktion anzusehen.

Bei Nachweis einer subklinischen, klinischen oder autonomen diabetischen Neuropathie ist eine invasive Diagnostik mit Pharmako-Phalloarteriographie ebenso wie eine Pharmako-Kavernosographie und -metrie nicht indiziert, da sich daraus keine therapeutische Konsequenz ergibt. Eine Revaskularisation der Penisarterien und/oder eine Penisvenenligatur sollte bei diesen Patienten aufgrund der unbefriedigenden Langzeitergebnisse nicht mehr in Erwägung gezogen werden [14, 23, 31, 49, 61, 62, 64, 69].

Bei der Untersuchung von Männern mit Diabetes mellitus und erektiler Impotenz sollten neben den oben ausführlich beschrieben organischen Ursachen eine evtl. im Vordergrund stehende psychogene Genese [10, 33], aber auch andere die Erektionsstörung möglicherweise verursachende oder verstärkende Faktoren nicht außer acht gelassen werden. So können z. B. viele Medikamente wie Antihypertensiva (Betablocker, Thiaziddiuretika, Spironolacton, Methyldopa, Reserpin), Antidepressiva und endokrin wirksame Medikamente (Cimetidin, Metoclopramid, Clofibrat), die auch bei Diabetikern verordnet werden, die erektile Dysfunktion verstärken. Die früher im Vordergrund der Diagnostik durchgeführte Untersuchung der nokturnen penilen Tumeszenz- und Rigiditätsmessung (NPT, RigiScan®) wurde weitgehend verlassen, da der Nachweis REM-Schlaf-induzierter Erektionen eine organische Ursache einer erektilen Dysfunktion nicht, wie früher angenommen, ausschließt. Erektionen nach visueller oder taktiler Stimulation werden durch andere Neuromechanismen ausgelöst als REM-Schlaf-induzierte Erektionen. Dies bedeutet, daß die früher auch bei Diabetikern nach einer NPT-Messung vorgenommene Einteilung in psychogene oder organische erektile Dysfunktion heute nicht mehr aufrechterhalten werden kann. Insofern sind Untersuchungsergebnisse, die sich hauptsächlich auf die NPT-Messungen stützten [4, 27], nicht aussagekräftig.

Eine spontane Wiederherstellung der Erektionsfähigkeit ist nur bei Patienten mit psychogener Impotenz zu erwarten. Allerdings berichtete Jensen [33] über einige Männer mit Diabetes, erektiler Impotenz und autonomer Neuropathie, bei denen sich im Laufe von bis zu 6 Jahren wieder spontane Erektionen einstellten.

Zur Therapie der erektilen Impotenz steht bei arterieller Insuffizienz und/oder neurogener Läsion ohne venöse Insuffizienz die Schwellkörperinjektionstherapie im Vordergrund. Mittel der ersten Wahl ist heute Prostaglandin E1 (Prostavasin®, Caverject®, Viridal®), das z. Z. die effektivste und sicherste vasoaktive Substanz für die Schwellkörperinjektionstherapie darstellt [49, 52]. Die Hauptnebenwirkung der intrakavernösen Injektion vasoaktiver Substanzen besteht im Auftreten einer prolongierten Erektion über 4–6 h. In diesen Fällen ist ein Antidot (z.B. Phenylephrinhydrochlorid 0,1 mg/ml) intrakavernös zu injizieren [16]. Mit dem Risiko einer prolongierten Erektion ist bei PGE1-Anwendern in 0,25% der Fälle zu rechnen. Etwa 11% der Patienten berichten über Schmerzen nach der Injektion von PGE1. In diesen Fällen steht als Alternative Papaverin/Phentolamin (15 mg + 0,5 mg/ml; Androskat®) zur Verfügung. Bei Anwendung von Papaverin/Phentolamin ist das Risiko des Auftretens einer prolongierten Erektion größer und wird mit etwa 5% angegeben [52]. In Einzelfällen ist bei ungenügendem Response auf PGE1 durch Zugabe des Neurotransmitter CGRP eine GV-fähige Erektion zu erreichen [68].

Die erfolgreiche Anwendung der transurethralen Prostaglandinapplikation (MUSE™) wurde von Padma-Nathan et al. [50] in einer plazebokontrollierten randomisierten Studie auch bei Patienten mit Diabetes nachgewiesen. Die Ergebnisse von Porst [53] belegen allerdings eine erhebliche Komplikationsrate dieser Therapie sowie eine Versagerrate von 57% gegenüber 30% nach intrakavernöser Injektion von Alprostadil. Klinisch relevante Nebenwirkungen wie Benommenheit, Schwitzen und Hypotension wurden bei transurethraler Applikation bei 5,8% der Patienten beobachtet. Eine Harnröhrenblutung trat bei 4,8% auf.

Bei fehlendem Ansprechen intrakavernös oder transurethral applizierter vasoaktiver Substanzen stehen die Vakuumerektionspumpe und die Implantation einer Penisprothese zur Verfügung [8, 19, 38, 76]. Unabhängig von der Behandlungsmethode ist in vielen Fällen eine begleitende psychologische Sexualbetreuung erforderlich.

Bei der Vakuumtumeszenztherapie wird die Rigiditätssteigerung durch einen in einem dem Penis übergestülpten Glaszylinder erzeugten Unterdruck erzielt. Die Rigidität wird nach Abnehmen des Glaszylinder durch einen an der Penisbasis übergestreiften Konstriktionsring aufrechterhalten [54]. Eine Vakuumerektionshilfe wird von vielen Männern oft nur kurzzeitig angewendet. Hierbei spielen der erste Eindruck, die ersten Erfahrungen mit dieser Methode und eine nicht erfüllte Erwartungshaltung eine große Rolle [17]. Als weitere Gründe für die Ablehnung werden Schmerzen, Hämatome, fehlende Spontaneität und unzureichende Wirkung berichtet.

Die Implantation einer Penisprothese beinhaltet bei Diabetiker in Abhängigkeit von der Stoffwechseleinstellung ein erhöhtes Infektionsrisiko. Wilson u. Delk [77] gaben eine Infektionsrate von 3% (4/125) bei Implantation einer hydraulischen Penisprothese bei Patienten mit Diabetes gegenüber 1% (9/622) ihres allgemeinen Krankengutes an.

Bei Revisionsoperationen betrug die Infektionshäufigkeit der Prothese bei Diabetikern 18% (10/55) gegenüber 8% (24/290) bei nichtdiabetischen Patienten. Jarow [30] berichtete über eine bei Diabetikern erhöhte Infektionsrate mit 15% vs. 5% bei Non-Diabetikern (p = 0,56). Eine signifikant höhere Infektionsrate beschrieben Lynch et al. [45] mit 22% Infektionen gegenüber 6,7% bei Patienten ohne Diabetes. Bishop et al. [6] berichteten über eine Infektionsrate von 5% bei einem HbA1c unter 11,5% gegenüber einer Infektionsrate von 31% bei einer schlechten Diabeteseinstellung mit einem HbA1c über 11,5 %. Da es sich bei einer Penisprothesenimplantation um einen elektiven Eingriff handelt, sollte der Eingriff möglichst bei einem präoperativen HbA1c-Wert unter 9 % durchgeführt werden [6]. Das erhöhte Infektionsrisiko wird allgemein auf eine verminderte Mikrozirkulation und Immunabwehr zurückgeführt. Die in der Literatur angegebenen, z. T. sehr unterschiedlichen Infektionsraten einer Penisprothesenimplantation bei Diabetikern sind auf die unterschiedlich gute Stoffwechseleinstellung der behandelten Patienten zurückzuführen [30].

Die beste Therapie der erektilen Dysfunktion und der anderen bekannten Langzeitkomplikationen ist die Prävention und eine aggressive enge metabolische Kontrolle von Beginn des insulinpflichtigen Diabetes.

LITERATUR

1. Amiel SA (1993) Diabetic control and complications. BMJ 307/6909:881-882
2. Andersson KE, Stief CG (1997) Neurotransmission and the contraction and relaxation of penile erectile tissues. World J Urol 15:14-20
3. Atkinson MA, MacLaren NK (1994) The pathogenesis of insulin-dependent diabetes mellitus. N Engl J Med 331/21:1428-1436
4. Bancroft J, Gutierrez P (1996) Erectile dysfunction in men with and without diabetes mellitus: a comparative study. Diab Med 13/8:84-89
5. Bemelmans BL, Meuleman EJ, Doesburg WH, Notermans SL, Debruyne FM (1994) Erectile dysfunction in diabetic men: the neurological factor revisited. J Urol 151/4: 884-889
6. Bishop JR, Moul JW, Sihelnik SA, Peppas DS, Gormley TS, McLeod DG (1992) Use of glycosylated hemoglobin to identify diabetics at high risk for penile periprostehtic infections. J Urol 147:386-388
7. Blanco R, Saenz de Tejada IS, Goldstein I, Frane RJ, Wotiz HH, Cohen RA (1990) Dysfunctional penile cholinergic nerves in diabetic impotent men. J Urol 144:278-280
8. Bodansky HJ (1994) Treatment of male erectile dysfunction using the active vacuum assist device. Diabet-Med 11/4:410-412
9. Burnett AL, Lowenstein CJ, Bredt D, Chang TSK, Snyder SH (1992) Nitric oxide: a physiologic mediator of penile erection. Science 257:401-403
10. Buvat J, Lemaire A, Buvat-Herbaut M, Guien JD, Bailleul JP, Fossati P (1985) Comparative investigations in 26 impotent and 26 nonimpotent diabetic patients. J Urol 133/8:34-38
11. Cameron NE, Cotter MA, Archibald V, Dines KC, Maxfield EK (1994) Anti-oxidant and pro-oxidant effects on nerve conduction velocity, endoneurial blood flow and oxygen tension in non- diabetic and streptozotocin-diabetic rats. Diabetologia 37:449-459
12. Ceriello A, Quatraro A, Caretta F, Varano R, Giugliano D (1990) Evidence for a possible role of oxygen free radicals in the abnormal functional arterial vasomotion in insulin-dependent diabetes. Diabetes Metab 16:318-322
13. Cohen RA (1993) Dysfunction of vascular endothelium in diabetes mellitus. Circulation 87 [Suppl V]:67-76
14. DePalma RG (1997) Vascular surgery for impotence: a review. Int J Imp Res 9:61-67
15. Diabetes Epidemiology Research International Mortality Study Group (1991) Major cross-country differences in risk of dying for people with IDDM. Diabetes Care 14: 49-54
16. Djamilian MH, Stein J, Fröhlich T, Stief CG, Thon WF (1997) Intrakavernöse Phenylephrininjektion bei pharmakologisch induzierter prolongierter Erektion. Urologe [B] 37: 45-47
17. Earle CM, Seah M, Coulden SE, Stuckey BGA, Keogh EJ (1996) The use of the vacuum erection device in the mangement of erectile dysfunction. Int J Imp Res 8/4:237-240

18. Ebbehoj J, Wagner G (1979) Insufficient penile erection due to abnormal drainage of cavernous bodies. Urology 13:507–510
19. el-Bahrawy M, el-Baz MA, Emam A, el-Magd MA (1995) Noninvasive vacuum constriction device in the mangement of erectile dysfunction. Int J Urol 27/3:331–333
20. Ewing DJ, Clarke BF (1982) Diagnosis and management of diabetic autonomic neuropathy. Br Med J 285:916–918
21. Fairburn CG, McCulloch DK, Wu FC (1982) The effects of diabetes on male sexual function. Clin Endocrinol Metab 11/8:749–767
22. Francavilla S, Properzi G, Bellini C, Marino G, Ferri C, Santucci A (1997) Endothelin-1 in diabetic and non-diabetic men with erectile dysfunction. J Urol 158:1770–1774
23. Gilbert P, Sparwasser C, Beckert R, Treiber U, Pust R (1992) Venous surgery in erectile dysfunction. Urol Int 49:40–47
24. Giugliano D, Ceriello A (1996) Oxidative stress and diabetic vascular complications. Diabetes Care 19/3:257–267
25. Gorek M, Stief CG, Hartung C, Jonas U (1997) Computer assisted interpretation of electromyograms of corpora cavernosa using fuzzy logic. World J Urol 15:65–70
26. Harrison DG (1993) Endothelial dysfunction in the coronary microcirculation: a new clinical entity or an experimental finding? J Clin Ivest 91:1–2
27. Hirshkowitz M, Karacan I, Rando KC, Williams RL, Howell JW (1990) Diabetes, erectile dysfunction, and sleep related erections. Sleep 13:53–68
28. Hosking DJ, Bennet D, Hampton JR, Evans DF, Clark AJ, Robertson G (1979) Diabetic impotence: studies of nocturnal erection during REM sleep. Br Med J 2:1394–1396
29. Ignarro LJ, Bush PA, Buga GM, Wood KS, Fukuto JM, Rajfer J (1990) Nitric oxide and cyclic GMP formation upon electric field stimulation cause relaxation of corpus cavernosum smooth muscle. Biochem Biophys Res Commun 170:843–850
30. Jarow JP (1996) Risk factors for penile prostehtic infection. J Urol 156:402–404
31. Jarow JP, DeFranzo AJ (1996) Long-term results of arterial bypass surgery for impotence secondary to segmental vascular disease. J Urol 156:982–985
32. Jensen SB (1981) Diabetic sexual function: a comparative study of 160 insulin treated diabetic men and women, and an aged matched controll group. Arch Sex Behav 10: 493–504
33. Jensen SB (1986) Sexual dysfunction in insulin treated diabetics: a six year follow-up study of 101 patients. Arch Sex Behav 15:271–284
34. Kadioglu A, Erdogru T, Kardisag K, Dinccag N, Satman I, Yilmaz T, Tellaloglu S (1995) Evaluation of penile arterial system with color Doppler ultrasonography in nondiabetic and diabetic males. Eur Urol 27/4:311–314
35. Klein R, Klein BEK, Lee KE, Moss SE, Cruickshanks KJ (1996) Prevalence of self-reported erectile dysfunction in people with long-term IDDM. Diabetes Care 19/2:135–141
36. Kuuisisto J, Mykkanen L, Pyorala K, Laakso M (1994) NIDDM and ist metabolic control predict coronary heart disease in elderly subjects. Diabetes 43:960–967
37. LaPorte RE, Cruickshanks KJ (1985) Incidence and risk factors for insulin dependent diabetes. In: National Diabets Data Group (ed) Diabetes in America: diabetes data compiled 1984. Bethesda, Md. Dept Health and Human Services, III-1-III-12 (NIH publication no. 85–1468)
38. Lewis RW, Witherington R (1997) External vacuum therapy for erectile dysfunction. World J Urol 15:78–82
39. Lorenzi M, Montisano DF, Toledo S, Barrieux A (1986) High glucose induces DNA damage in cultured human endothelial cells. J Clin Invest 77:322–325
40. Low PA, Tuck RR, Takeuchi M (1987) Nerve microenviroment in diabetic neuropathy. In: Dyck PJ (ed) Diabetic neuropathy. Saunders, Philadelphia, pp 266–278
41. Lue TF, Tanagho EA (1987) Physiology of erection and pharmacological management of impotence. J Urol 137:829–836
42. Lue TF, Hricak H, Schmidt RA, Tanagho EA (1986) Functional evaluation of penile veins by cavernosography and papaverine-induced erection. J Urol 135:479–486
43. Lugg JA, Rajfer J, Gonzalez-Cadavid NF (1995) The role of nitric oxide in erectile dysfunction. J Androl 16:2–5

44. Lustman PJ, Clouse RE (1990) Relationsship of psychiatric illness to impotence in men with diabetes. Diabetes Care 13:893–895
45. Lynch MJ, Scott GM, Inglis JA, Pryor JP (1994) Reducing the loss of implants following penile prosthetic surgery. Br J Urol 73:423–427
46. Marsiglio W, Donnely D (1991) Sexual relations in later life: A national study of married persons. J Gerontol 46:338–344
47. McCulloch DK, Hosking DJ, Tobert A (1986) A pragmatic approach to sexual dysfunction in diabetic men: psychosexual counselling. Diabetic Med 3:485–489
48. Mersdorf A, Goldsmith PC, Diederichs W, Padula C, Lue TF, Fishman IJ, Tanagho EA (1991) Ultrastructural changes in impotent penile tissue. A comparison of 65 patients. J Urol 145:749–758
49. Montague DK, Barada JK, Belker AM et al. (1996) Clinical guidelines panel on erectile dysfunction: summary report on the treatment of organic erectile dysfunction. J Urol 156:2007–2011
50. Padma-Nathan H, Hellstrom WJG, Kaiser FE et al. (1997) Treatment of men with erectile dysfunction with transurethral alprostadil. N Engl J Med 366/1:1–7
51. Pfeiffer E, Verwoerdt A, Wang HS (1968) Sexual behavior in aged men and women. Arch Gen Psychiatr 19:735–758
52. Porst H (1996) The rationale for prostaglandin E1 in erectile failure: a survey of worldwide experience. J Urol 155:802–815
53. Porst H (1997) Transurethral Alprostadil with MUSE™ (medicated urethral system for erection) vs intracavernous Alprostadil – a comparative study in 103 patients with erectile dysfunction. Int J Impotence Research 9:187–192
54. Price DE, Cooksey G, Jehu D, Bentley S, Hearnshaw JR, Osborn DE (1991) The management of impotence in diabetic men by vacuum tumescence therapy. Diabetic Med 8: 964–967
55. Price DE, O'Malley BP, James M, Roshan M, Hearnshaw JR (1991) Why are impotent diabetic men not being treated? Practical Diabetes 8:10–11
56. Rajfer J, Aronson WJ, Bush P, Dorey FJ, Ignarro LJ (1992) Nitric oxide as a mediator of relaxation of the corpus cavernosum in response to nonadrenergic, noncholinergic neurotransmission. N Engl J Med 326:90–94
57. Reichel G, Neundörfer B (1996) Pathogenese und Therapie der peripheren diabetischen Polyneuropathien. Dtsch Ärztebl 93/15:A-963–968
58. Ryder REJ, Marshall R, Johnson K, Ryder AP, Owens DR, Hayes TM (1988) Acetylcholine sweatspot test for autonomic denervation. Lancet I 1303–1305
59. Saenz de Tejada IS, Goldstein I, Azadzoi K, Krane RJ, Cohen RA (1989) Impaired neurogenic and endothelium-mediated relaxation of penile smooth muscle from diabetic men with impotence. N Engl J Med 320:1025–1030
60. Sarica Y, Karucan I (1987) Bulbocavernosus reflex to somatic and visceral nerve stimulation in normal subjects and in diabetics with erectile impotence. J Urol 138:55–58
61. Schultheiss D, Truss MC, Becker AJ, Stief CG, Jonas U (1997) Dorsale Penisvenenligatur (DPVL) – Prognostische Faktoren und Langzeitresultate. Urologe [A] 36:351–355
62. Schultheiss D, Truss MC, Becker AJ, Stief CG, Jonas U (1997) Long-term results following dorsal penile vein ligation in 126 patients with venoocclusive dysfunction. Int J Impotence Res 9:205–209
63. Shabsigh R (1997) The effects of testosterone on the cavernous tissue and erectilefunction. World J Urol 15:21–26
64. Sharaby JS, Benet AE, Melman A (1995) Penile revascularization. Urol Clin North Am 22/4:821–832
65. Singer DE, Nathan DM, Anderson KM, Wilson PWF, Evans JC (1992) Association of HbA1c with prevalent cardiovascular disease in the original cohort of the Framingham Heart Study. Diabetes 41:202–208
66. Smith SA, Dewhirst RR (1986) A simple diagnostic test for pupillary abnormality in diabetic autonomic neuropathy. Diab Med 3:38–41
67. Stief CG, Djamilian M, Schaebsdau F et al. (1990) Single potential analysis of cavernous electrical activity. A possible diagnosis of autonomic impotence. World J Urol 8:75–81

68. Stief CG, Wetterauer U, Schaebsdau F, Jonas U (1991) Calcitonin-gene related peptide: a possible neurotransmitter in human penile erection. J Urol 146:1010–1014
69. Stief CG, Djamilian M, Truss MC, Tan H, Thon WF, Jonas U (1994) Prognostic factors for the postoperative outcome of penile venous surgery for venogenic erectile dysfunction. J Urol 151:880–883
70. Sullivan ME, Dashwood MR, Thompson CS, Muddle JR, Mikhailidis DP, Morgan RJ (1997) Alterations in endothelin B receptor sites in cavernosal tissue of diabetic rabbits: potential relevance to the pathogenesis of erectile dysfunction. J Urol 158:1966–1972
71. Tesfamariam B, Kakubowski JA, Cohen RA (1989) Contraction of diabetic rabbit aorta caused by endothelium-derived PGH2-TXA2. Am J Physiol 265:H219-H225
72. Truss MC, Becker AJ, Schultheiss D, Jonas U (1997) Intracavernous pharmacotherapy. World J Urol 15:71–77
73. Uuisitupa MIJ, Niskanen LK, Siitonen O, Vouitilainen E, Pyorala K (1993) Ten-year cardiovascular mortality in relation to risk factors and abnormalities in lipoprotein composition in type 2 (non-insulin dependent) diabetic and non-diabetic subjects. Diabetologia 36:1175–1184
74. Veves A, Webster L, Chen TF, Payne S, Boulton AJ (1995) Aetiopathogenesis and management of impotence in diabetic males: four years experience from acombined clinic. Diabet-Med 12/1:77–82
75. Von Ferber L, Salzsieder E, Hauner H et al. (1993) Diabetes prevalence from health insurance data: evaluation of estimates by comparison with a population based diabetes register. Diabete Metab 19:89–95
76. Vrijhof HJ, Delaere KP (1994) Vacuum constriction devices in erectile dysfunction: acceptance and effectiveness in patients with impotence of organic or mixed aetiology. Br J Urol 74/1:102–105
77. Wilson SK, Delk JR II (1995) Inflatable penile implant infection: predisposing factors and treatment suggestions. J Urol 153:659–661
78. Yarnitsky D, Sprecher E, Vardi Y (1996) Penile thermal sensation. J Urol 156:391–393
79. Ziegler D, Gries FA (1996) Diabetische Neuropathie. Klassifiaktion, Epidemiologie, Prognose und sozialmedizinische Bedeutung. Dtsch Ärztebl 93/11:A-680–684
80. Zonszein J (1995) Diagnosis and management of endocrine disorders of erectile dysfunction. Urol Clin North Am 22/4:789–802

Diagnostik 3

3.1	Praktisches Vorgehen und kritische Wertung	
	C.G. STIEF und U. HARTMANN 76	
3.1.1	Abgestufte Diagnostik der erektilen Dysfunktion 77	
	Basisdiagnostik (Stufe I) 78	
	Gering invasive andrologische Diagnostik (Stufe II) 81	
	Invasive andrologische Diagnostik (Stufe III) 86	
3.2	Psychologische Diagnostik und Sexualanamnese	
	U. HARTMANN 89	
3.2.1	Psychologische Evaluation und Verursachungskonzepte erektiler Dysfunktionen 90	
3.2.2	Zur Praxis der psychologischen Diagnostik 91	
	Psychometrische Instrumente und Fragebögen 92	
	Zu Gesprächsführung und Technik der Sexualanamnese 93	
	Inhalte der Sexualanamnese 95	
	Literatur 99	

3.1
Praktisches Vorgehen und kritische Wertung

C.G. STIEF und U. HARTMANN

Die Notwendigkeit einer Diagnostik der erektilen Dysfunktion wird von den Experten im deutschsprachigen Raum kontrovers diskutiert: Auf der einen Seite stehen Kollegen, die dazu neigen, die Problematik der Störung auf die „Orthopädie" des Erektionsmechanismus zu reduzieren und SKAT als Allheilmittel propagieren, aus dieser Konzeption dann konsequenterweise jede Diagnostik für überflüssig halten und unter Berufung auf den Allgemeinplatz des Zwangs zur „Kostenersparnis" den Patienten sofort SKAT applizieren. Auf der anderen Seite finden sich Kollegen, die auch beim 80jährigen Diabetiker das komplette diagnostische Programm fordern, selbst wenn dies offensichtlich keine größere Konsequenz bezüglich der Therapieauswahl in diesem individuellen Fall mehr nach sich zieht.

Uns erscheint ein Mittelweg zwischen beiden Positionen als geeignete Lösung. Zur Zeit kann unserer Ansicht nach aufgrund der vorliegenden epidemiologischen Daten über die erektile Dysfunktion, gesicherten wissenschaftlichen Erkenntnissen bezüglich deren Ätiologie und sich abzeichnenden neuen therapeutischen Optionen keinesfalls auf eine Basisabklärung verzichtet werden. Im Anschluß an diese Basisabklärung kann dann in einigen (wenigen) Fällen mit eindeutiger individueller Befundkonstellation (z.B. Abwesenheit von schwerwiegenden zugrundeliegenden nichtbehandelten Ursachen und fortgeschrittenes Alter) eine komplikationslose oder zumindest sehr komplikationsarme Therapieoption eingeleitet werden. Auch bei eindeutigen Indikatoren für eine psychogene Ätiologie kann nach der Basisabklärung auf eine weitergehende organogene Diagnostik verzichtet werden.

Alle übrigen Patienten sollten nach Abschluß der Basisuntersuchung einer spezifisch andrologischen Diagnostik zugeführt werden. Die hier erhobenen Befunde erleichtern zum einen die Differentialdiagnose einer überwiegend psychogenen vs. überwiegend organogenen erektilen Dysfunktion, zum anderen erlauben sie (im Einklang mit den Wünschen des Patienten) vielfach die Einleitung einer individuell adaptierten und erfolgversprechenden Therapie. Im Anschluß an diese beiden diagnostischen Stufen benötigen, je nach Zusammensetzung des Patientenkollektivs, noch ca. 15–30% der Betroffenen eine weitergehende, oft wesentlich invasivere und aufwendigere Diagnostik.

In unserer täglichen Praxis, d.h. in der Spezialsprechstunde „Erektile Dysfunktion", die organisatorisch und hinsichtlich des praktischen Ablaufs in der Urologischen Poliklinik der Medizinischen Hochschule Hannover beheimatet ist, die aber gemeinsam von der Klinischen Psychologie und von der Urologischen Klinik betreut wird, gestaltet sich die oben getroffene Unterteilung der Diagnostik oft als schwierig: Der überwiegende Teil unserer Patienten mit erektiler Dysfunktion wird uns von den betreuenden Hausärzten oder Urologen zur „Diagnostik und Therapie der erektilen Dysfunktion" vorgestellt, ohne daß Voruntersuchungen stattgefunden haben. Somit mußten wir einen Ablauf der Diagnostik organisieren, der zum einen ein Ineinandergreifen der verschiedenen Stufen ermöglicht, zum anderen möglichst wenig ambulante Besuche vorsieht, da viele Patienten eine eher lange Anfahrt (oft mehrere hundert Kilometer) haben.

Zur Zeit durchlaufen die Patienten unsere Sprechstunde wie folgt: Bei der Erstanmeldung erhält der Patient sowohl den umfangreichen Fragebogen als auch ein 4seitiges Informationsblatt (s. Anhang zu Kap. 4.1), das ihm sowohl den Untersuchungsablauf als auch die einzelnen diagnostischen Schritte, einschließlich deren Sinn, Nebenwirkungen und möglichen Risiken, erläutert. Er wird weiterhin informiert, daß die Untersuchungen im Rahmen des ersten ambulanten Besuchs ca. 4–6 Stunden dauern werden. Nach einem ausführlichen Erstgespräch einschließlich gründlicher Allgemeinanamnese- und Befunderhebung sowie Blutlaborabnahme durch einen Urologen folgt die psychologische Diagnostik und Sexualanamnese durch einen sexualmedizinisch geschulten und erfahrenen Psychologen.

Finden sich hier keine eindeutigen Hinweise auf eine psychosoziale Genese und ergeben sich aus diesen ersten Informationen noch keine Präferenzen für bestimmte Therapieoptionen (was eher selten der Fall ist), so wird ein Corpuscavernosum-EMG (CC-EMG) durchgeführt. Ist der Patient, wie in den meisten Fällen geschehen, vom einweisenden Kollegen über die SKAT (Injektion von Pharmaka in den Schwellkörper) unterrichtet worden, so unterzieht er sich nach einer Pause (und einer weiteren schriftlichen Aufklärung!) der ersten SKAT-Testung einschließlich einer Farbduplexsonographie. Diese Untersuchungsanordung am ersten Tag ermöglicht einen fundierten Eindruck bezüglich der möglichen Ätiologie der erektilen Dysfunktion und erlaubt gleichzeitig ein gezieltes Wiedereinbestellen des Patienten zu spezifischen ergänzenden Untersuchungen.

3.1.1
Abgestufte Diagnostik der erektilen Dysfunktion

Zur rationellen Abklärung der erektilen Dysfunktion hat sich eine *Teilung der Diagnostik* in der Praxis bewährt. Die *Basisuntersuchungen* werden vom einweisenden Arzt (meist Hausarzt, Internist oder Urologe) durchgeführt. Dann erfolgt die Durchführung des andrologischen nicht bzw. gering invasiven diagnostischen Programms durch den andrologisch geschulten Urologen, ggf. unter Einbeziehung eines sexualmedizinisch kompetenten Psychiaters oder Psychologen.

Im Anschluß an diese zweite diagnostische Stufe können die meisten Patienten schon ihrer Therapie zugeführt werden. Nur bei Vorliegen bestimmter Indikationen wird der Patient in dafür eingerichteten Zentren invasiven und aufwendigen, zumeist radiologischen Untersuchungen (z.B. Kavernosometrie und Kavernosographie, selektive Phalloarteriographie, kavernöse Biopsie, erweiterte neurologische Diagnostik, bildgebende Diagnostik wie MRT oder CT) zugeführt.

Basisdiagnostik (Stufe I)

Ziel dieser diagnostischen Stufe ist das Erkennen bzw. der Ausschluß von bislang unbekannten schwerwiegenden psychischen oder körperlichen Erkrankungen, in deren Folge eine erektile Dysfunktion aufgetreten ist. So werden hier z. B. nicht bekannte schwere renale oder hepatische Störungen oder ein Diabetes mellitus diagnostiziert. Auch können in der erweiterten Sexualanamnese schon viele Patienten mit überwiegend psychogener Ätiologie erkannt und einer entsprechenden psychogenen Subdifferenzierung zugeführt werden, ohne daß weitere somatische Untersuchungen zur Verbesserung der differentialdiagnostischen Abwägung vonnöten sind. Des weiteren werden ggf. endokrinologisch verursachte Formen der erektilen Dysfunktion diagnostiziert.

Die wesentlichen Elemente dieser diagnostischen Stufe sind Anamnese, erweiterte Sexualanamnese und psychologische Diagnostik, körperliche Untersuchung und Labordiagnostik. Nützlich ist weiterhin das Ausfüllen eines standardisierten Fragebogens durch den Patienten. Dieser dient zum einen der umfassenden standardisierten Anamneseerhebung, zum anderen führt er den Patienten durch die Fülle der Fragen in die Vielschichtigkeit der Problematik ein und weckt so Verständnis für die aufwendige und auch für den Patienten teils unangenehme Diagnostik.

Anamnese

Neben der Allgemeinanamnese solle das Augenmerk auf für das Erektionsgeschehen relevante Ereignisse gerichtet werden: Operationen, besonders im kleinen Becken, Unfälle, Rückenmark- bzw. Wirbelsäulenerkrankungen, systemische oder lokale Geschehnisse. Die klassischen internistischen Risikofaktoren der erektilen Dysfunktion sind detailliert abzufragen (Nikotinabusus, Diabetes, Hypercholesterinämie, Hypertonie; lassen sich 3 dieser 4 Faktoren verifizieren, dann ist die Wahrscheinlichkeit des Vorhandenseins einer organischen Ursache $> 70\%$).

Situatives (z. B. im Urlaub oder bei anderen Gelegenheiten mit verringertem Streß), partner- oder praktikabhängiges Erektionsverhalten (z. B. mit anderer Partnerin, bei Masturbation) sowie das Auftreten nächtlicher und morgendlicher Erektionen sind zu erfragen. Hier ist anzumerken, daß man grundsätzlich zwischen psychogenen, reflexogenen und nächtlichen Erektionen differenzieren muß. Sie unterscheiden sich durch eine unterschiedliche autonome Innervation: Während psychogene Erektionen vom parasympathischen Erektionszentrum im Sakralmark $S 2-4$ induziert werden, ist das sympathische Erektionszentrum $T 11 - L 2$ für nächtliche und morgendliche Erektionen verantwortlich. Reflexogene Erektionen werden afferent über den N. pudendus und efferent über das sakrale Erektionszentrum induziert. Aufgrund der unterschiedlichen Vulnerabilität dieser peripheren autonomen Innervationsstränge berichten manche Patienten über nächtliche Erektionen, verneinen aber ausreichende psychogene Erektionen (z. B. Patienten mit tiefer Querschnittslähmung). Die früher oft benutzte Folgerung „nächtliche Erektionen bei erektiler Dysfunktion = psychogene erektile Dysfunktion" ist heute nicht mehr haltbar.

Der Beginn der erektilen Dysfunktion, ob plötzlich oder schleichend, ist zu erfragen. Die Art der Erektionsstörung ist näher zu definieren, so ob generell verminderte maximale Rigidität, ob zu früher Abfall einer kurzzeitig erreichten maximalen Rigidität oder ob ein kompletter Tumeszenzverlust (sehr selten) besteht. Weiterhin ist gezielt nach einer vorliegenden oder in der Entwicklung der erektilen Dysfunktion beobachteten Ejaculatio praecox zu fahnden, die vom Patienten oft mit einer erektilen Dyfunktion verwechselt wird. Eine stattgefundene Verbiegung oder Verkrümmung des Penisschafts bei der (Rest-)Erektion als Korrelat einer Induratio penis plastica muß explizit abgefragt werden.

Psychologische Diagnostik und Sexualanamnese
Die Berücksichtigung psychischer und paarbezogener Faktoren ist in der Diagnostik einer komplexen sexuellen Störung wie der erektilen Dysfunktion unerläßlich. In der klinischen Praxis besteht die Aufgabe der Diagnostik weniger in einer Klassifizierung oder Kategorisierung der Störung, sondern in der auf gezielt erhobenen Befunden basierenden, gemeinsam mit dem Patienten erarbeiteten Planung eines Behandlungsansatzes. Da psychische und partnerschaftliche Einflüsse – seien sie nun primärer oder reaktiver Natur – das Geschehen von der Entstehung über die Diagnostik bis zur Therapie der erektilen Dysfunktion entscheidend mitbestimmen, können sie aus dem diagnostischen Prozeß nicht ausgeklammert werden. Dabei ist zu unterscheiden zwischen der Basisdiagnostik und einer speziellen erweiterten psychologischen Diagnostik und Sexualanamnese (s. Kap. 3.2). Während die letzteren einem sexualmedizinisch kompetenten Psychologen oder Arzt überlassen werden sollten, gehört die Basisabklärung in die Hand des ärztlichen Hauptansprechpartners, der sich auf der Grundlage seiner Befunde und seiner oft über einen längeren Zeitraum reichenden Kenntnis des Patienten dazu ein Bild machen sollte.

Leider erleben wir es in unserer Spezialsprechstunde häufig, daß selbst sehr erfahrene somatische Kollegen bei deutlicheren psychischen oder psychosomatischen Problemen sich schnell als überfordert, nicht zuständig oder nicht kompetent genug erleben. Für den Patienten hat dies den Nachteil, daß sein Problem nicht in der Gesamtheit seiner somatischen und psychischen Aspekte behandelt wird, sondern er gleichsam „aufgesplittet" und auf verschiedene Fachdisziplinen aufgeteilt wird.

Dies ist tatsächlich aber nur in einem Teil der Fälle notwendig, während in der Mehrzahl eine psychosomatische Basisdiagnostik ausreicht, um zu einem sinnvollen Behandlungsansatz zu kommen. Die dazu notwendigen Kenntnisse und Fertigkeiten können teils im Selbststudium, teils mit begrenztem Aufwand in Weiterbildungen erworben werden (zu Fragen der Aus- und Weiterbildung s. S. 89). Eine solche psychosomatische Basisdiagnostik „aus einer Hand" hat darüber hinaus den Vorteil, daß sie nicht nur der Befunderhebung und Informationssammlung dient, sondern bereits lebendige Sexualberatung ist, an die sich nahtlos die Diskussion der in Frage kommenden Therapieoptionen anschließen kann.

In unserer klinischen Praxis erleben wir es häufig, daß von Kollegen zwar bei jüngeren Männern mit Erektionsproblemen auf psychische und paarbezogene Aspekte geachtet wird, bei Männern mittleren Alters aber viel seltener und bei älteren Männer nur noch in einzelnen Fällen. Dies ist aber quasi ein „systematischer Fehler", der in vielen Fällen zu einer unzureichenden Therapie führen dürfte. Gerade beim älter werdenden Mann erhöht sich die Anfälligkeit für psychosoziale Faktoren durch den langsameren, vulnerableren und situationsabhängigeren Ablauf der sexuellen Reaktion, so daß Störeinflüsse viel eher „durchschlagend" und erektionsbeeinträchtigend wirken können. Bei Männern der mittleren Altersgruppe sollte daher besonders auf belastende Lebensereignisse (berufliche Sorgen, Arbeitslosigkeit, Verlusterlebnisse, Verschlechterung der Beziehung oder Scheidung) geachtet werden, da die Erektionsproblematik nur in deren Kontext beurteilt werden kann.

Bei älteren Männer schließlich werden psychische Faktoren oft übersehen, weil somatische Ursachen fast immer präsent sind und im Vordergrund stehen. Da die Ausprägung der somatischen Ursachendimension aber keine Rückschlüsse auf die Ausprägung der psychischen Ursachendimension (und umgekehrt) zuläßt, darf auch in diesen Fällen auf eine psychosomatische Basisdiagnostik nicht verzichtet werden.

Die Einbeziehung der Partnerin in die psychosomatische Basisdiagnostik wird kontrovers diskutiert. Sie kann wertvolle Informationen bringen, die die diagnostische Einschätzung nicht selten korrigieren oder zumindest komplettieren, und sie ist für die Einschätzung der Prognose verschiedener Behandlungsoptionen fast unerläßlich. Andererseits kann es für den Patienten sehr belastend sein, wenn er über sein „Versagen" im Beisein der Partnerin berichten soll. Darüber hinaus kann es für viele Männer eine wichtige Erfahrung sein, einen geschützten Raum „für sich allein" zu haben, in dem sie zunächst eine vertrauensvolle Beziehung aufbauen können und ihre Sicht und ihr Erleben darstellen können. Hier sollte im individuellen Fall entschieden werden, ohne jedoch partnerschaftliche Bezüge aus den Augen zu verlieren.

Der Einsatz von Fragebögen kann als Ergänzung oder auch zur Vorbereitung des klinischen Gesprächs sinnvoll sein. Dabei sollten allerdings speziell zur Untersuchung erektiler Dysfunktionen konstruierte Instrumente eingesetzt werden, da allgemeine psychologische Fragebögen keine Spezifität besitzen und nur in wenigen Fällen indiziert sind.

Laboruntersuchungen
An Laborparametern empfiehlt sich routinemäßig die Bestimmung der Elektrolyten, des kleinen Blutbildes, der Blutfette, Nüchternglukose, Nieren- und Leberwerte; an Hormonen genügt bei unauffälliger endokrinologischer Anamnese und normalem Befund als Screening die Bestimmung des Testosterons. Ergibt sich ein vermeintlich erniedrigtes Testosteron, so sollte dies aufgrund seiner zirkadianen Schwankungen erneut bestimmt werden. Erst wenn sich hier erneut ein erniedrigter Testosteronwert zeigt, sollte eine erweiterte endokrinologische Labordiagnostik (freies und gebundenes Testosteron, Prolaktin, LH, FSH) und ggf. eine eingehende endokrinologische Diagnostik erfolgen.

In großen interdisziplinär untersuchten, nichtselektionierten Patientenserien wurde ein signifikantes Testosterondefizit mit einer Inzidenz von 6,5 – 8,5 % gefunden. Ob ein „Grauwertbereich" für ein latentes Testosterondefizit als Ursache für eine erektile Dysfunktion besteht und dieser Patientenanteil somit noch höher einzustufen wäre, ist zur Zeit reine Spekulation, aber im Bereich des Vorstellbaren. Testosteron selbst übt einen fördernden Einfluß auf die Empfindlichkeit der für das Erektionsgeschehen wichtigen neuronalen Erregungsüberleitung im zentralen Nervensystem aus. Es ist für die Dendritenaussprossung der spinalen Nerven der erektogenen Achse und deren Synapsen von Bedeutung.

Testosteron ist aber auch für den peripheren Erektionsmechanismus von großer Bedeutung; so konnten Studien der jüngsten Zeit zeigen, daß ein Testosteronentzug zu einer signifikant verringerten neuronalen Erregbarkeit und zu Apoptosis innerhalb des kavernösen Gewebes führt. Weiterhin führt eine Testosteronabnahme zu einer signifikanten Abnahme der kavernösen Stickoxid-(NO-)Synthase, wobei NO die überaus wichtige Rolle als Hauptneurotransmitter der penilen Erektion zukommt.

Gering invasive andrologische Diagnostik (Stufe II)

Ziel dieser nicht bzw. wenig invasiven diagnostischen Stufe ist die Beurteilung der kavernösen Kompetenz, d. h. des Zustands und der funktionellen Kapazität der kavernösen Muskulatur und ihrer sie versorgenden Nerven und Gefäße. Neben der Beurteilung der (funktionellen) penilen Hämodynamik ermöglichen sie eine Aussage zur penilen autonom-motorischen Innervation sowie Rückschlüsse auf den Zustand der kavernösen glatten Muskulatur.

Die andrologische Diagnostik von Erektionsstörungen besteht im wesentlichen aus den nicht bzw. wenig invasiven Methoden Corpus-cavernosum-EMG (CC-EMG), SKAT-Testung und Doppler- bzw. Duplexsonographie.

Zur SKAT-Testung und Doppler-/Duplexsonographie ist anzumerken, daß sie ein funktionelles Organ beurteilen. Um die Rate falsch-positiver Ergebnisse möglichst niedrig zu halten, muß auf eine entspannte Atmosphäre während der Untersuchungen geachtet werden; Aufregung oder Streß des Patienten gehen mit einer Erhöhung des Sympathikotonus einher, was eine Kontraktion der kavernösen glatten Muskeln nach sich zieht. Diese Kontraktion äußert sich dann (trotz ggf. normaler Verhältnisse) z. B. in einer negativen SKAT-Testung, einer pathologischen Dopplerkurve oder (in der 3. diagnostischen Stufe) einer kavernösen Okklusionsstörung (venöse Lecks) in der Kavernosometrie.

Diese erhebliche Beeinflußbarkeit der SKAT-Testung durch eine Erhöhung des Sympathikotonus sowie die möglichen gravierenden Nebenwirkungen dieser Untersuchung (prolongierte Erektion!) veranlaßten uns zur Reorganisation unserer Spezialsprechstunde für erektile Dysfunktion: Während wir früher schon im Rahmen des Erstbesuchs eine SKAT-Testung durchführten, registrieren wir nun die kavernöse elektrische Aktivität (CC-EMG) als erste semiinvasive diagnostische Maßnahmen. Hierdurch erlebt der Patient eine kavernöse Punktion, ohne die möglichen Nebenwirkungen der kavernösen Injektion vasoaktiver Substanzen zu riskieren. Durch diese Staffelung mit Duchführung des CC-EMGs vor der SKAT ist es dem Patienten möglich, das Aufklärungsgespräch zur SKAT besser zu verstehen. Diese Auffassung wird auch von Juristen geteilt.

Corpus-cavernosum-EMG (CC-EMG)

Das CC-EMG (früher auch „SPACE" = single potential analysis of cavernous electric activity genannt) dient, analog zum EKG des Herzens oder zum EMG quergestreifter Muskeln, der Registrierung der extrazellulär ableitbaren muskulären elektrischen Aktivität, hier der glattmuskulären kavernösen elektrischen Aktivität. Diese elektrische Aktivität der Muskulatur tritt bei Tonusänderungen, z. B. Kontraktionen, auf. Wie die übrigen glatten Muskelorgane unseres Körpers zeigen auch die kavernösen Muskelzellen Spontankontraktionen einer bestimmten Rhythmik. Normalerweise läßt diese im flazziden Zustand bestimmte Muster erkennen: Kontraktionen der kavernösen Muskelzellen sind von extrazellulär ableitbarer elektrischer Aktivität begleitet. Diesen „Potentialen" von 12–18 s Dauer und einer Frequenz von ca. 0,4–2,5/min folgen Phasen elektrischer Ruhe (Abb. 3.1). Bei Patienten mit neurologisch definierten Läsionen oder einer kavernösen Myopathie fanden sich spezifische Änderungen dieser Erregungsmuster (Abb. 3.2). Das CC-EMG ermöglicht somit, wie auch das EMG quergestreifter Muskeln, die Diagnostik von neurogen-autonom und kavernös-myopathisch bedingten Erektionsstörungen, was von einer entscheidenden Therapierelevanz bei organisch bedingten Erektionsstörungen ist.

Kurz nach Beginn der ersten wissenschaftlichen Präsentation des CC-EMGs wurde von einigen Kollegen mit unsachlichen Argumenten versucht,

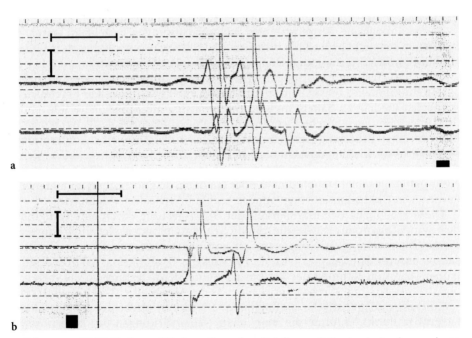

Abb. 3.1. a CC-EMG eines 26jährigen Gesunden. Bei diesem Patienten traten in 45 min 20 Potentiale mit einer durchschnittlichen maximalen Amplitude von 215 µV, Anzahl der monophasischen Elemente 3,9 und Dauer von 9,5 s auf. **b** CC-EMG eines 59jährigen Gesunden. Maximale Amplitude: 280 µV/cm. (Horizontale Balken = 2 s, vertikale Balken = 100 µV

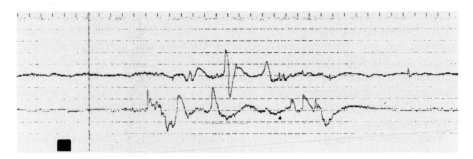

Abb. 3.2. CC-EMG nach radikaler Zystektomie

die Ableitbarkeit der elektrischen Aktivität glatter Muskelzellen und die Interpretierbarkeit der Befunde dieser Methode in Abrede zu stellen („Nadelelektrode in Banane"). Diese letztlich nicht haltbaren Anwürfe wurden nicht nur von international ausgewiesenen Elektrophysiologen und Neurophysiologen mit Unverständnis registriert (glattmuskuläre EMGs werden in physiologischen Laboratorien seit über 3 Jahrzehnten an den verschiedensten Organen aufgenommen), sondern in der Zwischenzeit auch wiederholt wissenschaftlich entkräftet.

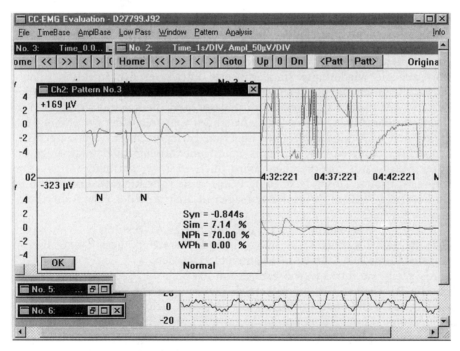

Abb. 3.3. Benutzeroberfläche unter Microsoft Windows 95. Die Messung kann in mehreren Fenstern editiert werden, die durch ein Rahmenfenster gesteuert werden. Ebenso lassen sich Informationen zu den Bewertungen der einzelnen Komplexe abfragen

Nach zahlreichen grundlagenwissenschaftlichen Arbeiten und 3 internationalen Consensus-Workshops steht außer Zweifel, daß das CC-EMG bei Normalpersonen und Patienten mit definierter Ätiologie reproduzierbar ableitbar ist und daß die registrierte elektrische Aktivität ihren Ursprung im glattmuskulären kavernösen Gewebe hat. Weiterin hat man sich über die wichtigsten Aufnahmeparameter international geeinigt, so daß die Messungen verschiedenster Gruppen mit unterschiedlichsten Gerätschaften vergleichbare Ergebnisse erbringen.

Trotz dieser breiten wissenschaftlichen Akzeptanz des CC-EMGs steht seiner allgemeinen klinischen Verbreitung entgegen, daß die Interpretation für einen Nicht-Elektrophysiologen schwierig zu erlernen und zeitaufwendig ist. Aus diesem Grund wurde in jüngster Zeit ein auf Expertenwissen basierendes Computerprogramm entwickelt (Abb. 3.3) und in die klinische Routine eingeführt, das eine automatische Erkennung und Auswertung des CC-EMGs erlaubt (Fa. Andromeda). Sollten sich die ersten erfolgversprechenden Ergebnisse mit diesem System reproduzieren lassen, so wäre damit ein wesentlicher Schritt zur wissenschaftlich fundierten Diagnostik der erektilen Dysfunktion und zu einer signifikant verbesserten Patientenversorgung getan. Insbesondere in der Patientenselektion zu operativ-rekonstruktiven Eingriffen (s. auch Kap. 4.10.2) oder zur alloplastischen Versorgung (s. auch Kap. 4.10.3) kommt dem CC-EMG eine entscheidende Rolle zu.

SKAT-Testung
Die SKAT-Testung (aus dem Englischen übernommen wird sie auch gelegentlich „Pharmakotestung" genannt) ist eine apparativ wenig aufwendige Methode zur globalen Beurteilung der kavernösen Funktionsfähigkeit. Die Erektionsantwort auf die wiederholte standardisierte intrakavernöse Injektion erlaubt Rückschlüsse auf die penile autonom-motorische neurogene Versorgung, den Zustand der glatten kavernösen Muskulatur und die kavernös-venösen Verschlußmechanismen: Werden langanhaltende (> 120 min) oder gar prolongierte Erektionen nach intrakavernöser Injektion geringer Dosen (z. B. 2 µg PGE_1) beobachtet, dann ist eine autonom-neurogene Ätiologie bei intakter kavernöser Muskulatur anzunehmen. Wird auch nach wiederholter Applikation von relativ hohen Dosen (z. B. 20 µg PGE_1) keine volle Rigidität erreicht, so ist ein kavernös-venöses Okklusionsversagen in über 90% der Fälle wahrscheinlich.

Bis vor kurzem nahm man an, daß mit der SKAT-Testung auch Aussagen über die penile Arterialisation möglich sind. Diese Hypothese konnte aber in jüngsten klinischen Studien nicht unterstützt werden.

Als geeignete intrakavernöse Injektion hat sich der Gebrauch von Prostaglandin E_1 bewährt. Um mögliche Nebenwirkungen von vornherein zu minimieren, sollte die erste Injektion (mit der auch gleich die Doppler-/Duplexsonographie durchgeführt werden kann) mit 5 µg PGE_1 begonnen werden. Zur Sicherung der Diagnose sollten *mindestens 3 Injektionen* (höchstens eine Injektion pro Tag!) durchgeführt werden. Diese repetitiven SKAT-Testungen sind notwendig, da durch Streß oder Angst des Patienten der Sympathikus aktiviert werden und somit die Wirkung der applizierten Pharmaka antagonisieren kann. Wird auch unter Anwendung der Höchstdosis von 20 µg PGE_1 keine volle Rigidität unter klinischen Bedingungen erreicht, so sollte der Patient zur manuellen Selbststimulation aufgefordert werden, um die Möglichkeit einer besseren Rigidität unter etwas physiologischeren Bedingungen zu überprüfen.

Die größte Gefahr bei der SKAT-Testung stellen die *prolongierten Erektionen* (> 4 h) dar, die bei bis zu 10% der Patienten bei Verwendung von Papaverin/Phentolamin auftreten können. Die Möglichkeit der jederzeit verfügbaren und kompetenten Behandlung dieser Komplikation (bis hin zur operativen Maßnahme!), die bei PGE_1 zwar selten ist, mit deren Vorkommen aber unbedingt gerechnet werden muß, ist unabdingbare Voraussetzung der SKAT-Testung.

Dopplersonographie
Die Dopplersonographie dient der Beurteilung der funktionellen Kapazität der penilen Arterien (Abb. 3.4). Im flakziden Zustand wird ein großer Teil des arteriellen kavernösen Bluts an den Schwellkörpercavernen vorbeigeshuntet. Nur im Stadium der Tumeszenz kommt es zu einem maximalen Einstrom in die kavernösen Sinus bei gleichzeitigem Verschluß der a.-v.-Shunts. Aus diesem Grunde ist die Dopplersonographie der penilen Gefäße nach intrakavernöser Injektion vasoaktiver Substanzen nicht nur wesentlich vereinfacht, sondern überhaupt erst aussagekräftig. Eine Erhöhung der Meßgenauigkeit wird durch den Einsatz der Duplex- bzw. der farbkodierten Duplexsonographie erreicht (Abb. 3.5).

Diese Untersuchung kann im Rahmen der SKAT-Testung in den diagnostischen Ablauf eingebaut werden. Da unterschiedliche Substanzen und verschiedene Dosierungen in nicht vergleichbaren Werten resultieren, muß darauf geachtet werden, daß möglichst immer mit der gleichen Dosierung gemessen wird. Auch sollte sichergestellt sein, daß mit der verwendeten Substanz in der

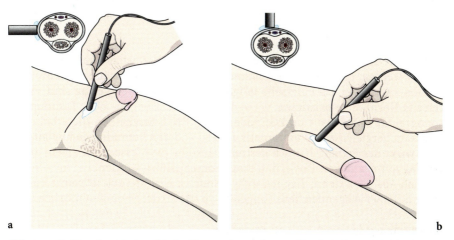

Abb. 3.4 a, b. Dopplersonographische Untersuchung der penilen Arterien. **a** Positionierung der Dopplersonde zum Aufsuchen der profunden Penisarterien. **b** Positionierung der Dopplersonde zum Aufsuchen der dorsalen Penisarterien

Abb. 3.5 a, b. Duplexsonographische Untersuchungstechnik der Penisarterien.
a Ventrale Positionierung des Ultraschallkopfs bei beginnender Rigidität. Für eine optimale Untersuchung ist eine ausreichende Menge Kontaktgel erforderlich.
b Schematisierte Darstellung peniler Gefäße. Die Ableitung der Dopplerspektren erfolgt ausschließlich von den Aa. profundae *(2)* et dorsales penis *(3)*. Die Darstellung der Aa. uethrales *(1)* sowie der penilen Venen – hier V. dorsalis penis profunda *(4)* – ist für die doppler- bzw. duplexsonographische Befundung der penilen Hämodynamik nicht von Bedeutung

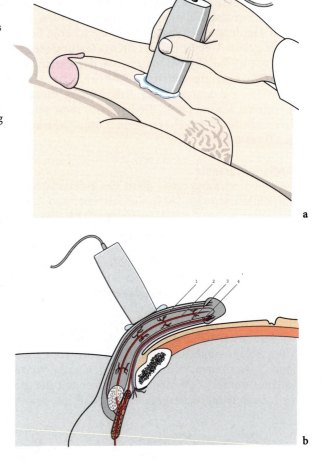

angewendeten Dosierung Normwerte bestehen oder selbst an Normalpersonen erstellt werden, um die bei Patienten erhobenen Parameter entsprechend einordnen zu können. Da einerseits mögliche Komplikationen gering sind, andererseits Normwerte existieren, verwenden wir zur Doppler- oder Farbduplexsonographie entweder 5 µg PGE_1 oder 1 mg SIN-1. Erscheinen die erhobenen Werte im Vergleich zur Symptomatik und zu anderen Befunden nicht plausibel oder wirkt der Patient deutlich gestreßt, so sollte die Messung an einem anderen Tag mit der selben Dosierung erneut durchgeführt werden.

Nach Abschluß der 2. diagnostischen Stufe ist eine therapierelevante Zuordnung des überwiegenden Teils (ungefähr 70–85%) der Patienten möglich.

Invasive andrologische Diagnostik (Stufe III)

Ziel dieser letzten diagnostischen Stufe ist entweder die Abklärung einer möglichen Operationsindikation als Vorbereitung zu operativ-rekonstruktiven Ver-

Abb. 3.6 a, b. Komplexe Insuffizienz des venös-okklusiven Systems des Corpus cavernosum in a.-p.- und schräger Projektion. Der Abstrom von Kontrastmittel über mehrere Venen ist dargestellt

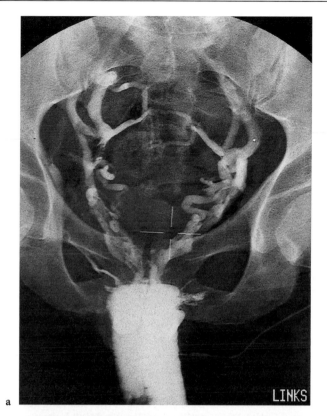

a

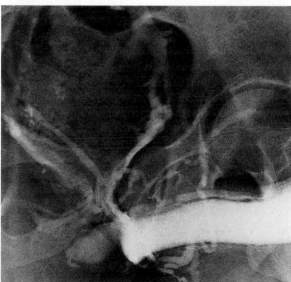

b

fahren oder (seltener) die weitere Abklärung von Verdachtsmomenten, die sich in der vorherigen Diagnostik ergeben haben.

Bezüglich der Vorbereitung der operativ-rekonstruktiven Verfahren, d. h. der arteriellen Revaskularisaton oder der penilen Venenchirurgie, besteht die invasive andrologische Diagnostik aus der selektiven Pharmakophalloarteriographie sowie der Pharmakokavernosometrie und -kavernosographie (Abb. 3.6). Diese Untersuchungsverfahren sollen klären, ob eine vorgeschaltete arterielle Einflußstörung, z. B. im pudendalen Segment, oder eine kavernös-venöse Abflußstörung vorliegt. Im Falle einer in der Kavernosometrie nachgewiesenen Abflußstörung erfolgt die anatomische Zuordnung, d. h. die Identifikation der abnormal drainierenden Venen (eine mögliche Ursache dieser Störung innerhalb des kavernösen Gewebes wurde mittels CC-EMG weitgehend ausgeschlossen), durch die Kavernosographie.

Bis vor ca. 2 Jahren führten wir bei bestimmten gutachterlichen Fragestellungen, z. B. bei behaupteter posttraumatisch bedingter erektiler Dysfunktion, eine selektive Parmakophalloarteriograpie durch (Abb. 3.7). Da diese Untersuchung zum einen invasiv ist, einen stationären Aufenthalt mit hohen Kosten erfordert und mögliche gravierende Komplikationen nach sich ziehen kann (wir erlebten einen alloplastischen Ersatz der A. iliaca externa), zum anderen aber neueste Ergebnisse zeigen, daß die posttraumatische erektile Dysfunktion ganz überwiegend auf Grund einer autonom-motorischen Innervationsstörung beruht, veranlassen wir sie im Rahmen dieser Fragestellung nur noch in Ausnahmefällen (Abb. 3.8). In der Routine wird bei diesen Patienten zum jetzigen Zeitpunkt neben der Basisdiagnostik noch eine Farbduplexsonographie, eine SKAT-Testung und ein CC-EMG durchgeführt.

Eine erweiterte neurologische Untersuchung mit ggf. bildgebender röntgenologischer Diagnostik wie CT oder MRT halten wir nur dann für gerechtfertigt, wenn sich in der vorangegangenen Abklärung der Verdacht einer möglicherweise gravierenden Erkrankung ergab.

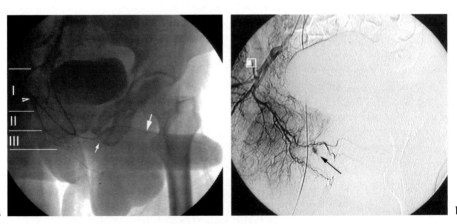

Abb. 3.7. a Normales Penisangiogramm. I, II, III: Segmente der A. pudenda interna *(Pfeilkopf)*. *Großer Pfeil:* A. dorsalis penis, *kleiner Pfeil:* A. profunda penis. Ein Teil der gegenseitigen A. profunda penis ist auch dargestellt. b DSA der pudendalen Gefäße. *Pfeil:* Bulbusschweif

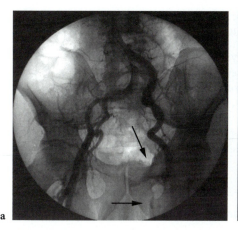 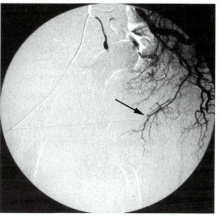

Abb 3.8 a, b. Patient mit posttraumatischer erektiler Dysfunktion. Ausgeheilte vordere Beckenringfrakturen links (**a**, *Pfeile*) mit komplettem Verschluß der A. penis (**b**, *Pfeil*)

3.2 Psychologische Diagnostik und Sexualanamnese

U. HARTMANN

Der psychologischen Evaluation und der Erhebung einer fachgerechten Sexualanamnese kommen im Kanon der Diagnostik erektiler Dysfunktionen wichtige Aufgaben und Funktionen zu. Im Rahmen unserer Spezialsprechstunde soll das psychologische Gespräch

- die psychosozialen und paarbezogenen Faktoren identifizieren, die zur Auslösung und Aufrechterhaltung der Erektionsstörung beitragen,
- abklären, ob die erektile Dysfunktion überwiegend psychogen ist und welcher Verursachungsmodus im Vordergrund steht,
- dem Patienten Sinn und Zweck der (somatischen und psychologischen) Untersuchungen erklären und ihm die Befunde und deren Implikationen erläutern,
- die möglichen Therapieoptionen gemeinsam erörtern, um zu einem „passenden" Behandlungsansatz zu kommen.

Dieses Aufgabenspektrum dürfte verdeutlichen, daß die psychologische Diagnostik – wie es für alle eingesetzten Untersuchungsmethoden gelten sollte – nicht einem reinen Sammeln von Daten dient, sondern dazu, auf der Grundlage der individuellen Situation des Patienten ein möglichst erfolgversprechendes Behandlungsprogramm zu formulieren. Dabei gilt die Leitlinie, daß die Prognose wichtiger als die Diagnose ist [17] und eine verläßliche Einschätzung prognostischer Kriterien nur gemeinsam mit dem Patienten und ggf. dessen Partnerin erfolgen kann. Um dies zu erreichen, ist eine möglichst umfassende

Analyse psychosozialer und paarbezogener Faktoren notwendig, da diese die folgenden Bereiche maßgeblich beeinflussen:

- die Ätiopathogenese der erektilen Dysfunktion,
- die Problemdefinition und „Privattheorie" des Patienten,
- die Auswirkungen der Erektionsstörung auf die Lebensqualität, das psychische Befinden und die Partnerschaft,
- die somatische Befunderhebung,
- die Entscheidung für eine Therapieoption und
- die Durchführung und Effektivität der Therapie.

3.2.1
Psychologische Evaluation und Verursachungskonzepte erektiler Dysfunktionen

Männer mit Erektionsstörungen bilden eine äußerst heterogene Patientengruppe, und die Unfähigkeit, eine Erektion zu erreichen oder aufrecht zu erhalten, kann als das Endergebnis einer Vielzahl möglicher Verursachungsmuster betrachtet werden. Wir haben immer wieder – gegenüber psychologischer wie somatischer Medizin – dafür plädiert, die im Zuge der rasanten Entwicklung der somatischen Methodik in den 80er Jahren eher stärker als schwächer gewordene Dichotomisierung in organogen versus psychogen aus theoretischen wie klinisch-praktischen Gründen aufzugeben [3, 5, 12]. Inzwischen scheint diese rigide Polarisierung tatsächlich überwunden, da weithin die Überzeugung übernommen wurde, daß bei erektilen Dysfunktionen somatische und psychische Faktoren eng ineinander greifen.

Die Annahme einer „gemischten" Ätiologie und die Vorstellung eines Kontinuums, das ähnlich einer Normalverteilung von einer kleinen Randgruppe „rein" psychogener über den großen Mittelbereich der gemischten Verursachung bis hin zur anderen Randgruppe der „rein" organogenen Erektionsstörungen reicht [2], entspricht allerdings heute nicht mehr dem aktuellen Kenntnisstand der Ätiopathogenese erektiler Dysfunktionen. Ähnlich wie LoPiccolo [14] sind wie der Ansicht, daß ein *Mehrachsenmodell* dem Phänomen am ehesten gerecht werden kann, da es den Vorzug bietet, daß organogen und psychogen nicht die entgegengesetzten Enden einer bipolaren, eindimensionalen Skala sind, sondern zwei verschiedene und unabhängig voneinander variierende Dimensionen. Dieses Erklärungsmodell entspricht der Praxisrealität, in der Männer mit erektilen Dysfunktionen ausgeprägte somatische *und* psychosoziale Störungsursachen haben können, auf beiden Dimensionen unauffällig sein können oder eine beliebige Kombination hoher und niedriger Ausprägungen auf jeder Dimension aufweisen.

Daraus folgt weiter, daß es nicht statthaft ist, beim Vorhandensein eines eindeutigen psychosozialen Faktors auf eine somatische Abklärung völlig zu verzichten und umgekehrt. LoPiccolo [14] weist ironisch darauf hin, daß dies sonst bedeuten würde, daß ein ernstes Eheproblem die Ausbildung einer Arteriosklerose der für die Erektion entscheidenden Gefäße verhindern müßte. In einer von LoPiccolo nach dem Modell der zwei unabhängigen Dimensionen durchgeführten Evaluationsstudie zeigte sich tatsächlich mit einem Korrelationskoeffizienten von r = - 0,58 nur ein mäßiger negativer Zusammenhang zwischen den Ausprägungen der somatischen und psychosozialen Störfaktoren, was dafür spricht, daß die Annahme einer eindimensionalen, bipolaren Skala die klinische Realität nicht korrekt repräsentieren kann.

Akzeptiert man die Argumentation für ein Mehrachsenmodell der Störungsentstehung bei erektilen Dysfunktionen, so bringt das weitreichende Konsequenzen für Diagnostik und Behandlung mit sich. Für die psychologische Diagnostik impliziert dieses Modell vor allem, daß „psychogen" keine Ausschlußdiagnose sein darf. Ergibt eine somatische Untersuchung keine signifikanten Befunde, dann sagt dies noch nichts über das Vorliegen und die Qualität psychischer Faktoren, da sich diese nicht aus der Reaktion auf eine intrakavernöse Injektion oder eine andere somatische Untersuchung erschließen lassen. Vielmehr müssen sie positiv nachgewiesen und „aktiv" eruiert werden, unter Anwendung entsprechender Untersuchungsmethoden. Dabei ist „psychogen" nicht nur keine Restdiagnose, sondern auch kein einheitlicher, homogener Block, da hier – parallel zur Differenzierung somatischer Ursachen – verschiedene Konstellationen und Verursachungsmodi unterschieden werden müssen [4, 6], die für die Behandlung wichtige Konsequenzen haben.

Schließlich korrespondiert ein Mehrachsenmodell mit dem von uns seit längerem vertretenen Konzept, nach dem eine erektile Dysfunktion als Regulationsstörung aufgefaßt werden kann [2, 12]. Beide Annahmen, das Mehrachsenmodell wie das Konzept der Regulationsstörung, implizieren für die Diagnostik eine Suchhaltung, die nicht nach *der* Ursache der erektilen Dysfunktion forscht, sondern in einem lebendigen, dynamischen System nach Faktoren Ausschau hält, die die Regulation von sexueller Erregung und Erektion beeinträchtigen, die aber auch kompensatorische und erektionsfördernde Faktoren registriert, die für Prognose und Therapiewahl nicht selten bedeutsamer sind als die Störfaktoren.

Für die diagnostische Praxis bedeuten diese Überlegungen, daß eine Evaluation beider Dimensionen, der organischen und psychosozialen und ihrer jeweiligen Differenzierungen, unerläßlich ist, um ein adäquates Bild der individuellen Problematik gewinnen und – wichtiger noch – einen erfolgversprechenden Behandlungsansatz konzipieren zu können. Um dies zu erreichen, bedarf es keineswegs und schon gar nicht routinemäßig in jedem Fall hochdifferenzierter und minutiös festgelegter „Diagnostik-Algorithmen", sondern eines gezielten und wohlüberlegten, so „sparsam" wie möglich gestalteten und auf den einzelnen Patienten zugeschnittenen Vorgehens.

3.2.2
Zur Praxis der psychologischen Diagnostik

Im folgenden sollen wichtige Aspekte der Gesprächsführung und Anamneseerhebung sowie die wesentlichen Inhalte einer psychologischen Evaluation im Überblick dargestellt werden. Bevor wir uns eingehender mit der zentralen Untersuchungsmethode der psychologischen Diagnostik, dem

Gespräch bzw. klinischen Interview, beschäftigen, soll ein kurzer Blick auf psychometrische Instrumente und Fragebögen als zweiter Methode geworfen werden.

Psychometrische Instrumente und Fragebögen

Nur in vergleichsweise wenigen Fällen ist in der Diagnostik erektiler Dysfunktionen der Einsatz standardisierter Persönlichkeitsfragebögen indiziert. Abgesehen von Forschungsfragestellungen ist die Verwendung solcher Instrumente nur angezeigt bei Patienten mit primären psychogenen Erektionsstörungen, die häufig mit tiefer verwurzelten Persönlichkeits- oder neurotischen Störungen in Zusammenhang stehen, sowie bei sekundären erektilen Dysfunktionen, bei denen ebenfalls der Eindruck entsteht, daß schwerwiegendere psychische Probleme maßgeblich am Geschehen beteiligt sind. Andererseits kann gerade in diesen Fällen nicht auf eine fachgerechte psychiatrisch-psychologische Urteilsbildung verzichtet werden, so daß diese Instrumente nur zur Ergänzung oder Bestätigung der klinischen Einschätzung ihre Berechtigung haben.

Je nach Fragestellung können umfassendere, mehrdimensionale Persönlichkeitsinventare wie das Freiburger Persönlichkeitsinventar (FPI), das Minnesota Multiphasic Personality Inventory (MMPI) oder die Symptom-Checkliste von Derogatis (SCL-90-R) zum Einsatz kommen sowie Fragebögen, die speziellere Persönlichkeitsmerkmale adressieren wie z.B. das Narzißmus-Inventar, der Fragebogen zur Partnerschaftsdiagnostik (FPD), bestimmte Angstskalen (z.B. STAI) oder auch Inventare, die das eigene Körperbild messen (FeBK, BSQ). Alle genannten Fragebögen sind über die Testzentrale des Bundes Deutscher Psychologen (BDP) erhältlich.

Vereinzelt sind Persönlichkeitsfragebögen bei Patienten mit Erektionsstörungen eingesetzt worden, um mit diesen eine Differenzierung in organogene vs. psychogene Verursachung vorzunehmen [Überblick in 2, 4]. Die Fragebögen haben sich in Wiederholungsuntersuchungen jedoch als untauglich erwiesen, diese Frage zu beantworten, die heute ohnehin als obsolet zu gelten hat.

Während also der Einsatz von standardisierten Persönlichkeitsfragebögen und auch von allgemeinen Sexualfragebögen in der Diagnostik erektiler Dysfunktionen nur einen untergeordneten Stellenwert hat, kann die Verwendung von Instrumenten, die speziell zur Untersuchung und Klassifikation von Erektionsstörungen konstruiert wurden, durchaus Sinn machen. Dabei ist zu unterscheiden zwischen Kurzfragebögen, die dem Kliniker gewissermaßen auf einen Blick einen kompakten Eindruck der Problematik geben können, und differenzierteren Fragebögen, die die sexuelle Störung und ihre Rahmenbedingungen umfassender abfragen und als Vorbereitung und Ergänzung der Sexualanamnese dienen können.

Ein aktuelles Beispiel für einen Kurzfragebogen ist der „International Index of Erectile Dysfunction (IIEF)" [18], der für eine internationale multizentrische klinische Studie entworfen wurde, in verschiedenen Sprachen vorliegt und aus nur 16 Items besteht. Der von uns selbst entwickelte Kurzfragebogen für sexuelle Dysfunktionen (KFSD) ist mit 21 Items umfangreicher, dürfte dem Kliniker aber auch einen besseren Überblick über die sexuelle Störung geben. Der seit etlichen Jahren von uns verwendete Impotenzfragebogen (IFB) ist ein Beispiel für einen differenzierten, multidimensionalen Fragebogen, der uns in unserer Spezialsprechstunde als Vorbereitung, Komplettierung oder auch zur nachträglichen Überprüfung des klinischen Gesprächs wertvolle Dienste leistet [4, 12]. Eine revidierte und verkürzte Fassung wird momentan auf ihre Tauglichkeit überprüft und soll in standardisierter Form – ebenso wie der KFSD – dem Praktiker verfügbar gemacht werden. Ein wichtiger Vorzug derartiger standardisierter Spezialfragebögen liegt darin, daß es für den Kliniker dann möglich ist, mit Hilfe entsprechender Normentabellen die Resultate seines Patienten mit einer großen Gruppe von erektionsgestörten und nicht sexuell gestörten Männern zu vergleichen.

Zur Gesprächsführung und Technik der Sexualanamnese

Das Sprechen über Sexualität ist für Ärzte wie Patienten nach wie vor keine Selbstverständlichkeit, ist häufig mit Hemmungen oder Gefühlen von Scham oder Peinlichkeit verbunden und wird nicht selten ganz vermieden bzw. „abgewürgt". Andererseits ist in den vergangenen 2 Jahrzehnten unverkennbar eine Entwicklung eingetreten, die dazu geführt hat, daß auch und gerade ältere Patienten sich nicht mehr scheuen, ihre sexuellen Probleme anzusprechen und von ihrem Arzt entsprechende diagnostische und therapeutische Kompetenz erwarten. Gerade daran mangelt es im Bereich sexueller Störungen aber nach wie vor, da die die Ausbildungsmöglichkeiten hierzulande immer noch sehr unbefriedigend sind. Das hat u.a. zur Folge, daß die Möglichkeiten, die das Untersuchungsgespräch oder die Sexualanamnese bieten, nicht ausgeschöpft werden und therapeutisch gehandelt wird, bevor die Störung in ihrer Entstehung und Bedeutung ausreichend verstanden wurde.

Demgegenüber kann ein kompetent geführtes, „geglücktes" Gespräch nicht nur die gewünschten Informationen liefern, sondern eine therapeutische Beziehung herstellen und den Weg in Beratung und Therapie öffnen. Die Voraussetzungen, die auf seiten des Arztes oder Psychologen gegeben sein sollten, haben wir an anderer Stelle detailliert beschrieben [12] und wollen sie daher hier nur noch einmal aufführen: Neben einer positiven Grundeinstellung bezüglich der Bedeutung „sexueller Gesundheit" werden umfangreiche Kenntnisse über die Vielfalt der Phänomene gestörter wie nicht gestörter Sexualität benötigt, ein reflektierter Bezug zur eigenen Sexualität sowie ein freies Sprechenkönnen über sexuelles Erleben und Verhalten.

In der Praxis sind eine Reihe von Gesichtspunkten wichtig, die wir teilweise bereits im Kapitel über die Sexualtherapie (Kap. 4.2) beschrieben haben. Eines dieser Grundprinzipien betrifft die Herstellung eines Arbeitsbündnisses mit dem Patienten, ein anderes die Notwendigkeit des umfassenden Verstehens der Störung, ihrer Bedeutung und ihres Kontextes. Um diese Prinzipien umzusetzen, muß der Arzt zunächst den persönlichen Bezugsrahmen des Patienten erkennen und akzeptieren, um auf dessen Grundlage ein vorläufiges Arbeitsbündnis herzustellen. Besonders wichtig ist das subjektive Krankheitsmodell, die persönlichen Überzeugungen des Patienten über seine Problematik und ihre Entstehung.

Die große Mehrzahl der Patienten unserer Spezialsprechstunde ist der Ansicht, daß für ihre Störung somatische Ursachen verantwortlich sind. Auch wenn in der Sexualanamnese frühzeitig deutlich wird, daß psychische oder paarbezogene Faktoren sehr wohl maßgeblich beteiligt sind, ist es meist nicht konstruktiv, den Patienten davon rasch überzeugen zu wollen, da das den Aufbau einer positiven Arzt-Patient-Beziehung beeinträchtigt und zu einem argumentativen „Hick-Hack" führen kann. Günstiger ist es, nach dem Prinzip des „Joinings" [7] den Patienten da „abzuholen", wo er steht, und ihm im Verlauf des Gesprächs alternative Perspektiven zu eröffnen. Gelingt ein solches Arbeitsbündnis, so kann die zentrale Aufgabe der Diagnostik, das Verstehen von Entstehung und Bedeutung der Störung und das Aufzeigen von passenden Behandlungsmöglichkeiten, meist erfolgreich erfüllt werden.

Die besondere Bedeutung des Erstgesprächs im Rahmen der Diagnostik wird häufig immer noch unterschätzt. Während es aus der Perspektive des Arztes in der diagnostischen Phase um die Erhebung von Befunden und das Sammeln von Informationen geht, gibt es für den Patienten keine wirkliche Unterteilung in Diagnostik und Therapie. Das Erstgespräch hat oft schon deshalb therapeutische Effekte, weil es für viele Patienten eine neue Erfahrung ist, offen und detailliert über ihr sexuelles Erleben und Verhalten zu berichten. Das Gespräch muß eine Atmosphäre der Offenheit und es Vertrauens schaffen, um es dem Patienten zu ermöglichen, sich seiner Empfindungen bewußt werden und sie mitteilen zu können.

Das diagnostische Gespräch bei erektilen Dysfunktionen erfordert in der Regel eine relativ starke verbale Aktivität des Arztes oder Psychologen. Diese dient dazu, dem Patienten Brücken zu bauen und Verbalisierungshilfen zu geben, sie gibt darüber hinaus Ermutigung bezüglich der Thematik, vermittelt eine gewisse Selbstverständlichkeit und hat Modellfunktion. Der Arzt muß dem Patienten vermitteln, daß er sich auskennt und ihn verstehen will. Dazu ist es günstig, dem Patienten das, was verstanden wurde, in eher kürzeren Abständen zusammenzufassen. Das schafft frühzeitig Transparenz, vermittelt dem Patienten Verständnis, gibt ihm Korrekturmöglichkeiten, hält ihn beim Thema und kann durch kleine Abwandlungen oder Umakzentuierungen des Zusammengefaßten auch konfrontative Elemente in das Gespräch bringen [12]. Je sicherer der Arzt sich auf diesem Terrain fühlt, um so eher kann auch dem Patienten eine gewisse Distanzierung von seinem Problem möglich werden, die dann ein gelösteres Gespräch bewirkt, in dem – soweit passend – durchaus auch humorvoll-selbstironische Elemente ihren Platz haben.

Die skizzierte Grundhaltung des Verstehens auf der Basis des Bezugsrahmens des Patienten verhindert auch, daß der Arzt oder Psychologe sich frühzeitig und unkritisch mit der (oft vorgetragenen) Ansicht des Patienten verbündet „Wenn die sexuelle Störung nicht wäre, wäre alles in Ordnung". Die erektile Dysfunktion wird so zum von beiden geteilten Feindbild, die es nicht zunächst einmal zu verstehen, sondern so schnell als möglich und wie auch immer zu beseitigen gilt. Demgegenüber zeigt Gschwind [1] anhand einer Reihe von Fallbeispielen aus einer sexualmedizinischen Ambulanz, wie ergiebig ein „szenisches Verstehen" sein kann, in dem nicht nur die „Fakten" der sexuellen

Störung, sondern auch die Präsentation des Problems durch den Patienten, die Art des Umgehens mit ihm und seine Gefühle betrachtet werden.

Ein für die psychologische Diagnostik erektiler Dysfunktionen spezifisches Problem soll diesen Abschnitt beschließen. Vielfach kommen die Patienten zur psychologischen Diagnostik und Beratung, nachdem sie eine z. T. differenzierte und umfassende somatische Erektionsdiagnostik abgeschlossen haben. Sind die Untersuchungen ohne signifikante Befunde geblieben, so wird dies dem Patienten nicht selten in einer Weise vermittelt, die besagt: „Wir haben nichts gefunden, es muß bei Ihnen etwas Psychologisches sein". Eine derart unglückliche Vermittlung eines erfreulichen Ergebnisses kann beim Patienten zwei, mitunter ineinandergreifende Effekte haben: Zum einen kann es dazu führen, daß Patienten fürchten, eine tiefgreifende psychische Störung zu haben oder – wie es von Patienten oft ausgedrückt wird – daß bei ihnen „im Kopf etwas nicht stimmt". Die zweite Variante läuft darauf hinaus, daß der Patient denkt und fühlt, daß die Faktoren, die sein Problem bedingen, „nichts" sind, verbunden mit den Konnotationen, daß diese Faktoren nichts gelten und auch nicht richtig behandelt werden können.

Diese mit ein wenig Mühe und Einfühlung leicht vermeidbaren Fehler müssen in der psychologischen Diagnostik aufgegriffen und korrigiert werden. Wie bei anderen psychischen Problemen und Störungen auch muß dem Patienten klar gemacht werden, daß diese nicht „nichts" sind [15], sondern häufige Ursachen für sexuelle Störungen darstellen und daß es spezifische Untersuchungs- und Behandlungsmethoden für sie gibt. Dem häufig verwirrten oder resignierten Patienten ist meist sehr damit geholfen, wenn ihm ein verständliches Erklärungsmodell vermittelt wird, das ihm in realistischer Weise Mut machen und die Akzeptanz der vorgeschlagenen diagnostischen und therapeutischen Maßnahmen nachhaltig verbessern kann.

Inhalte der Sexualanamnese

Die Sexualanamnese bei einem erektionsgestörten Patienten sollte sich primär auf den sexuellen Symptomstatus und die konkreten Entstehungsbedingungen der Problematik konzentrieren, weniger auf eine Einschätzung der Persönlichkeit oder der allgemeinen Biographie, und ein möglichst genaues Bild über die folgenden Bereiche liefern.

Sexueller Status und Symptomgeschichte
Unter diesen Punkt fallen zunächst wichtige Basisinformationen, die zur diagnostischen Einordnung unerläßlich sind: die Dauer und der Grad der Chronizität der Störung sowie die formalen Beschreibungsmerkmale, die in den folgenden Fragen erfaßt werden können:

- ▼ Besteht die erektile Dysfunktion seit Beginn der sexuellen Erfahrungen (primäre Störung) oder
- ▼ ist sie nach einer längeren symptomfreien Phase entstanden (sekundäre Störung)?
- ▼ Haben sich symptomfreie und symptombelastete Intervalle abgewechselt (phasische Störung)?

▼ Ist die Störung auf bestimmte, isolierbare Bedingungen begrenzt (situative Störung)?
▼ Ist die Problematik auf eine bestimmte Partnerin oder einen bestimmten Typus von Partnerin beschränkt (partnerabhängige Störung)?

Ist die erektile Impotenz *nicht* primär, muß geklärt werden, ob die Störung allmählich und schleichend eingetreten ist oder sich plötzlich eingestellt hat nach einem für den Patienten erkennbaren Ereignis, wie etwa Verlust der Partnerin (Scheidung, Tod), berufliche Krise oder Überbeanspruchung etc. Darüber hinaus ist zu ermitteln, ob sich die erektile Dysfunktion auf der Grundlage einer Ejakulationsstörung entwickelt hat. Häufig findet sich in der Vorgeschichte eine seit langem bestehende Ejaculatio praecox, nicht selten erfolgt ein Verlust der Ejakulationskontrolle aber auch *nach* Eintritt einer erektilen Dysfunktion. In einzelnen Fällen ist die Erektionsproblematik schließlich mit einer Ejaculatio retardata assoziiert, welche meist Ausdruck eines tiefer verwurzelten intrapsychischen Problems ist.

Noch wichtiger als die genannten Punkte ist jedoch die Diagnostik und Bewertung der *unmittelbaren Ursachen* der Störung entsprechend dem Konzept von Kaplan [9, 10]. Meist bittet man den Patienten um eine möglichst detaillierte Schilderung des „typischen" Ablaufs der sexuellen Interaktion mit der Partnerin und seinen eventuellen Varianten und richtet den Fokus dabei sowohl auf das sexuellen Geschehen als auch auf das subjektive Erleben und die emotionale Befindlichkeit des Patienten. Wichtige Fragen:

- Welche Gefühle und Kognitionen bestehen zu Beginn der sexuellen Interaktion und wie ist die Entwicklung im weiteren Verlauf?
- In welcher Phase treten Versagensängste oder andere ablenkende Kognitionen (Selbstbeobachtung) auf und welches sind die besonders kritischen Phasen (oftmals die Immissio), in denen es meist zum Verlust der Erektion kommt?
- Wie ist das Verhältnis von subjektiver Erregung und Gliedsteife (dissoziiert oder parallel)?
- Welchen Einfluß hat das sexuelle Erregungsniveau der Partnerin? Eine sexuell desinteressierte und unerregte Partnerin kann dämpfend auf die Erregung des Mannes wirken, eine sexuell erlebnisfähige und stark erregte Partnerin wirkt auf viele erektionsgestörte Männer angstauslösend.
- Erhält der Patient von seiner Partnerin ausreichende Stimulation (besonders wichtig bei älteren Patienten mit höherem physischen Stimulationsbedarf)?
- Wie ist die Reaktion beider Partner auf den Verlust der Erektion?

Ein letzter Komplex zum sexuellen Status betrifft das Vorhandensein und die Ausprägung nichtkoitaler Erektionen, die sexuelle Appetenz und das sexuelle Selbstkonzept des Patienten. Hier ist es wichtig, ein Bild davon zu gewinnen, ob es sich um eine globale Erektionsunfähigkeit handelt oder ob dem Patienten bei der Masturbation oder spontan (nachts/morgens) Erektionen möglich sind, wobei gerade bei diesen Punkten die bekannte Tendenz der Männer mit psychogen bedingten Erektionsstörungen zu beachten ist, die Ausprägung ihrer Erektionen zu unterschätzen und ähnliche Angaben wie organisch gestörte Männer zu machen.

Das Verhältnis der verschiedenen Aspekte der sexuellen Appetenz zur erektilen Dysfunktion ist äußerst komplex. Im diagnostischen Gespräch muß geklärt werden, ob neben der Erektionsstörung das sexuelle Verlangen reduziert und die Bedeutung von Sexualität und sexuellem Genuß gesunken ist oder es sich um eine Einbuße der Erektionsfähigkeit bei erhaltenem Sexualverlangen handelt. Ist die Appetenz reduziert, dann ist zu fragen, ob ein Rückgang des Verlangens – oder eine schon immer geringe Appetenz – der Erektionsstörung vorausgegangen ist oder sich reaktiv ausgebildet hat.

Unter dem Stichwort „sexuelles Selbstkonzept" schließlich sind hier überzogene Leistungserwartungen des Mannes an genitale Funktion und penile Rigidität gemeint, wie sie nach wie vor für das sexuelle Skript vieler Männer typisch sind (vgl. die Sexualmythen von Zilbergeld [20]). Derartige verzerrte Anforderungen an die eigene Leistungsfähigkeit findet man gehäuft bei wenig erfahrenen jüngeren Männern, aber auch bei älteren Männern, denen ein Arrangement mit einer altersbedingt nachlassenden sexuellen Funktionsfähigkeit nicht gelingt.

Tieferliegende Störungsursachen
Entsprechend den heute gültigen Verursachungsmodellen hat nicht jede erektile Dysfunktion tiefere intrapsychische oder partnerdynamische Wurzeln; gerade deshalb und wegen der Bedeutung für therapeutische Überlegungen ist eine Bewertung der tieferliegenden Ursachen aber wichtig. Die psychodynamische Infrastruktur der erektilen Impotenz kann meist nicht direkt erfragt werden, da Gefühle oder psychische Vorgänge beteiligt sind, die dem Patienten nicht bewußt sind. Die folgenden Punkte sind im klinischen Interview wichtig:

- Hat der Patient traumatische sexuelle Erlebnisse gehabt?
- War die Sexualerziehung besonders rigide oder religiös geprägt?
- Gibt es Hinweise darauf, daß die Impotenz im Rahmen einer neurotischen Symptomatik zu sehen ist?

In der Praxis müssen tieferliegende Störungsursachen vor allem bei Patienten mit primären erektilen Dysfunktionen beachtet werden, wobei wir diese Klassifizierung nicht in der strengen Definition, daß noch niemals eine koitale Erektion erreicht werden konnte, sondern in der etwas weiteren Fassung verwenden, nach der eine lebenslange ausgeprägte Erektionslabilität vorliegt, die es dem Patienten nur in seltenen Ausnahmen ermöglichte, eine für den Geschlechtsverkehr ausreichende Gliedsteife zu haben. Sind bei diesen Patienten organische Faktoren ausgeschlossen worden, dann handelt es sich zumeist um tiefgreifende Sexualängste, die ihrerseits auf Persönlichkeitsstörungen, Störungen der Geschlechtsidentität, sexuellen Abweichungen, Mißbrauchserfahrungen oder einer konflikthaften homoerotischen Orientierung beruhen. Anders als bei Patienten mit sekundären Erektionsstörungen finden sich keine vorausgehenden Lebensereignisse und die vorfindbaren Leistungs- und Versagensängste sind in beschriebener Weise nur die „Spitze eines Eisbergs". Grundsätzlich sollte bei diesen Patienten eine klinisch-psychiatrische Einschätzung erfolgen (s. unten).

Partnerbeziehung

Auch wenn heute nicht mehr jede sexuelle Funktionsstörung als sexuelles Beziehungsproblem gesehen wird, ist die Erkundung partnerbezogener Verursachungsfaktoren – möglichst unter Einbeziehung der Partnerin – für die psychologische Diagnostik unerläßlich. Selbst wenn nur der Mann in seiner sexuellen Funktion gestört ist, sind immer beide Partner betroffen. Das Spektrum der sexuellen Interaktionen zwischen dem erektionsgestörten Mann und seiner Partnerin ist entsprechend der Heterogenität männlicher wie weiblicher Sexualität äußerst vielgestaltig. Auf seiten der Partnerin reicht es von der schon immer sexuell gering interessierten oder lustlosen Frau, die insgeheim froh über die nicht mehr stattfindenden sexuellen Kontakte ist, über die sexuell erlebnisfähige Frau, die in einem dezidiert fordernden Verhalten ihrem Partner unter Ablehnung anderer Stimulation koitale Erektion abwartet, bis hin zu der kooperativen Frau, der ein begrenztes Arrangement zwar möglich ist, die aber zu einer konstruktiven Mitarbeit in der Behandlung bereit ist (s. auch Kap. 5.2).

Neben der basalen Information, ob die erektile Impotenz bereits *vor* der augenblicklichen Partnerbeziehung bestanden hat oder ob sie *innerhalb* der jetzigen Beziehung aufgetreten ist, sollte der Untersucher einen Eindruck von der spezifischen Art der sexuellen Partnerinteraktion gewinnen und sich ein Bild davon machen, ob die Sexualität möglicherweise nur der Schauplatz andersgearteter Paarkonflikte ist.

Als „sexuelle Kollusion" [19] bezeichnet man eine Beziehungsstruktur, in der der symptomfreie Partner ein unbewußtes Interesse an der sexuellen Störung des Partners hat. Häufig bestimmt eine solche Konstellation schon die Partnerwahl, wenn etwa eine vaginistische Frau mit starken Ängsten vor Penetration mit einem Mann zusammen ist, der seinerseits aufgrund einer Ejaculatio praecox oder einer erektilen Dysfunktion nicht zum Koitus in der Lage ist. Einen Einblick in derartig subtile Beziehungsmuster zu gewinnen ist selbst bei Einbeziehung der Partnerin schwierig. Verkennt der Untersucher eine derartige Konstellation jedoch, dann ist die Gefahr groß, daß jede therapeutische Bemühung ins Leere läuft, da sie von der Partnerin – bewußt oder unbewußt – sabotiert wird.

Psychiatrische Symptome

Die Beziehung von psychiatrischen Erkrankungen und einer gestörten Sexualfunktion ist komplex. Einerseits gehen viele psychiatrische Krankheitsbilder mit Beeinträchtigungen der Sexualität einher, andererseits berichten psychisch schwerkranke Patienten nicht selten über eine völlig ungestörte genitale Funktionsfähigkeit. Oftmals ist von einer psychischen Erkrankung mehr die Appetenz als die Funktion betroffen, oder die Störung beruht auf Nebenwirkungen von Medikamenten.

Im Gespräch sollte erkundet werden, ob psychiatrische Auffälligkeiten erkennbar sind (die wichtigsten: Alkoholmißbrauch, Neurosen und Persönlichkeitsstörungen, Depressionen) und in welcher Beziehung sie zur erektilen Impotenz stehen. Die psychiatrische Erkrankung kann dabei Ursache der erektilen Dysfunktion sein, sie kann reaktiv auf diese sein, es ist aber auch möglich, daß beide nur koinzidentell sind und keine psychodynamische Verbindung besteht.

LITERATUR

1. Gschwind H (1996) Das sexuelle Symptom in der Sprechstunde. In: Sigusch V (Hrsg) Sexuelle Störungen und ihre Behandlung. Thieme, Stuttgart
2. Hartmann U (1991) Psychlogical evaluation and psychometry. In: Jonas U, Thon WF, Stief CG (eds) Erectile dysfunction. Springer, Berlin Heidelberg New York Tokyo
3. Hartmann, U (1992) Quo vadis, Sexualtherapie? Die Medizinalisierung sexueller Störungen und ihre Konsequenzen. In: ProFamilia (Hrsg) Zwischen Lust und Unlust: Unsicherheiten mit dem Sexuellen. ProFamilia, Frankfurt/M
4. Hartmann U (1994) Diagnostik und Therapie der erektilen Dysfunktion. Theoretische Grundlagen und Praxisempfehlungen aus einer multidisziplinären Spezialsprechstunde. Lang, Frankfurt/M
5. Hartmann U (1995) Die kombinierte psycho-somatische Behandlung erektiler Dysfunktionen. Psycho 21: 651–657
6. Hartmann U (1997, in press) Psychological subtypes of erectile dysfunctions: results from statistical analyses and clinical practice. World Journal of Urology
7. Hoffmann N (1996) Therapeutische Beziehung und Gesprächsführung. In: Margraf J (Hrsg) Lehrbuch der Verhaltenstherapie, Bd I. Springer, Berlin Heidelberg New York Tokyo
8. Kanfer FH, Reinecker H, Schmelzer D (1996) Selbstmanagment-Therapie, 2. Aufl. Springer, Berlin Heidelberg New York Tokyo
9. Kaplan HS (1974) The new sex therapy. Brunner & Mazel, New York
10. Kaplan HS (1979) Disorders of sexual desire, Simon & Schuster, New York
11. Kaplan HS (1995) Sexualtherapie. Ein bewährter Weg für die Praxis, 4. Aufl. Enke, Stuttgart
12. Langer D, Hartmann U (1992) Psychosomatik der Impotenz, Enke, Stuttgart
13. Levine SB (1992) Sexual life. A clinician's guide. Plenum, New York.
14. LoPiccolo J (1991) Post-modern sex therapy for erectile failure. Nordisk Sexologi 9: 205–225.
15. Margraf J (1996) Beziehungsgestaltung und Umgang mit Widerstand. In: Margraf J (Hrsg) Lehrbuch der Verhaltenstherapie, Bd I. Springer, Berlin Heidelberg New York Tokyo
16. Masters WH; Johnson VE (1970) Human sexual inadequacy. Boston, Little & Brown (Deutsch: Impotenz und Anorgasmie. Goverts, Frankfurt 1973)
17. Mohr DC, Beutler LE (1990) Erectile dysfunction: a review of diagnostic and treatment procedures. Clin Psychol Rev 10: 894–96
18. Rosen RC, Riley A, Wagner G, Osterloh I, Kirkpatrick J, Mishra A (1996) The international index of erectile function (IIEF): a linguistically and culturally validated multi-dimensional instrument for assessment of male erectile dysfunction. Int J Impotence Res 3: 108
19. Willi J (1975) Die Zweierbeziehung. Rowohlt, Reinbek
20. Zilbergeld B (1994) Die neue Sexualität der Männer. DGVT, Tübingen

KAPITEL 4

Therapie 4

4.1 Praktisches Vorgehen und kritische Wertung
C.G. STIEF und U. HARTMANN 104
4.1.1 Allgemeiner Überblick 104
4.1.2 Sexualtherapie 105
4.1.3 Somatische Therapieoptionen 107
Pharmakotherapie 108
Apparative Verfahren 113
Chirurgisch-rekonstruktive Verfahren 115
Anhang: Ursachen und Behandlungsmöglichkeiten
von Erektionsstörungen – Ein kurzer Überblick
für Patienten
Urologische Klinik, MHH Hannover 116

4.2 Sexualtherapie
U. HARTMANN 119
4.2.1 Sexualberatung – Sexualtherapie 120
4.2.2 Grundzüge der Sexualtherapie 121
4.2.3 Sexualtherapeutische Praxis bei erektilen
Dysfunktionen 123
Verändern durch Verstehen 123
Funktionale Symptombedeutung 124
Paardynamik 126
Sexualtherapie versus Paartherapie 128
Verhaltensanleitungen und Übungen 128
Grenzen und Probleme der Übungen 130
Kombination mit somatischen
Therapiemethoden 131
4.2.4 Prognostische Faktoren und Effektivität der
Sexualtherapie 133
Literatur 134

4.3 Orale pharmakologische Therapieoptionen
C.G. STIEF und A.J. BECKER 135
Yohimbin 136
Apomorphin 137
Trazodon 137
Phentolamin 137

	Sildenafil 138
	Literatur 139
4.4	Testosterontherapie
	H. M. Behre 140
4.4.1	Indikation zur Testosterontherapie 140
4.4.2	Testosteronpräparate zur Substitutionstherapie 141
	Chemisch modifizierte Testosteronmoleküle 141
	Testosteronester zur intramuskulären Injektion 142
	Testosteronester zur oralen Substitution 142
	Alternative Applikationsformen 144
4.4.3	Überwachung der Testosterontherapie 145
	Klinische Parameter 145
	Laborparameter 145
	Literatur 146
4.5	Intraurethrale Applikation vasoaktiver Substanzen
	C. G. Stief 147
	Literatur 152
4.6	Schwellkörper-Autoinjektionstherapie (SKAT)
	A. J. Becker und M. C. Truss 153
4.6.1	Pharmakologie gebräuchlicher Substanzen 153
4.6.2	Applikation und Ansprechraten 154
	Papaverin 154
	Papaverin plus Phentolamin 155
	Prostaglandin E_1 155
	Drei- und Vierfachkombinationen 156
	Alternative Substanzen 156
4.6.3	Technik 158
4.6.4	Allgemeine Hinweise zur intrakavernösen Applikation vasoaktiver Substanzen 160
	Literatur 161
4.7	Therapie prolongierter Erektionen
	M. C. Truss 163
4.7.1	Symptomatik 163
	Ätiologie des Priapismus 163
4.7.2	Therapie 164
	Literatur 167
4.8	Funktionelle Elektromyostimulation des Corpus cavernosum penis (FEMCC)
	S. A. Machtens, M. Meschi und E. Weller 168
4.8.1	Technik 168
4.8.2	Kontraindikationen 170
4.8.3	Nebenwirkungen 170
4.8.4	Studienergebnisse 170
	Literatur 172

4.9 Vakuumerektionshilfen
     U. WETTERAUER und G. POPKEN 173
4.9.1 Wirkungsmechanismus 173
4.9.2 Effektivität und Akzeptanz 174
4.9.3 Nebenwirkungen 177
       Literatur 177

4.10 Chirurgie 178
4.10.1 Arteriell
        M. MANNING und K. P. JÜNEMANN 178
        Literatur 180
4.10.2 Venös
        D. SCHULTHEISS 181
        Geschichte 181
        Pathophysiologie 182
        Diagnostik und Indikationsstellung 182
        Operationstechniken und Komplikationen 182
        Erfolge 183
        Literatur 185
4.10.3 Implantate (Prothesen)
        D. SCHULTHEISS und U. JONAS 186
        Geschichte 186
        Indikationen 186
        Semirigide und hydraulische Penisimplantate 187
        Implantationstechnik und postoperative
        Betreuung 190
        Komplikationen 192
        Literatur 193

4.11 Juristische und gutachterliche Aspekte
      I. SCHROEDER-PRINTZEN und W. WEIDNER 194
4.11.1 Haftungsrechtliche Aspekte 194
        Allgemeines 194
        Systemische oder topische Medikamente 194
        Vasoaktive Substanzen 195
        Nicht zugelassene Substanzen 195
        Vakuumpumpe 197
        Operative Therapie 197
4.11.2 Sozialrechtliche Aspekte 198
        Erektile Dysfunktion und der Krankheitsbegriff in
        der GKV 198
        Diagnostik 199
        Therapieoptionen 199
4.11.3 Gutachterliche Aspekte 202
        Sozialrechtliche Begutachtung 203
        Zivilrechtliche Begutachtung 204
        Literatur 204

4.1
Praktisches Vorgehen und kritische Wertung

C. G. STIEF und U. HARTMANN

4.1.1
Allgemeiner Überblick

Viele Patienten, die sich wegen einer erektilen Dysfunktion erstmals in einer ärztlichen Sprechstunde vorstellen, erwarten, daß Ihnen ohne größeren diagnostischen Aufwand eine einfach durchzuführende, nebenwirkungsfreie und effektive Behandlungsmethode der Erektionsstörung angeboten wird, die zudem einen dauerhaften Erfolg sicherstellt. Um diesen ebenso weitverbreiteten wie irrigen Wunsch – ob ausgesprochen oder nur gedacht – in die richtige Perspektive zu rücken, sollte jedes Erstgespräch eine kurze und verständliche Einführung in mögliche Ätiologien der erektilen Dysfunktion beinhalten; anschließend werden die wichtigsten therapeutischen Optionen aufgezeigt. So wird der Patient einsehen, daß in Anbetracht der großen Anzahl möglicher Ursachen wie auch der zur Verfügung stehenden Behandlungsmöglichkeiten einige Basisuntersuchungen unabdingbar sind, um die geeignete Therapieform zu finden (vgl. Kap. 3, Diagnostik).

Aufgrund der intensivierten Forschungsanstrengungen zum Grundlagenwissen und zu den klinischen Anwendungen, die innerhalb der letzten Jahrzehnte auf dem Gebiet des normalen und des gestörten Erektionsmechanismus unternommen worden sind, steht dem Arzt und dem Patienten ein breitgefächertes, wenn auch noch keineswegs zufriedenstellendes Angebot von Behandlungsmöglichkeiten zur Verfügung (s. S. 107). Diese vielfältige Palette therapeutischer Optionen erlaubt in zahlreichen Fällen, weitgehend auf die Wünsche und individuellen Gegebenheiten des Patienten einzugehen.

Da eine erektile Dysfunktion oft ein multifaktorielles Geschehen ist, erlauben diese Optionen aber auch, sich die Kompensationsfähigkeit des Organismus zunutze zu machen: Zumindest theoretisch kann z. B. eine arterielle Einflußstörung oder eine kavernös-venöse Insuffizienz wettgemacht werden durch eine geeignete, oral einzunehmende Substanz mit ausreichend selektiv relaxierender Wirkung auf die glatte Muskulatur des Schwellkörpers. Oder es läßt sich durch die erhöhte zentrale Erregung erektionsinduzierender Zentren mittels oraler α_2-Rezeptoren-Blocker eine Erektionsschwäche beheben, die durch Versagensangst oder Streß verursacht ist. In gleicher Weise kann eine psychologische Beratung oder eine Sexualtherapie einen „milden" organischen Faktor kompensieren.

Die zweite wichtige Konsequenz aus diesem deutlich erweiterten Therapiespektrum in der Behandlung der erektilen Dysfunktion besteht für die behandelnden Ärzte darin, sich mit diesen Alternativen – sei es allein oder (besser) im Team – vertraut zu machen, um sie dann dem Patienten anbieten zu können. In Analogie zu vielen anderen komplexen Krankheitsbildern genügt es nicht mehr, nur ein oder auch zwei Rezepte zur Hand zu haben; wer 1998 seinen Patienten immer noch fast ausschließlich Sexualtherapie oder SKAT anbietet, genügt dem vorauszusetzenden Standard nicht mehr. Vielmehr ist zu fordern, daß ein mit diesen Patienten befaßter Psychologe oder Psychiater grundlegende Kenntnisse in den eher organogen orientierten Therapiestrategien besitzt. Umgekehrt ist von Urologen zu erwarten, daß sie über ausreichende Kenntnisse psychologisch orientierter Behandlungsmaßnahmen verfügen. Dieses komplementäre Wissen ist Voraussetzung für das Verständnis der diagnostischen und allgemeinpersönlichen Besonderheiten des einzelnen Patienten und somit zur erfolgreichen ganzheitlichen Therapie.

Die dritte Konsequenz, die sich bei kritischer Betrachtung der enormen Fülle wissenschaftlicher Erkenntnisse der letzten Jahre und dem im Vergleich zu klassischen medizinischen Indikationen (immer noch) eher bescheidenen therapeutischen Angebot aufdrängt, ist die Erkenntnis, daß zum jetzigen Zeitpunkt der therapeutische Standard bei erektilen Dysfunktionen als gering einzustufen ist. Dies wird überdeutlich, wenn wir das pharmazeutische Behandlungsangebot „klassischer" Indikationen, wie z.B. bei Hypertonie oder Infektionskrankheiten, betrachten. Hier stehen zur differenzierten Therapie eine Fülle verschiedener pharmakologischer Substanzen zur Verfügung, die auf unterschiedliche Mechanismen eine spezifische Wirkung ausüben. Überdies ist der Wirkmechanismus vieler z.B. in der Hypertoniebehandlung eingesetzter Medikamente bezüglich ihres Eingreifens in den Pathomechanismus der Erkrankung rational belegt. Demgegenüber sind die meisten in der Therapie der erektilen Dysfunktion eingesetzten Pharmaka eher „Zufallsentdeckungen" als das Resultat einer gezielten wissenschaftlichen Forschung für diese Indikation. Dies erklärt zum einen die hohe Nebenwirkungsrate dieser, zum anderen die geringe Erfolgsrate jener Medikamente.

Die „Entdeckung" der erektilen Dysfunktion durch die forschende Pharmaindustrie führte in den letzten Jahren zu verschiedenen attraktiven medikamentösen Therapieansätzen, von denen einige sicher innerhalb der nächsten Jahre zugelassen werden. Durch die wahrscheinliche Zulassung oral wirksamer Substanzen ist aber auch damit zu rechnen, daß Patienten mit erektiler Dysfunktion in Zukunft weniger einen Spezialisten aufsuchen werden, sondern eher einen Praktiker, ähnlich wie z.B. bei der BPH. So besteht die Gefahr, daß zahlreichen Patienten, die sich wegen einer Erektionsstörung beim Hausarzt vorstellen, möglicherweise unkritisch und ohne weitere fachgerechte Abklärung eine orale Medikation verordnet wird.

Aus didaktischen Gründen unterteilen wir die heute zur Verfügung stehenden Therapieoptionen zur Behandlung der erektilen Dysfunktion in psychotherapeutische und in organogen ausgerichtete Ansätze.

4.1.2
Sexualtherapie

Mit der Sexualtherapie verfügen wir bei überwiegend psychogen bestimmten erektilen Dysfunktionen über eine der wenigen kausalen Therapiemöglichkeiten im heutigen Behandlungsrepertoire. Die moderne Sexualtherapie ist ein psychotherapeutisches Verfahren, das symptomzentriert, erfahrungs- und paarorientiert ist und aus einer Kombination von therapeutisch strukturierten sexuellen Erfahrungen („Übungen" als verhaltensmodifikatorische Komponente) mit der psychotherapeutischen Bearbeitung der intrapsychischen und partnerschaftlichen Verursachungsfaktoren der Erektionsstörung besteht.

Das sexualtherapeutische Grundkonzept hat sich seit nunmehr 25 Jahren gut bewährt, ist mehrfach ergänzt und erweitert worden und hat seine Effektivität auch in einer Reihe kontrollierter Studien unter Beweis gestellt. Dennoch ist in der Entwicklung und Erforschung der Sexualtherapie seit geraumer Zeit eine Stagnation zu verzeichnen, die in der ersten Phase mit ihrem „Erfolg" und ihrer weitgehenden Monopolstellung erklärbar sein dürfte, in den vergangenen 10 Jahren aber eher auf das Konto der rasanten Medikalisierung der Behandlung erektiler Dysfunktionen zurückzuführen ist. Nur vereinzelt sind bislang Ansätze zur Integration somatischer Behandlungsmethoden versucht worden, die von der Sexualtherapie meist mit großen Vorbehalten betrachtet und deren Wert als eher negativ oder mit psychotherapeutischen Ansätzen nicht vereinbar angesehen werden.

Den Vorbehalten seitens der Sexualtherapie stehen vergleichbare Ressentiments auf seiten der somatischen Mediziner und vieler Patienten gegenüber, nach deren Empfinden es sich bei der Sexualtherapie um ein eher „wolkiges", zeitaufwendiges, schlecht einzuschätzendes Unterfangen mit unsicherem Ausgang handelt, dem bisweilen gar Wissenschaftlichkeit und Seriosität abgesprochen werden. Die offenbar immer noch weite Verbreitung derartiger Vorurteile ist bedauerlich, weil dadurch viele Patienten nicht das Therapieangebot erhalten, das für sie adäquat wäre. Tatsächlich braucht sich die Sexualtherapie trotz der kritisierten Stagnationstendenzen im Kanon der Behandlungsoptionen erektiler Dysfunktionen wahrlich nicht zu verstecken, und wir haben oft dafür plädiert, daß die Vorzüge dieser Methode offensiver vertreten werden sollten.

Für viele Patienten liegt der „appeal" somatischer Therapien darin, daß sie sich eine Art „quick fix" versprechen, eine schnelle Symptombeseitigung, ohne sich mühsam um die Veränderung etwaiger psychosozialer oder Partnerprobleme kümmern zu müssen. Diese verständlichen Hoffnungen haben sich in zahlreichen Fällen jedoch nicht erfüllt, da die somatischen Ansätze jeweils über erhebliche Nachteile verfügen (nicht ausreichend wirksam, invasiv, schmerzhaft, umständlich, schwer mit Intimität und Erotik vereinbar). Inzwischen werden die Vor- und Nachteile dieser Optionen allenthalben realistischer gesehen, und es ist Zeit, auf beiden Seiten eine Neubestimmung der Positionen vorzunehmen.

In der Praxis sollte die Sexualtherapie die erste Behandlungsoption für alle Patienten sein, bei denen die erektile Dysfunktion überwiegend auf psychosozialen und paarbezogenen Ursachenfaktoren beruht. Eine Sexualtherapie sollte in Verbindung mit einer entsprechenden somatischen Behandlung auch bei den Patienten in Betracht gezogen werden, die nachweisbare Faktoren im psychischen und somatischen Bereich aufweisen. Schließlich kann eine Sexualtherapie oder eine begrenzte Sexualberatung (s. S. 120) auch bei solchen Männern die Prognose und Effektivität der eingesetzten somatischen Behandlungsverfahren verbessern, bei denen die erektile Dysfunktion eindeutig auf organischen Ursachen beruht. Dabei sollte der behandelnde Arzt den Patienten über die Indikation, die Ziele und das praktische Vorgehen der Sexualtherapie informieren, und nach Möglichkeit sollte bereits ein konkreter Kontakt zum Sexualtherapeuten hergestellt werden.

Schwieriger, als den Patienten zu motivieren, ist es in der Realität aber meist, einen (psychologischen oder ärztlichen) Psychotherapeuten zu finden, der über die entsprechende Kompetenz zur Behandlung von Patienten mit Sexualstörungen verfügt. Zwar wird die Behandlung sexueller Störungen in den gängigen Psychotherapieausbildungen „am Rande" mitgelehrt, doch gibt es in Deutschland nach wie vor keinen etablierten sexualmedizinischen bzw. sexualtherapeutischen Ausbildungsgang; erst in jüngster Zeit sind Initiativen entstanden, Weiterbildungs- und Qualifizierungsmöglichkeiten im Bereich Sexualmedizin/Sexualtherapie zu installieren.

Inzwischen gibt es von der Akademie für Sexualmedizin eine Initiative zur Einführung einer ärztlichen Zusatzbezeichnung „Sexualmedizin"; ein entsprechender Gegenstandskatalog und eine Ausbildungsordnung sind im Entwurf vorgelegt worden. Es existieren Überlegungen, dieses zunächst auf Ärzte zugeschnittene Curriculum durch eine entsprechende Qualifikationsmöglichkeit für Psychologen zu ergänzen. In jüngster Zeit hat auch die Deutsche Gesellschaft für Sexualforschung Überlegungen bezüglich einer sexualtherapeutischen Ausbildung angestellt, die zweigeteilt sein soll. Diese Initiativen sind im Interesse der zahlreichen Patienten mit sexuellen Störungen sehr zu begrüßen, wobei es angesichts der begrenzt vorhandenen Ausbildungskompetenz und des letztlich wohl auch begrenzten Interesses seitens der Ärzte und Psychologen wünschenswert wäre, die Kräfte zu bündeln.

Ähnliche Bestrebungen zur Qualitätsverbesserung der urologisch-andrologischen Ausbildung werden vom „Arbeitskreis Andrologie der Deutschen Gesellschaft für Urologie" angestrebt. Inzwischen wurden hier Weiterbildungsinhalte formuliert, die den betreffenden Berufsgremien vorliegen und Voraussetzung zur fakulatativen Weiterbildung im Bereich der urologischen Andrologie sein könnten.

4.1.3
Somatische Therapieoptionen

Zur somatischen Behandlung von Erektionsstörungen können aus parmakologischer Sicht prinzipiell oral wirksame Medikamente, die Substitution von Testosteron sowie lokal applizierte Pharmaka angewendet werden. Daneben werden apparative Verfahren wie die Vakuumsysteme oder die Applikation von transkutanem Strom (FEMCC) eingesetzt. Weiterhin steht die rekonstruktive arterielle und venöse Chirurgie sowie die prothetische Chirurgie in spezialisierten Zentren zur Verfügung.

Pharmakotherapie

Orale Medikation

Zum jetzigen Zeitpunkt steht zur Behandlung von Erektionsstörungen als orale Medikation lediglich der α_2-Rezeptoren-Blocker Yohimbin (Yohimbin-„Spiegel"-Tabletten) zur Verfügung. Über einen zentralen Angriffspunkt bewirkt diese Substanz eine Erhöhung von erektionsfördernden Efferenzen, ohne daß signifikante Veränderungen der Libido induziert werden. Dies hat zur Folge, daß Therapieerfolge unter Yohimbin nur bei einer im wesentlichen intakten somatischen Erektionsachse zu beobachten sind. Nicht zu schwerwiegende organogene Störungen können ggf. durch die vermehrte autonome Innervation, die durch Yohimbin ausgelöst wird, kompensiert werden.

Hierbei ist anzumerken, daß es sich bei Yohimbin zwar um ein nebenwirkungsarmes, aber auch nicht allzu stark wirksames Medikament zur Behandlung von Erektionsstörungen handelt. Dies führt bei mangelnder Patientenselektion dazu, daß die Ansprechraten (durch die falsche Indikation) nur gering über einer Plazebowirkung liegen oder sogar mit dieser gleichzusetzen sind. Wir selbst standen bis 1990 einer möglichen, über einen Plazeboeffekt hinausgehenden Wirkung von Yohimbin skeptisch gegenüber. Einerseits aus dieser Skepsis heraus, andererseits aus dem praktischen Bedarf einer oralen Medikation für einen Teil unserer Patienten führten wir eine Doppelblindstudie von Yohimbin vs. Plazebo durch. Hier zeigte sich ein eindeutiger Vorteil von Yohimbin, so daß wir diese Substanz seither mit akzeptablem Erfolg bei unseren Patienten einsetzen.

Aus praktischer Sicht kann ein Yohimbin-Behandlungsversuch dann unternommen werden, wenn sich in der ersten Stufe der Abklärung (s. oben) keine Hinweise auf eine gravierende psychogene oder endokrinologische Ätiologie ergeben, weitere schwerwiegende organogene Faktoren aufgrund der Anamnese und Befunderhebung eher unwahrscheinlich erscheinen und der Patient anderen Therapieoptionen als der oralen Medikation ablehnend gegenübersteht. Da viele dieser Patienten ein unzuverlässiges Tabletteneinnahmemuster aufweisen, sollten sie unbedingt darauf hingewiesen werden, diese regelmäßig und (beim Ausbleiben von Nebenwirkungen) mindestens über einen Zeitraum von 6 Wochen einzunehmen. Unsere Erfahrung zeigte auch, daß die üblicherweise empfohlene Dosierung von 3mal 5 mg/Tag zu niedrig gewählt ist; wir empfehlen eine einschleichende Dosierung von 3mal 5 mg/Tag über 3 Tage und dann 3mal 10 mg/Tag. Als Nebenwirkungen werden gelegentlich Nervosität, Händezittern und/oder eine Rhinitissymptomatik angegeben, die je nach Ausprägung einen Therapieabbruch erzwingen.

Weitere Substanzen (Sildenafil, Phentolamin, Apomorphin) mit einem interessanten parmakologischen Ansatz, einer im Vergleich zu Yohimbin erhöhten Wirksamkeit und/oder nur bedarfsweisen Einnahme befinden sich z. Z. in klinischer Erprobung (vgl. Kap. 4.3). Da diese Studien noch nicht abgeschlossen sind, ist eine endgültige Beurteilung der oral wirksamen Medikamente in der Therapie der erektilen Dysfunktion zum jetzigen Zeitpunkt nicht möglich. Es kann aber schon jetzt festgestellt werden, daß diese Substanzen zwar offensichtlich stärker wirksam sind als Yohimbin und damit eine deutliche Ausweitung des Indikationsrahmens für die orale Medikation bei erektiler Dysfunktion eintreten wird. In Anbetracht der signifikant höheren Nebenwirkungsrate und der (teilweise) ausgeprägteren Begleitsymptome heißt dies aber nicht notwendigerweise, daß diese neuen Substanzen bei jedem Patienten dem Yohimbin vorzuziehen wären.

Testosteronsubstitution
Vor Beginn der 80er Jahre mit ihrer wissenschaftlichen Betrachtungsweise und dem daraus folgenden erweiterten Verständnis der erektilen Dysfunktion wurden Erektionsstörungen ohne weitere Diagnostik oftmals probatorisch mittels einer Testosterongabe therapiert. Diese mangelnde Patientenselektion führte zu dem Eindruck, daß Testosteron zur Therapie der erektilen Dysfunktion nicht geeignet sei. Des weiteren ging man bis etwa 1994 davon aus, daß dem Testosteron nach Eintritt der Pubertät nur noch eine untergeordnete Rolle beim Erektionsgeschehen zukommt (zu neuen experimentellen und klinischen Erkenntnissen über die zentrale und periphere Wirkung von Testosteron vgl. S. 140). Heute wissen wir, daß Testosteron eine zentrale Rolle beim Aufrechterhalten der normalen zentralen und peripheren Innervation des Erektionsmechanismus spielt. Weiterhin ist bekannt, daß ein Testosteronmangel mit der Induktion einer Apoptose („programmierter Zelltod") des kavernösen Gewebes einhergeht.

In großen nichtselektionierten Patientenkollektiven mit erektiler Dysfunktion finden sich bei ca. 6,5–8,5 % der Patienten erniedrigte Testosteronwerte. Wahrscheinlich findet sich neben diesen Patienten mit signifikant erniedrigtem Testosteron (< 3 ng/ml; hier kann von einer endokrin (mit)- verursachten erektilen Dysfunktion ausgegangen werden) noch eine Gruppe unbekannter Größe, die zwar noch einen grenzwertigen Testosteronspiegel aufweist, der aber zur Aufrechterhaltung der testosterongesteuerten Homöostase bezüglich der erektilen Funktion nicht ausreichend ist.

Ähnlich wie bei einem Behandlungsversuch mit Yohimbin kann der Versuch einer Testosteronsubstitution unter bestimmten Voraussetzungen (kein Hinweis auf eine gravierende psychogene oder endokrinologische Ätiologie, keine schwerwiegenden organogenen Faktoren aufgrund der Anamnese und Befunderhebung, Patient ablehnend gegenüber anderen Therapieoptionen) schon nach der ersten Diagnostikstufe unternommen werden. Im Falle eines signifikant erniedrigten Testosteronspiegels sollte vor Initiierung einer Substitutionstherapie eine möglicherweise ursächliche endokrinologische Erkrankung ausgeschlossen werden. Weiterhin sollte ein Therapieversuch mittels Testosteron nur nach ausführlicher Unterrichtung und Aufklärung des Patienten erfolgen.

Obwohl die Studien im Rahmen der amerikanischen Zulassung eines Testosteronpflasters keine signifikante Zunahme des Risikos einer vermehrten Häufigkeit eines Prostatakarzinoms zeigten (ein kausaler Zusammenhang zwischen Testosteronspiegel und Prostatakarzinom ist bislang nicht belegt), sollte ein Prostatakarzinom *vor Behandlungsbeginn* mittels einer *rektalen Untersuchung* und der Bestimmung des *PSA-Werts* (ggf. weitere Untersuchungen, falls indiziert) ausgeschlossen werden. Während der Testosteronsubstitution sollten diese Untersuchungen im Abstand von 6 Monaten erfolgen.

Bezüglich der Applikationsweise der Testosteronsubstitution sind grundsätzlich die orale, die transkutane und die i.m.-Darreichung möglich. Da die orale Form mit erheblichen (insbesondere hepatischen) Nebenwirkungen belastet ist, sollte sie nicht angewendet werden. Somit stehen heute die transkutane und die i.m.-Applikation zur Auswahl. Bei der Entscheidung zwischen den beiden unterschiedlichen Ansätzen sollte neben der Preisgestaltung (teures Pflaster!) auch die Physiologie Beachtung finden: Testosteron wird zirkadian ausgeschüttet, wobei (vereinfachend) der Testosteronspiegel morgens hoch ist und im Laufe des Tages abfällt. Diese Rhythmik der Testosteronausschüttung wird von der transkutanen Applikationsweise gut imitiert. Unter der Testosteronbehandlung sollte nach einigen Wochen mittels Bestimmung des Testosterons im Serum überprüft werden, ob entsprechende Substitutionserfolge erreicht wurden.

Da weiterhin nur fragmentarische Daten über eine Langzeitsubstitution von Testosteron bei erektiler Dysfunktion vorliegen, sollten die Patienten unter dieser Behandlungsform, auch im Falle eines Therapieerfolgs, regelmäßig nachuntersucht werden.

Lokale penile und/oder kavernöse Pharmakotherapie
Die Mitte der 80er Jahre eingeführte intrakavernöse Injektion vasoaktiver Substanzen, die Schwellkörper-Autoinjektionstherapie (SKAT), erlaubte erstmals die nichtprothetische Behandlung organogener, nichtendokriner Erektionsstörungen. Die direkte Injektion in das Kompartiment Corpus cavernosum penis mit hohen Wirkstoffkonzentrationen im Zielorgan erlaubte zum einen die Induktion einer Erektion bei vielen Patienten bei minimalen systemischen Nebenwirkungen. Zum anderen gestattete diese Applikationsform durch ihre Imitation der physiologischen intrakavernösen Mechanismen eine signifikante Verbesserung der Untersuchungsmöglichkeiten in der Differentialdiagnose der erektilen Dysfunktion.

Die SKAT stellt zum heutigen Zeitpunkt (1998) die Standardbehandlung der organogenen erektilen Dysfunktion dar. Es ist aber möglich und wahrscheinlich, daß die Entdeckung selektiver zentraler oder peripherer kavernöser Regulationsmechanismen mit konsekutiver Entwicklung neuer hochselektiver, oraler Wirksubstanzen die Häufigkeit dieser Behandlungsform in naher Zukunft reduzieren wird.

Trotz dieser erfreulichen Perspektive muß angemerkt werden, daß die SKAT einige grundsätzliche Vorteile besitzt: Die lokale Applikation ermöglicht hohe lokale Wirkstoffkonzentrationen bei geringer systemischer Belastung, was zu einer guten Wirkungs-Nebenwirkungs-Relation führt. Weiterhin handelt es sich bei den am häufigsten verwendeten Substanzen Prostaglandin E_1 und Papaverin plus Phentolamin um Stoffe, die seit mehreren Dekaden in der Medizin eine breite Anwendung erfahren und somit auch in der Langzeitanwendung als eher unbedenklich einzustufen sind. Insbesondere dieser Punkt scheint uns wichtig, handelt es sich bei der erektilen Dysfunktion doch um eine zwar schwerwiegende, aber nicht vital gefährdende Erkrankung, so daß bei den Behandlungsstrategien auf therapeutische Sicherheit erhöhten Wert gelegt werden muß.

Mit einer SKAT sollte u. E. nicht, wie von einigen Kollegen stark simplifizierend vorgeschlagen, ohne jede Diagnostik bezüglich der Ätiologie der erektilen Dysfunktion begonnen werden. Vor der Initiierung der SKAT müssen die Basisuntersuchungen abgeschlossen und gravierende psychologische oder endokrinologische Ursachen ausgeschlossen sein. Bis auf wenige Ausnahmefälle sollte auch die Diagnostik der kavernösen Kompetenz abgeschlossen sein, um gegenüber dem Patienten fundierte Aussagen über die Ursachen seiner Erkrankung und hieraus abgeleitete therapeutische Optionen machen zu können.

Keinesfalls sollte es so sein, daß „eine Behandlungsmöglichkeit nach der anderen" versucht wird (z. B. orale Medikation, gefolgt von topischer Applikation, gefolgt von intraurethraler Applikation, gefolgt von SKAT, gefolgt von FEMCC, gefolgt von Venenchirurgie und endlich von Vakuum- oder prothetischer Versorgung; die Reihenfolge kann, je nach „Gusto", auch verändert werden). Diese Haltung führt neben der nicht fachgerechten Behandlung des Patienten zu einer nicht akzeptablen Erhöhung der Gesamtkosten für die Allgemeinheit (und ggf. für den Patienten) einerseits und zur „Ausschöpfung" sämtlicher Nebenwirkungen für den betroffenen Patienten andererseits.

Bis vor ca. 1 Jahr hatten wir bei unseren Patienten in der Schwellkörper-Autoinjektionstherapie PGE_1 und die Papaverin-Phentolamin-Mischung gleichberechtigt eingesetzt. Nachdem sich die Preise der beiden Produkte aber angeglichen haben, ist der finanzielle Vorteil von Papaverin plus Phentolamin geschwunden, und es bleibt u. E. der Vorteil der deutlich geringeren Rate an prolongierten Erektionen bei PGE_1. Aus diesem Grund verwenden wir heute als Medikament der ersten Wahl – sowohl in der Diagnostik als auch in der SKAT – Prostaglandin E_1 (PGE_1).

Bevor der Patient „mit dem Rezept in der Hand nach Hause geschickt" werden kann, sollte er, neben richtiger Indikationsstellung, Dosisanpassung und mindestens 3maliger Unterweisung in die Injektionstechnik (vgl. S. 158), nochmals über mögliche prolongierte Erektionen und deren sofortigen Behandlungsbedarf unterrichtet werden. Es ist weiterhin unabdingbar, daß der betreuende Arzt eine Behandlung dieser potentiell gefährlichen Komplikation zu jeder Zeit (auch an Sonn- und Feiertagen oder im Urlaub!) sicherstellt und den Patienten entsprechend unterrichtet. Weiterhin muß der Patient auf die Notwendigkeit regelmäßiger Nachkontrollen hingewiesen werden, um Nebenwirkungen (*kavernöse Fibrose!*) oder Schwierigkeiten mit der Methode frühzeitig erkennen und ggf. beheben zu können. Keinesfalls sollten Wiederholungsrezepte ohne Gespräch und Untersuchung ausgefüllt werden. Es hat sich auch gezeigt, daß eine eher enge Patientenbetreuung zu einer signifikanten Reduktion der Abbrecherrate der SKAT im Vergleich zu schlecht betreuten Patienten führt.

Intraurethrale Instillation

1993 erstmals vorgestellt und damals überaus kritisch und eher negativ bewertet, hat sich die intraurethrale Applikation vasoaktiver Substanzen heute einen festen Platz bei den Vorträgen auf nationalen und internationalen Kongressen sowie in einschlägigen Publikationen verschafft. Seit Beginn des Jahres 1997 ist diese Therapieoption in der USA von der FDA zugelassen und gilt dort schon nach kurzer Zeit als etablierte Alternative in der Behandlung der erektilen Dysfunktion.

Schon nach dem ersten Jahr der Zulassung in den USA erreichte MUSE mit einem Umsatz von (angeblich) über 100 Mio. den ersten Rang der umsatzstärksten Medikamente zur Behandlung der erektilen Dysfunktion. Diese explosionsartige Zunahme in Anwendungen dieser Therapieoption erlaubt heute ihre deutlich bessere Einschätzung bezüglich Indikation, Akzeptanz sowie Wirkungs- und Nebenwirkungsrelation als noch vor 12 Monaten. Trotzdem bleibt anzumerken, daß zwar heute über eine zahlenmäßig große Patientengruppe, die MUSE anwendet, gut dokumentierte Daten vorliegen, die eine eher optimistische Einschätzung erlauben, daß bis zur endgültigen Nebenwirkungseinschätzung aber noch ein deutlich längerer Nachbeobachtungszeitraum notwendig ist.

Die praktischen Erfahrungen mit MUSE zeigen, daß aus klinischer Sicht die Dosierung von 500 µg MUSE-PGE_1 ungefähr der Dosis von 10 µg intrakavernös injiziertem PGE_1 entsprechen und 1000 µg MUSE-PGE_1 etwa 20 µg intrakavernösem PGE_1 vergleichbar sind. In vergleichenden Untersuchungen bezüglich der Wirksamkeit von MUSE und SKAT fand sich, wie zu erwarten, ein höherer Anteil von Patienten mit voller Rigidität („E5") nach intrakavernöser Injektion als nach intraurethraler Applikation. Nichtsdestoweniger induzierte MUSE bei einem großen Anteil der Patienten eine Tumeszenz mit mittlerer Rigidität („E4"), die insbesondere im Verein mit der üblicherweise stattfindenden sexuellen Stimulation zu einer zum Geschlechtsverkehr ausreichenden Rigidität führt. Faßt man die Ansprechraten bei einem nicht selektionierten Kollektiv von Patienten mit organogener erektiler Dysfunktion zusammen, so kann unter Verwendung von PGE_1 bei MUSE von einem Prozentsatz von etwa 35–40% und bei SKAT von 60–70% ausgegangen werden.

Die für die meisten Patienten attraktive Applikationsform von MUSE, das einfache und gebrauchsfertige Applikatorsystem und die günstige Wirkung-Nebenwirkung-Relation lassen diese Behandlungsalternative für viele Therapeuten und Patienten zu einem Zeitpunkt, da die neuen oralen Medikamente noch nicht zur Verfügung stehen, zur bevorzugten Therapie werde. Deswegen sollte hier nochmals darauf hingewiesen werden, daß diese relativ neue und grundsätzlich positiv einzuschätzende Behandlungsoption einer engmaschige Nachkontrolle bedarf.

An Nebenwirkungen herrschen, ähnlich der intrakavernösen Injektion von PGE_1 Schmerzen, die hier oft im gesamten Genitale verspürt werden, bei etwa 30 der Patienten vor. Kreislaufnebenwirkungen wurden selten (ca. 1,5%) beobachtet, waren aber Anlaß zu der Empfehlung in den USA, mindestens die erste Applikation in der ärztlichen Praxis oder Klinik unter Aufsicht durchzuführen, um gravierende Nebenwirkungen unter häuslichen Bedingungen so zu vermeiden.

Neben der intraurethralen Applikation von PGE_1 werden zur Zeit verschiedenste Substanzen und deren Kombinationen auf deren Wirksamkeit und Nebenwirkungen untersucht. Eine abschließende Beurteilung ist zum jetzigen Zeitpunkt auf Grund der ungenügenden Daten und kurzen Beobachtungszeiträume nicht möglich.

Transkutane Applikation

Schon Anfang der 80er Jahre wurde von mehreren Autoren berichtet, daß es bei der Anwendung von Nitrospray, auf die Glans und die distale Penisschafthaut aufgesprüht, zu penilen Tumeszenzzunahmen und mit entsprechender Stimulation bei einigen wenigen Patienten zu einer vollen Erektionsantwort kam. Diese Behandlung konnte sich aber wegen ihrer nur geringen Erfolgsquote und der zusätzlich häufig beobachteten Kreislaufnebenwirkungen nicht durchsetzen.

Berichte über die transdermale Anwendung verschiedenster Substanzen, die grundsätzlich attraktiv wäre, sind noch zu sporadisch und zu vorläufig, um eine auch nur vorläufige Bewertung abzugeben. So wurde auf dem Weltkongreß für erektile Dysfunktion 1996 in San Francisco die transdermale Applikation bis 4 mg (d.h. ungefähr 400mal mehr Substanz als bei intrakavernöser Injektion) vorgestellt, die bei einigen Patienten zu Tumeszenzen geführt haben soll. Aufgrund der nicht reproduzierbaren Datenlage sollten diese Alternativen deswegen zum jetzigen Zeitpunkt nur in kontrollierten klinischen Studien untersucht werden.

Apparative Verfahren

Die nichtmedikamentösen, nichtoperativen Behandlungsoptionen Vakuumsystem und funktionelle Elektromyostimulation (FEMCC) sind grundsätzlich bei den meisten Formen von organogener erektiler Dysfunktion einsetzbar. Trotz der vielseitigen und komplikationsarmen Verwendbarkeit sei nochmals erwähnt, daß auch diese therapeutischen Optionen nicht ohne die Basisabklärung der erektilen Dysfunktion angewendet werden sollten.

Vakuumerektionshilfen

Das Prinzip der Vakuumsysteme besteht in der Erzeugung eines Unterdrucks in einem Hohlkörper, der relativ luftdicht über die Pars pendulans penis gestülpt wurde. Dieser Unterdruck führt zu einem starken Einstrom von venösen Blut in die Corpora cavernosa und somit zu Tumeszenz und Rigidität. Nachdem ein Spannring an der Penisbasis plaziert wurde, kann der Hohlkörper entfernt werden, und das in den Schwellkörpern befindliche Blut bleibt in diesen „gefangen". Bei den meisten Patienten wird so ein erektionsähnlicher Zustand induziert, der zum GV befähigt.

Vakuumerektionshilfen sind schon seit über 100 Jahren bekannt und in Gebrauch, doch erst die apparativen Verbesserungen der letzten 20 Jahre lassen diese Therapiealternative akzeptabel erscheinen. Auf dem Markt werden eine große Vielzahl von verschiedenen Modellen der unterschiedlichsten Hersteller angeboten. Da wir aus Praktikabilitätsgründen mit nur einem Produkt auskommen wollten, haben wir alle uns zugänglichen Systemalternativen ausgewählten Patienten (Kollegen und Bioingenieure, die aufgrund einer erektilen Dysfunktion ein Vakuumsystem benützen oder benützen wollten) für einen Zeitraum von mindestens 3 Monaten zur Verfügung gestellt und uns ausführliche Berichte über den Gebrauch, Vor- und Nachteile und spezifische Besonderheiten erbeten. Da der ganz überwiegende Teil dieser Patienten ein

System (Osbon Classic, Fa. Heise, Dortmund) mit Abstand favorisierte, verschreiben wir dieses seit 1989; auch Neuerungen des Herstellers erschienen unseren Testpatienten eher als Verschlechterungen, so daß wir bis heute das ursprüngliche Modell empfehlen.

Die Patienten, die einen Therapieversuch mit einem Vakuumsystem unternehmen wollen, sollten vor der Anwendung unter häuslichen Bedingungen ausführlich instruiert werden. Man muß sie darauf aufmerksam machen, daß in den meisten Fällen die Benutzung mehrfach (bis zu mehreren Wochen) geübt werden muß, bevor ein zufriedenstellendes Ergebnis erzielt wird. Diese Therapieoption wird von ca. 10–15% unserer Patienten mit organogener erektiler Dysfunktion und ihren Partnerinnen akzeptiert und längerfristig erfolgreich angewendet. Insbesondere ältere Patienten in einer stabilen Partnerschaft scheinen für diese Alternative geeignet.

Funktionelle Elektromyostimulation des Corpus cavernosum penis (FEMCC)

In der Behandlung von Störungen der Skelett- oder quergestreiften Muskulatur durch Rehabilitationsmediziner stellt die Anwendung von transkutan verabreichtem Strom, die sog. funktionelle Elektromyostimulation, eine Standardmethode dar. Da es sich bei organogenen Erektionsstörungen oft um eine (primäre oder sekundäre) Erkrankung der glatten Muskelzellen des Schwellkörpers mit konsekutiven Funktionsstörungen des gesamten Organs handelt, erschien es naheliegend, dieses Verfahren auch bei dem leicht zugänglichen glattmuskulären kavernösen Gewebe anzuwenden. Die funktionelle Elektromyostimulation des Corpus cavernosum hat in Pilotstudien zwar schon erste erfolgversprechende Ergebnisse gezeigt, ist aber zum heutigen Zeitpunkt noch als experimentelle Methode anzusehen. Sollte man einem Patienten diese Methode empfehlen, so ist er unbedingt auf den experimentellen Charakter und die ungewissen Ergebnisse hinzuweisen.

Prinzipiell bleibt festzuhalten, daß es sich bei FEMCC um eine interessante und vielversprechende Methode zur Behandlung der erektilen Dysfunktion handelt. Sollten sich die Ergebnisse der Pilotstudien reproduzieren lassen, dann wird die FEMCC eine wertvolle Bereicherung der grundsätzlich zur Verfügung stehenden therapeutischen Optionen sein.

Die FEMCC erfolgt mittels eines Stimulators über auf den Penisschaft aufgeklebte Oberflächenelektroden. Wir empfehlen unseren Patienten, die FEMCC mindestens 3mal täglich über 20 min durchzuführen. Einige unserer Patienten stimulierten während der (gesamten) Nacht, was ebenfalls zu guten Behandlungsergebnissen führte.

Auch hier erfordert die Behandlungsmethode eine eingehende Unterweisung des Patienten. Weiter müssen die Patienten darauf hingewiesen werden, daß eine mögliche Regeneration glatter kavernöser Muskelzellen (und damit entweder die Rückkehr von Spontanerektionen oder das Ansprechen auf SKAT) nur nach einem längeren Behandlungszeitraum (ca. 6–9 Monate!) und nur bei regelmäßiger Anwendung zu erwarten ist.

Chirurgisch-rekonstruktive Verfahren

Die chirurgisch-rekonstruktiven Verfahren, die penile Revaskularisaton und die penile Venenchirurgie, sind für die betroffenen Patienten grundsätzlich attraktive chirurgische Behandlungsmöglichkeiten, versuchen sie doch beide, die spontane Erektionsfähigkeit mittels eines einmaligen Eingriffs wiederherzustellen. Da die wissenschaftliche Diskussion über beide Verfahren noch nicht abgeschlossen ist (s. unten), müssen die Patienten, denen man eine solche Therapie anrät, über den ungewissen Ausgang der Operation aufgeklärt werden.

Revaskularisationschirurgie

Die penil-kavernöse Revaskularisationschirurgie hat, ungefähr analog zur kardialen Bypassoperation, das Ziel, ein peripher intaktes Muskelorgan, das durch eine vorgeschaltete Stenose inadäquat arteriell versorgt wird, wieder ausreichend mit arteriellem Blut zu versorgen. Hierzu wird eine Muskelarterie, die A. epigastrica inferior (diese zeigt im Vergleich zu anderen nicht in oder an einem Muskel verlaufenden Arterien deutlich weniger Verkalkungstendenzen), mittels mikrochirurgischer Techniken an die A. dorsalis penis und/oder die V. dorsalis penis profunda anastomosiert. Hierdurch soll über einen retrograden venösen Blutfluß und/oder Anastomosen zwischen A. dorsalis und A. cavernosa eine verbesserte kavernöse Durchblutung erreicht werden.

Trotz gut dokumentierter, relativ großer Serien von Patienten besteht aufgrund der Tatsache, daß plazebokontrollierte Multicenteruntersuchungen fehlen, keine Einigkeit darüber, ob und wie dieses operative Verfahren Wirkung zeigt. In Anbetracht der invasiven Methode und ihrer nicht unerheblichen Komplikationsrate (bis zu 60%!) sowie fehlender allgemein akzeptierter Selektionskriterien sollte diese Behandlungsoption nur in spezialisierten Zentren, die zur profunden wissenschaftlichen Auswertung der Ergebnisse fähig sind und diese auch selbstkritisch genug publizieren, angeboten werden.

Venenchirurgie

Ebenso wie die arterielle Revaskularisationschirurgie zielt die penile Venenchirurgie auf das Wiedererlangen der spontanen Erektionsfähigkeit. Nach einem Boom dorsaler Venenresektionen Anfang der 8oer Jahre kam es durch enttäuschende Ergebnisse (ca. ein Drittel Erfolge) Mitte der 8oer Jahre zu einer Erweiterung der Radikalität des Eingriffes in dem Glauben, daß die zusätzliche Ligatur der kavernösen Venen zu einem verbesserten Operationserfolg führe. Da diese erweiterten Eingriffe ebenso schlechte Erfolge, aber erheblich mehr Nebenwirkungen und Komplikationen hatten, werden sie heute nicht mehr durchgeführt. Nach diesen Ergebnissen sollten bei peniler Venenchirurgie die Resektion der tiefen dorsalen Vene und die Ligatur sämtlicher oberflächlichen dorsalen Venen vorgenommen werden.

Heute wissen wir, daß nur bei einem kleinen Teil der Patienten mit sog. venösen Leck eine echte venöse Abflußstörung (und nur diese kann durch eine gezielte Ligatur/Resektion behandelt werden) vorliegt (deswegen besser: *kavernös-venöse Okklusionsstörung*). Bei den meisten Patienten mit kavernös-venöser Okklusionsstörung findet sich als morphologisches Substrat eine glattmuskuläre Degeneration (Differentialdiagnose durch CCEMG oder Biopsie), die durch venenchirurgische Verfahren natürlich nicht therapierbar ist. Hieraus folgt, daß (wie auch sonst in der Medizin) heute in bezug auf die penile Venenchirurgie die Präselektion der Patienten ausschlaggebend für den postoperativen Erfolg ist. Wird die Präselektion sorgfältig durchgeführt, dann sind mit diesem relativ wenig aufwendigen operativen Verfahren ansehnliche Erfolge (> 50%) zu erzielen.

Penisprothesen
Die Penisprothese wird heute als Ultima ratio in der Therapie der erektilen Dysfunktion angesehen; sie führt durch die Implantation des alloplastischen Materials in die Schwellkörper zu einer irreversiblen Destruktion des kavernösen Gewebes. Damit ist der betroffene Patient von allen neu entwickelten und zukünftigen nichtprothetischen Therapieoptionen ausgeschlossen. Aus diesem Grund sollten nur noch Patienten mit kavernös-venöser Okklusionsstörung (d.h. kein Ansprechen auf pharmakologische Optionen) aufgrund einer Degeneration des kavernösen Gewebes (Diagnose durch CCEMG oder Biopsie), die eine Therapie mit einem Vakuumsystem ablehnen, einer Penisprothesenimplantation zugeführt werden.

Neben der Endgültigkeit des Eingriffs ist der Patient über die grundsätzlich verschiedenen Prothesentypen, die semirigiden und die hydraulischen, aufzuklären. Beiden Prothesetypen sind ganz spezifische Vor- und Nachteile zu eigen, die den Patienten detailliert dargelegt werden sollten. Wie bei allen therapeutischen Angeboten bei erektiler Dysfunktion grundsätzlich wünschenswert, so ist die ausführliche Information auch der Partnerin insbesondere bei dieser Behandlungsmethode unabdingbar.

Anhang:
Ursachen und Behandlungsmöglichkeiten von Erektionsstörungen –
Ein kurzer Überblick für Patienten

Urologische Klinik, MHH Hannover

Erektionsstörungen, d.h. Störungen der Versteifungsfähigkeit des männlichen Gliedes, werden von den meisten Männern im Laufe ihres Lebens beobachtet. Durch Streß oder hohe Belastungen verursacht, verschwinden sie meist innerhalb weniger Tage und bleiben so ohne Krankheitswert. Erst wenn Erektionsstörungen über 6 Monate dauernd bestehen bleiben, spricht man von einer „chronischen" Erektionsstörung oder „erektilen Dysfunktion". Diese Erektionsstörung kann zu schweren Störungen des Selbstbewußtseins des Patienten und zu schwerwiegenden Konflikten mit seiner Partnerin führen.

Grundsätzlich kann man zwischen angeborenen (primären) und erworbenen (sekundären) Erektionsstörungen unterscheiden. Angeborene Störungen sind eher selten und z. B. auf eine fehlende Blut- oder Nervenversorgung der Schwellkörper zurückzuführen. Erworbene Erektionsstörungen treten überwiegend nach dem 35. Lebensjahr auf, meist zwischen 50 und 65 Jahren. Oft werden sie durch Schadstoffe wie das Zigarettenrauchen (Sollten Sie Raucher sein, hören Sie sofort damit auf!) oder Erkrankungen wie Zuckerkrankheit (Diabetes) oder Bluthochdruck (Hypertonie) verursacht oder sehr ungünstig beeinflußt. Die Zahl der Erektionsstörungen nimmt mit steigendem Alter stetig zu; so werden bei mindestens 25% der 65jährigen Männer Erektionsstörungen berichtet. Insgesamt wird die Zahl von Patienten mit Erektionsstörungen in Deutschland auf 3–4 Millionen Männer geschätzt.

Untersuchungen

Der wichtigste Schritt der gesamten Untersuchungsreihe ist das ausführliche Gespräch mit einem mit diesem Krankheitsbild vertrauten Arzt und die körperliche Untersuchung durch diesen. In diesem Gespräch ist es wichtig klarzustellen, wie sich die Erektionsstörung äußert: Fehlt nur die Härte oder Prallheit (Rigidität) bei der Erektion, oder wird schon eine optimale Größenzunahme ohne Härte (Tumeszenz) nicht erreicht? Oder wird eine Rigidität zwar kurzfristig erreicht (Sekunden), fällt dann aber sofort wieder ab? Es sollte erwähnt werden, wie die Erektionen während des Schlafens und beim Wachwerden sind oder ob eine Verbesserung unter bestimmten Situationen (z. B. Urlaub oder Wochenende) oder mit verschiedenen Partnerinnen oder bei der Selbstbefriedigung auftritt. Eventuelle Erkrankungen, Operationen, Unfälle oder die Einnahme von Medikamenten sollten dem Arzt mitgeteilt werden. Der Arzt veranlaßt auch die nötigen Blutuntersuchungen. Um mögliche psychogene Verursachungen der Erektionsstörung abzuklären, wird ein für diese spezielle Problematik besonders geschulter Psychologe oder Psychiater in die Untersuchungen einbezogen.

Spezielle Untersuchungen

Die erste wichtige Basisuntersuchung, *CC-EMG* genannt, beurteilt die Nervenversorgung der Schwellkörper und die Funktion der kleinen Muskelzellen innerhalb der Schwellkörper; sie wird mit Hilfe zweier feinster Nadeln im Schwellkörper durchgeführt. Die Schwellkörper bestehen aus einer großen Zahl von kleinsten Muskeln. Dehnen sich diese Muskeln aus, so füllen sich deren Zwischenräume, und eine Erektion kommt zustande. Da diese Muskeln der eigentliche „Motor" der Erektion sind, ist diese Untersuchung außerordentlich wichtig. Was die Nervenversorgung des Penis betrifft, so kann diese beeinträchtigt sein, ohne daß andere Organe davon betroffen sind. Dies kann z. B. bei bestimmten Wirbelsäulenerkrankungen oder nach Operationen der Fall sein.

Einen orientierenden Überblick über die Durchblutungssituation (Bluteinstrom, Blutabstrom) des Penis und die Ausdehnungsfähigkeit der Schwellkörper selbst ermöglicht die sogenannte *SKAT-Testung*. Hierbei wird durch eine sehr feine Nadel ein Medikament in die Schwellkörper gespritzt. Die Reaktion auf diese und weitere Injektionen, die nicht oder nur gering schmerzhaft sind, hilft dem Arzt auch bei der Auswahl weiterer notwendiger Untersuchungen.

Gegebenenfalls wird diese Untersuchung vor und nach der Demonstration eines anregenden Videofilmes durchgeführt (Rigiscan-real-time-Messung). Als schwerwiegendste Nebenwirkung kann hier eine „verlängerte Erektion" auftreten, die über 4 Stunden anhält und die sofort mit einem Gegenmittel behandelt werden muß. Aus diesem Grund dürfen Sie unsere Klinik erst dann verlassen, wenn die nach der Einspritzung aufgetretene volle Rigidität für mindestens 30 Minuten abgeklungen ist. Sollte sie unerwarteterweise nach dem Verlassen der Klinik nochmals auftreten und über 4 Stunden anhalten, müssen Sie sofort und unverzüglich zu uns (über die Notfallaufnahme der MHH) zurückkommen!

Bei den meisten Patienten ist auch die Kenntnis der die Schwellkörper versorgenden Gefäße (Arterien) erforderlich; dies kann mit Hilfe einer Ultraschalluntersuchung der Gefäße *(Doppleruntersuchung)* geschehen.

Je nach Ausfall der vorgenannten Untersuchungen sind jetzt noch weitere Spezialuntersuchungen nötig. Zum Beispiel werden die Gefäße, die das Blut aus den Schwellkörpern abtransportieren (Venen), mittels einer *Cavernosometrie* (Druckmessung innerhalb des Schwellkörpers) genannten Untersuchung geprüft und auf Röntgenbildern dokumentiert *(Cavernosographie)*. Eine weitere Untersuchungsmöglichkeit der Arterien besteht in der Röntgenuntersuchung dieser Gefäße *(Angiographie)*; diese ist aber nur selten nötig. Darüber hinaus bestehen noch eine große Anzahl von weiteren Untersuchungen, die aber nur im Einzelfall durchgeführt werden.

Behandlungsmöglichkeiten

Grundsätzlich kann zwischen einer psychogenen und einer organogenen (körperlichen) Verursachung der Erektionsstörung unterschieden werden. In der Praxis überlappen sich diese Ursachen der Erektionsstörungen oft. Nach Einholung aller für Sie notwendigen Untersuchungen entscheidet Ihr Arzt, je nach den Ergebnissen dieser und nach Ihren eigenen Wünschen, welche Behandlungsmöglichkeiten für Sie in Frage kommen. Allen Therapieformen ist zu eigen, daß eine engmaschige Nachbetreuung von ihnen durch den behandelnden Arzt notwendig ist.

Die Behandlung von *psychogenen* Erektionsstörungen oder von überwiegend psychogen verursachten Störungen muß in Zusammenarbeit mit einem in diesem Krankheitsbild erfahrenen Psychologen, Psychotherapeuten oder Psychiater vorgenommen werden. In Abhängigkeit von der Art der psychogenen Ursachen, stehen verschiedene Behandlungsmöglichkeiten zur Verfügung.

Für die Behandlung *organisch* bedingter Erektionsstörungen stehen eine Vielzahl von Methoden zur Auswahl. Im folgenden sollen nur die wichtigsten wissenschaftlich untersuchten Therapiemöglichkeiten erwähnt werden.

Die Gabe von *Medikamenten* (orale Therapie) ist die älteste der Behandlungsmethoden von Erektionsstörungen. Diese Medikation ist nur von relativ geringen Nebenwirkungen begleitet; sie findet aber auch nur bei einem kleineren Teil der Patienten mit Erektionsstörungen Anwendung.

Bei der Schwellkörper-Autoinjektionstherapie *(SKAT)* wird vor dem Verkehr eine vorher genau festgelegte Menge eines Medikaments mittels einer sehr feinen Nadel in den Schwellkörper gespritzt. Diese Injektion führt dann zu einer vorübergehenden Versteifung der Schwellkörpers durch eine Erhöhung des Blutstromes in die Schwellkörper und eine Weitstellung der Schwellkörperräume. Diese Behandlung beinhaltet die Gefahr von verlängerten Erektionen (über 4 Stunden) mit möglicher Folge der endgültigen Schwellkörperschädigung sowie das Risiko von ausgedehnten Verhärtungen innerhalb der Schwellkörper. In einem solchen Falle müssen Sie uns nach höchstens 4 Stunden sofort aufsuchen, auch nachts, am Wochenende oder an Feiertagen! Ein großer Vorteil besteht darin, daß mit Absetzen dieser Behandlungsform bei der großen Mehrzahl der Patienten keine Veränderungen des Schwellkörpers zurückbleiben.

Die *wiederherstellende Chirurgie* an den Schwellkörpern hat die Wiedergewinnung der Erektionsfähigkeit durch eine Operation zum Ziel. Dies wird, je nach Befunden, durch eine erhöhte Blutzufuhr (ähnlich einer Herzbypassoperation) zu den Schwellkörpern, mit Hilfe eines zusätzlichen Gefäßes, erreicht. Bei anderen Patienten, bei denen der Abfluß aus den Schwellkörper zu ausgeprägt ist, können die abführenden Gefäße unterbunden werden (Venenligatur). Der große Vorteil dieser Behandlungsmethoden, die nur für einen relativ kleinen Teil der Patienten in Frage kommen, besteht in der Möglichkeit der Wiedererlangung der sponatanen Erektionsfähigkeit. Beide Operationen haben längerfristig eine relativ hohe Mißerfolgsrate.

Die *prothetische Versorgung* (Penisprothese) stellt die älteste und auch heute noch erfolgreiche Behandlung der organischen Erektionsstörung dar. Hierbei wird in beide Schwellkörper je ein der Form der Schwellkörper angepaßter Kunststoffstab bzw. -schlauch eingebracht, die zu einer Versteifung des Gliedes führen. Hier müssen sich der Patient, seine Partnerin und der behandelnde Arzt ausführlichst unterhalten, da diese Operation die Schwellkörper endgültig zerstört.

Die *Vakuumpumpe* wird ebenfalls schon Jahrzehnte angewendet, erfordert aber auch eine sich über Wochen erstreckende Einübung.

4.2 Sexualtherapie

U. HARTMANN

Bei erektilen Dysfunktionen, die ganz oder überwiegend auf psychischen und/oder partnerschaftlichen Faktoren beruhen, ist die Sexualpsychotherapie die Behandlungsmethode der Wahl. Sie stellt – bei psychogenen Erektionsstörungen – eine der wenigen kausalen Therapiemöglichkeiten dar, über die wir im Bereich der Erektionsstörungen überhaupt verfügen. Für die Psychotherapie der gesamten sexuellen Funktionsstörungen hat sich der Begriff Sexualtherapie eingebürgert, mit dem ein Therapieansatz und ein Bündel an Therapietechniken bezeichnet werden, die maßgeblich auf der Pionierarbeit von Masters und Johnson beruhen [24], seitdem aber eine Reihe von Modifikationen und Ergänzungen erfahren haben [2, 12, 13, 27].

Mit der von Masters und Johnson entworfenen eklektischen Rezeptur waren bei den bis dahin als psychotherapeutisch kaum beeinflußbar geltenden sexuellen Funktionsstörungen erstmals gute Erfolgsquoten möglich. Da in der klinischen Praxis heute neben der Sexualtherapie weder die Verhaltenstherapie noch die Psychoanalyse als Monoverfahren nennenswerte Bedeutung haben, wird sich dieser Beitrag allein auf die Sexualtherapie konzentrieren.

4.2.1
Sexualberatung – Sexualtherapie

Keineswegs jeder Patient mit einer psychogenen Erektionsstörung benötigt eine intensivere Psychosexualtherapie, da sich weniger schwerwiegende Verursachungsfaktoren häufig bereits durch wenige Beratungsgespräche günstig beeinflussen lassen. Auf der anderen Seite zeigt die Erfahrung, daß praktisch jeder erektionsgestörte Mann, unabhängig von den Ursachen seiner Erektionsproblematik, von einer kompetenten Sexualberatung profitieren kann. Fast in jedem Fall führt eine wie auch immer verursachte erektile Dysfunktion reaktiv zu erheblichen intrapsychischen und partnerschaftlichen Belastungen, nicht selten sogar zu krankheitswertigen psychischen oder körperlichen Folgeproblemen. Diese für erektile Dysfunktionen so typische Verquickung von primären Ursachen und sekundären Auswirkungen läßt sich oftmals nicht durch eine somatische Behandlung allein auflösen.

So zeigen etwa die internationalen Erfahrungen mit der intrakavernösen Selbstinjektionstherapie, daß die mit dieser Methode mögliche zuverlässige Herstellung von Erektionen die durch die Erektionsstörung entstandenen Folgeprobleme (aber auch die zugrundeliegenden Konflikte) in vielen Fällen nicht auflösen konnte und es zu Behandlungsabbrüchen kam, da die letztlich von allen Patienten angestrebte sexuelle Zufriedenheit und Befriedigung sich nicht einstellte.

Es gibt somit gute Gründe, den Stellenwert der Sexualberatung im Behandlungsspektrum erektiler Dysfunktionen hoch anzusetzen. Dabei gibt es keine klare Grenzlinie zwischen Sexualberatung und -therapie, da in der Praxis die Übergänge fließend sind und von den individuellen Gegebenheiten des einzelnen Patienten abhängen. Keineswegs gerechtfertigt ist es, Sexualberatung als mehr oder minder wertbegrenzte Schlichtform der Sexualtherapie anzusehen, als Notbehelf, für dessen Ausübung es keine besonderen Regeln und keine speziellen Kompetenzen braucht. Demgegenüber hat Langer eindringlich darauf hingewiesen [17, 18], daß Sexualberatung genuines psychotherapeutisches Handeln ist und eine Reihe von Voraussetzungen seitens des Beraters beschrieben, die heute noch gültig sind.

Nach unseren eigenen Erfahrungen erfordert kompetente Sexualberatung ein hohes Maß an psychotherapeutischen Fertigkeiten, an Flexibilität und Einfallsreichtum und an den entsprechenden sexualmedizinischen Kenntnissen. Eine so verstandene Sexualberatung ist gleichsam eine verdichtete und sehr kompakte Form der Sexualtherapie und muß wie diese gelernt sein. Eine gute Beratung erfordert ein beträchtliches Maß an therapeutischem Geschick, Einfühlungsvermögen sowie an Kommunikations- und Überzeugungsfähigkeit, um in der zur Verfügung stehenden Zeit eine vertrauensvolle Beziehung herzustellen, die die Vermittlung von Informationen, das Ansprechen von Konflikten und ursächlichen Faktoren sowie vorgeschlagene korrigierende Verhaltensanleitungen in einer Weise möglich werden läßt, die von dem Patienten oder dem Paar auch akzeptiert und angenommen werden kann. Wir betonen diese Gesichtspunkte hier nicht, um interessierte und engagierte Kollegen von der Ausübung von Sexualberatung abzuschrecken, sondern um einige verzerrte Ansichten zu korrigieren.

Sexualberatung darf nicht verwechselt werden mit der Offenheit für psychosoziale Aspekte von Erektionsstörungen und deren adäquater Berücksichtigung in (primär somatisch orientierter) Diagnostik und Behandlung, deren Wichtigkeit wir immer wieder betont haben und die u. E. unerläßlich ist, um zu einer Therapie zu finden, die dem Patienten und seiner individuellen Problematik gerecht wird. Wer eine weitergehende Sexualberatung machen will, benötigt diese Grundeinstellung, eine Grundausbildung in Psychotherapie/Psychosomatik und nach Möglichkeit eine spezielle sexualmedizinische Weiterbildung (s. Kap. 3).

Die Praxis der Sexualberatung besteht im wesentlichen in einer Kombination der Vorgehensweisen, die wir im Kapitel über die psychologische Diagnostik – speziell zur Gestaltung des Erstgesprächs – beschrieben haben (s. unter 3.2), mit den Prinzipien der Sexualtherapie, denen wir uns jetzt zuwenden wollen.

4.2.2
Grundzüge der Sexualtherapie

Das wesentliche Merkmal der Sexualtherapie besteht in der Integration von systematisch aufgebauten, therapeutisch strukturierten und angeleiteten sexuellen Erfahrungen mit der psychotherapeutischen Bearbeitung der intrapsychischen und partnerschaftlichen Verursachungsdimensionen der sexuellen Störung. Sie verfolgt das psychotherapeutische Grundprinzip der Veränderung durch korrigierende emotionale Erlebnisse und setzt dafür neben einem variablen und flexiblen psychotherapeutischen „Standardinventar" ein bewährtes Repertoire von Interventionen und Verhaltensanleitungen ein.

Diese weithin populär gewordenen *sexualtherapeutischen Hausaufgaben* oder *Übungen* dienen als Katalysator der korrigierenden emotionalen Erfahrungen und erfüllen darüber hinaus vielfältige therapeutische Funktionen. So sollen sie dem Patienten(paar) einen neuen Zugang zu einem von Leistungsdruck, Verkrampfung und Versagensängsten befreiten, lustvoll-zärtlichen Umgang mit Körperlichkeit und Sexualität eröffnen und sind von eminenter Bedeutung für den diagnostischen und therapeutischen Prozeß, weil sie fast immer die entscheidende Dynamik der sexuellen Störung offenlegen und für die therapeutische Bearbeitung zugänglich machen. Durch die direkte körperliche Erfahrung wird die sexuelle Problematik mit ihren innerseelischen und paarbezogenen Dimensionen oft viel klarer und unmittelbarer für die Therapie verfügbar als durch jede noch so gründliche Anamnese oder verbale Intervention.

Wichtig ist jedoch, diese Übungen, die vom Patienten(paar) zwischen den Therapiesitzungen zu Hause durchgeführt werden, nicht schon mit der Sexualtherapie gleichzusetzen, wie es häufig in der Laienpresse und in Selbsthilfeanleitungen, bisweilen aber auch von Sexualtherapeuten selbst vertreten wurde. Der praktische Einsatz der Verhaltensanleitungen bei erektilen Dysfunktionen wird unten ausführlicher dargestellt.

Der Grundansatz der Sexualtherapie ist erfahrungsorientiert, zielgerichtet und zeitbegrenzt. Entsprechend dem Konzept von Kaplan [12, 13] werden – nach einer gründlichen Diagnostik und funktionalen Bedingungsanalyse (s. Kap. 3) – zunächst die Faktoren therapeutisch bearbeitet, die unmittelbar während des sexuellen Reaktionsablaufs zur Manifestation der sexuellen Störung führen. Fast immer sind dabei Versagensängste, negative Erwartungen, Leistungsdruck, ablenkende Gedanken, Selbstbeobachtung, ungünstige situative Bedingungen und destruktive Paarinteraktionen entscheidend beteiligt. Unmittelbar bedeutet dabei im übrigen keineswegs leichtgradig oder oberflächlich, sondern kennzeichnet lediglich den Umstand, daß diese Faktoren direkt pathogenetisch wirken, als Endglieder einer ganz verschieden langen Verursachungskette. Nur wenn es gelingt, die unmittelbar wirkenden Faktoren günstig zu beeinflussen, kann die sexuelle Problematik verbessert werden. Inwieweit dies möglich ist, ist abhängig von den intrapsychischen und/oder paardynamischen Konflikten, die der Sexualstörung zugrunde liegen, und – oft noch stärker – von der funktionalen Bedeutung des Symptoms für den Patienten selbst und die Partnerschaft.

Ein alter Leitsatz der Sexualtherapie besagt, daß nicht jede sexuelle Funktionsstörung auf derart tiefer liegenden Faktoren beruht, sondern daß es sexuelle Störungen gibt, die tatsächlich eher „oberflächlich" verursacht sind – wenn etwa nach einem einmaligen alkohol-, streß- oder krankheitsbedingten Rückgang der Erektion durch die oben aufgeführten Mechanismen eine Selbstverstärkung und Chronifizierung eintritt.

Die klinische Erfahrung zeigt allerdings, daß die meisten Männer mit einer derartigen Erfahrung mehr oder weniger leicht fertig werden, es zur Ausbildung einer Funktionsstörung also doch wieder nur kommt, wenn bestimmte Rahmenbedingungen existieren, die eine Störungsentstehung zulassen.

Diese simple Überlegung relativiert zwar die Annahme einer „oberflächlichen" Verursachung sexueller Störungen, doch es bleibt festzuhalten, daß tatsächlich eine erhebliche Bandbreite bezüglich der Verwurzelung bzw. der „Tiefe" der ursächlichen Faktoren existiert. Es ist ein großer Vorteil des sexualtherapeutischen Behandlungsformats, sich diesem Umstand flexibel anpassen zu können.

Diese flexible Anpassungsfähigkeit an die individuellen Gegebenheiten der Störung drückt sich in einem weiteren Leitsatz der Sexualtherapie aus, der besagt, daß grundsätzlich immer an den unmittelbar wirksamen pathogenetischen Faktoren angesetzt wird. Nur wenn die entsprechenden Interventionen und Behandlungsschritte nicht ausreichen bzw. auf Widerstände und Hemmnisse stoßen, die einer Symptomverbesserung im Wege stehen, muß mehr „in die Tiefe" gearbeitet werden. Inwieweit dies notwendig wird, läßt sich am Anfang einer Behandlung oft nicht abschätzen, ein Umstand, der vom Therapeuten ein waches Auge und weitreichende psychotherapeutische Kompetenzen erfordert, um mit dem sich oft – vor allem im *paartherapeutischen Setting* – dynamisch entwickelnden Therapiegeschehen umgehen zu können.

Das *Basisvorgehen* der Sexualtherapie in ihrer Kombination von verhaltensorientierten und aufdeckenden, konfliktbearbeitenden Elementen läßt sich schematisch so darstellen: Der Vorgabe einer für die individuelle Problematik angemessenen Verhaltensanleitung und ihrer praktischen Umsetzung folgt die Analyse der Erfahrungen des Paares bzw. des Patienten, in der die Hindernisse und unmittelbaren Ursachen der Störung fokussiert werden sollten. Der entscheidende (psycho)therapeutische Schritt besteht dann in der Hilfestellung bei der Modifizierung bzw. Reduzierung dieser Hindernisse, bevor die nächste Verhaltensanleitung gegeben werden kann. Von diesem Hauptweg zweigen zahlreiche Seitenwege ab, die u. U. spezifische Interventionen notwendig machen.

In der Praxis umfaßt die Sexualtherapie eine Reihe von *Wirkfaktoren*, darunter verhaltensmodifizierende Komponenten, die vor allem in den „Übungen" zur Anwendung kommen, ein gezieltes Einwirken auf Kommunikationsstrukturen, kognitive, edukative („aufklären" und Informationen geben), paartherapeutische und psychodynamische Elemente. Sexualtherapie lege artis ist jedoch alles andere als ein „Technikmix", sondern verwendet diese Komponenten gezielt und überlegt im Rahmen einer psychotherapeutischen Gesamtstrategie.

4.2.3
Sexualtherapeutische Praxis bei erektilen Dysfunktionen

Im folgenden sollen einige praktische Hinweise zum sexualtherapeutischen Vorgehen bei erektilen Dysfunktionen gegeben werden. Ein regelrechter Therapieleitfaden würde jedoch den gegebenen Rahmen deutlich sprengen und dürfte angesichts der Unterschiedlichkeit und Individualität der Patienten und ihrer Störungsbilder auch kaum zu erstellen sein. Es kann daher nur das Ziel sein, einige Punkte, die wir für besonders bedeutsam oder auch problematisch halten, hervorzuheben und zu illustrieren. Dabei stützen wir uns vorwiegend auf die eigenen langjährigen Erfahrungen.

Viele Anregungen verdanken wir aber auch den exzellenten Beiträgen von Althof [1], LoPiccolo [22] und Rosen et al. [27]. Dem Leser, der sich umfassender und systematischer informieren möchte, möchten wir auf die Bücher von Kaplan [14] und Arentewicz u. Schmidt [2] zur Sexualtherapie im allgemeinen sowie von Langer u. Hartmann [18] zum Vorgehen bei Erektionsstörungen im speziellen hinweisen.

Verändern durch Verstehen

Dieses Grundprinzip der Gesprächspsychotherapie [3] kennzeichnet nicht nur einen der mächtigsten Wirkmechanismen psychotherapeutischer Arbeit überhaupt, sondern ist für uns gerade auch in der Behandlung von Erektionsstörungen von eminenter Bedeutung. Zu häufig wird bei erektilen Dysfunktionen therapeutisch gehandelt, ohne daß die Störung in ihrer Ätiopathogenese, ihrer Geschichte, ihren Rahmenbedingungen, vor allem aber in ihrer funktionalen Bedeutung ausreichend verstanden wurde. Diese Tendenz finden wir bei der Anwendung somatischer Therapiemethoden, aber durchaus auch in der Sexualtherapie, wenn viel zu schnell zu einem „Standardvorgehen" gegriffen wird und zur Unzeit Verhaltensanleitungen gegeben werden.

Der Sog zur therapeutischen Umtriebigkeit entsteht dabei in der Regel durch eine zumeist unreflektierte, stillschweigende Koalition zwischen Patient und seinem (meist ebenfalls männlichen) Behandler, die sich darin einig sind, daß die Störung so rasch wie möglich beseitigt werden muß. Bei den in der Regel mit einer Erektionsstörung verbundenen erheblichen psychischen Belastungen erscheint es beiden in dieser Koalition geradezu absurd und quälerisch, funktionale oder gar *positive* Aspekte des Erektionsversagens zu betrachten und zu berücksichtigen. Der Handlungszwang, der durch die Existenz effektiver somatischer Methoden ohne Zweifel deutlich zugenommen hat, beraubt sich damit der Chance, die „Botschaft" der Störung zu verstehen und führt gerade deshalb oft nicht zum Erfolg, zumindest nicht zu einem dauerhaften.

Die hohe Rate von Behandlungsabbrüchen bei allen Therapiemethoden erektiler Dysfunktionen dürfte zu einem Gutteil darauf zurückzuführen sein, daß die stabilisierenden „Haltekräfte" der Störung nicht verstanden und nicht berücksichtigt wurden.

Vor diesem Hintergrund sollte die Maxime in der Sexualtherapie von Erektionsstörungen lauten: *Kein Verändern ohne Verstehen, aber häufig Verändern allein durch Verstehen*. Verstehen bedeutet dabei allerdings nicht in einem landläufigen Sinn „Verständnis haben", sondern kennzeichnet einen mitunter mühseligen und langwierigen Prozeß, in dem der Therapeut sich soweit als möglich in den inneren Bezugsrahmen des Patienten einfühlen muß, um die vielfältigen, komplex ineinander greifenden psychosozialen und psychosomatischen Aspekte der Störung zu erkennen. Wird es im therapeutischen Prozeß dann dem Patienten möglich, diese Aspekte für sich selbst zu entdecken und zu erfahren, so ist oft bereits ein entscheidender Schritt zur Symptomverbesserung getan. Ist die Störung in diesem Sinne verstanden, dann können andere Behandlungsmethoden – psychotherapeutische wie somatische – gezielt eingesetzt werden. So fallen etwa die sexualtherapeutischen Verhaltensanleitungen und Übungen dann auf einen viel fruchtbareren Boden und rufen deutlich weniger Widerstand beim Patienten hervor.

Es spricht also viel dafür, in der Sexualtherapie erektiler Dysfunktion nicht in einen raschen Aktionismus zu verfallen, der zwar kurzfristig Patient und Therapeut entlasten kann, da etwas zu „passieren" scheint, langfristig aber fast immer kontraproduktiv ist.

Funktionale Symptombedeutung

Das Verstehen ist das therapeutische Werkzeug, um die *funktionale Symptombedeutung* erkennen und berücksichtigen zu können. Obwohl daher beide Punkte nicht voneinander zu trennen sind, soll die funktionale Symtombedeutung wegen ihres enormen Stellenwertes für die Therapiepraxis hier noch einmal gesondert betrachtet werden.

Hinter diesem formal und technisch klingenden Begriff verbirgt sich ein gerade in der Therapie sexueller Störungen höchst bedeutsames und lebendiges

Geschehen. Vor allem von den systemischen Therapierichtungen ist die Funktion von psychischen oder psychosomatischen Symptomen für die intrapsychische Balance einerseits und für interpersonale Beziehungen andererseits herausgestellt worden. Nach der Funktion oder dem „Sinn" eines auf den ersten Blick so störenden, negativen, keine Vorteile mit sich bringenden Symptoms wie der erektilen Dysfunktion zu fragen ist für viele Ärzte oder Therapeuten ungewohnt, fremd oder gar unsinnig.

Eine kleine Fallvignette soll verdeutlichen, daß eine solche Suchhaltung tatsächlich unverzichtbar ist.

Ein 35jähriger Patient wird aus der urologischen Sprechstunde zur psychologischen Abklärung angemeldet. Er kommt zum Gespräch ohne Aufforderung gemeinsam mit seiner etwa gleichaltrigen Ehefrau (was sehr selten ist), und es ist für beide selbstverständlich, daß das Gespräch zu dritt stattfindet. Der Patient berichtet, schon seit jeher labil in seiner Erektionsfähigkeit gewesen zu sein. So sei er leicht störbar, und häufiger sei es beim Verkehr zu einem Rückgang der Erektion gekommen. Sehr rasch sei er dann in einen Selbstverstärkungsmechanismus aus Versagensängsten und Vermeidungsverhalten geraten, aus dem er nur mühsam und mit Hilfe seiner Frau wieder herausgefunden habe. Seit einem Jahr nun hätten sich diese Probleme verstärkt und chronifiziert. Regelmäßig gehe während des Koitus seine Gliedsteife zurück, er könne jedoch mit einiger Anstrengung noch zum Orgasmus kommen. Die während des Vorspiels fast immer entstehende, wenn auch nicht harte und pralle Erektion würde inzwischen von beiden sehr rasch dazu „benutzt", wenigstens eine gewisse Zeit Geschlechtsverkehr ausüben zu können.

Der Patient erzählt sehr wortreich und scheinbar ohne Hemmungen, überspielt dabei aber merkbar eine Unsicherheit und ein Unbehagen. Die Ehefrau erscheint eher ernst und wortkarg, schildert dann aber sichtlich bewegt und engagiert ihr Erleben. Sie sei für ihre sexuelle Lust zwar nicht allein vom Koitus abhängig, doch habe dieser schon einen wichtigen, gerade auch emotionalen Stellenwert für sie. Sie genieße dabei vor allem das Gefühl des Ausgefülltseins vom steifen Penis ihres Mannes und spüre sofort, wenn dessen Erektion schwächer wird. Obwohl sie das nicht wolle, sei für sie die sexuelle Situation dann schlagartig beendet und sie müsse gegen die Enttäuschung ankämpfen. Inzwischen sei bei beiden schon eine Art „Negativprogrammierung" eingetreten, ein unverkrampftes Zusammensein sei kaum noch möglich. So, als wolle sie sich selbst „zur Ordnung rufen", betont sie dann aber nachdrücklich, daß dies alles nicht so schlimm sei, man könne sich ja anders behelfen, und Sexualität sei ja auch nicht das Wichtigste in einer Beziehung.

Im Gespräch wird deutlich, daß das zurückliegende Jahr für den Patienten von erheblichen beruflichen und krankheitsbedingten Belastungen geprägt war. Er habe sich selbständig gemacht und zuerst gar keine und danach zu viele Aufträge gehabt. Er habe unter ständig wiederkehrenden Sinusitiden gelitten, die in absehbarer Zeit eine Nasenoperation notwendig machen würden. Am schlimmsten sei aber eine sehr schmerzhafte Analfistel gewesen, die schlecht zu behandeln gewesen sei und ihn ein halbes Jahr gequält habe.

Hinzu kommt, daß das Paar in sehr beengten Verhältnissen lebt. Er hat sein „Büro" im Schlafzimmer, die 3 schulpflichtigen Kinder befinden sich direkt nebenan. Daher, so die Ehefrau, sei man fast nie ungestört; Sexualität könne höchstens am späten Abend stattfinden, wo sie dann aber meist zu müde sei. Im übrigen sei seine sexuelle Appetenz auch deutlich gesunken, und sie wolle ihn nicht mit ihrer Initiative unter Druck setzen.

Beide sind sich darin einig, daß seiner Problematik wahrscheinlich eine organische Ursache zugrunde liegt, vielleicht eine hormonelle Störung oder ein erhöhter venöser Abfluß. Beide betonen auch, daß sie sich durch sein Problem viel näher gekommen seien, sehr viel miteinander gesprochen haben und jetzt auch ohne Schwierigkeiten über Sexualität sprechen können. Die zum Abschluß des Gesprächs ausführlich vorgestellten Therapieoptionen werden von beiden eher verhalten oder ablehnend aufgenommen. Man sei sich einig, nicht „alles" mitmachen zu wollen.

Nicht immer wird die funktionale Bedeutung einer erektilen Dysfunktion so deutlich wie bei diesem Paar. Die Erektionsstörung hat beide eng zusammengeführt; er konnte sich so in einer für ihn sehr schwierigen und belastenden Zeit ihrer Zuneigung und Loyalität vergewissern. Es scheint eine neue und sehr stabile Balance hergestellt, und der für die Konfliktverarbeitung offenbar typische Ausdruck in körperlichen Symptomen spiegelt sich auch in der somatischen Erklärung der Störung wider, über die sich beide einig sind. Die Veränderungsmotivation erscheint bei beiden hochgradig ambivalent, die stabilisierende Funktion der Störung dagegen sehr ausgeprägt. Jeder Therapeut, der diese funktionale Konstellation nicht berücksichtigt, wird hier mit hoher Wahrscheinlichkeit Schiffbruch erleiden und am Widerstand des Paares scheitern.

Die Kasuistik verdeutlicht, daß die Beziehung von der Störung strukturiert wird und umgekehrt. In vielen Fällen ist das sexuelle Symptom entscheidend an der emotionalen Homöostase des Paares beteiligt, es bestimmt die Machtverhältnisse mit und regelt Nähe und Distanz. LoPiccolo [22] verweist darauf, daß die Bearbeitung der funktionalen Bedeutung der sexuellen Störung vom Therapeuten nicht nur den entsprechenden Durchblick, sondern auch viel Fingerspitzengefühl verlangt. Keinesfalls darf bei dem Patienten oder dem Paar der Eindruck entstehen, der Therapeut meine, die Störung werde irgendwie „absichtlich" herbeigeführt oder es bestehe ein aktives Interesse, daß die Störung nicht verschwindet.

Nur sehr behutsam und unter Betonung des im Vordergrund stehenden Leidensdrucks können die sekundären Auswirkungen der Störung und die konstruktiven Aspekte der Anpassung an sie thematisiert werden. Ähnlich wie beim „Verändern durch Verstehen" gilt auch hier: Erst wenn die funktionale Symptombedeutung zumindest in ihren Grundzügen durchschaut, die Störung gleichsam dechiffriert wurde, können Verhaltensanleitungen oder andere therapeutische Interventionen erfolgversprechend eingesetzt werden.

Paardynamik

Die zentrale Bedeutung der Paardynamik in der Sexualtherapie erektiler Dysfunktionen braucht heute, mehr als 25 Jahre nach Masters und Johnson, kaum noch besonders hervorgehoben zu werden. Wenngleich, anders als bei Masters und Johnson, nicht mehr in jedem Fall „das Paar als Patient" betrachtet wird, ist der Grundansatz der Sexualtherapie ein paardynamischer und das bevorzugte und am ehesten erfolgversprechende Setting die Paartherapie. An vielen erektilen Dysfunktionen sind paarbezogene Aspekte ursächlich beteiligt; zumindest durch ihre sekundären Auswirkungen nimmt aber auch jede Erektionsstörung Einfluß auf die Paardynamik, und zwar nicht nur im sexuellen Bereich.

Hat der erektionsgestörte Patient eine Partnerin und ist diese bereit, an der Behandlung mitzuwirken, so sollte eine Paartherapie durchgeführt werden. Ausnahmen von dieser Regel gibt es nur bei einigen Patienten mit primärer erektiler Dysfunktion. Primäre psychogene Erektionsstörungen beruhen häufig auf tief verwurzelten Ängsten, einer unsicheren Geschlechtsidentität, traumatischen biographischen Erfahrungen oder stehen im Zusammenhang mit sexuellen Deviationen. Diese Faktoren sind dem Patienten nicht bewußt oder werden vor der

Partnerin verborgen. Für die psychisch labilen, nur mühsam seelisch ausbalancierten Männer wäre eine direkte Bearbeitung der Erektionsstörung, die psychodynamisch oft dem Schutz vor schwerwiegenderen psychischen Konflikten dient, im Rahmen einer Paartherapie eine Überforderung. In diesen Fällen raten wir erst zu einer Einzeltherapie, behalten die Ergänzung und Weiterführung der Behandlung durch ein paartherapeutisches Setting aber immer im Blick.

Die Praxis der Paartherapie bei sexuellen Funktionsstörungen wurde an anderer Stelle ausführlich beschrieben [2, 12, 14] und kann hier nicht im Detail dargestellt werden. Wir wollen uns daher auf einige Kernpunkte konzentrieren, die aus der Paardynamik und Paarinteraktion in die Sexualtherapie hinein spielen. Grundsätzlich muß bei jeder therapeutischen Intervention deren Auswirkung auf die Paardynamik oder, wie Althof [1] und Levine [19] es ausdrücken, das „sexuelle Equilibrium" des Paares mitbedacht und registriert werden. Ebenso wie die Störung selbst die Paarbalance strukturiert und ihrerseits von dieser geprägt wird, wird jede therapeutische Veränderung dieses sensible und komplexe Gleichgewicht beeinflussen.

Die bewußten und unbewußten Anteile und Interessen beider Partner können zu schwer einschätzbaren, überraschenden Konsequenzen führen, deren deutlichste die Symptomverschiebung von einem Partner auf den anderen ist. Dieses „hot potato syndrome" [1] kann dann so aussehen, daß die Partnerin, die bis dahin offensiv, drängend, und auf einwandfreien Erektionen bestehend auftrat, bei einer Symptomverbesserung ihres Partners „plötzlich" ihr sexuelles Begehren verliert. Dieser Prozeß kann in den unterschiedlichsten Gestalten auftreten und ist um so stärker, je mehr die Paardynamik von unbewußten Verclinchungen bzw. Kollusionen [31] geprägt ist. Doch auch bei weniger dramatischen Konstellationen gilt der Satz, daß jede Veränderung bei einem Partner eine Veränderung beim anderen Partner bewirkt.

Leiblum u. Rosen [20] haben aus ihren Erfahrungen in der Paartherapie die folgenden 4 Problembereiche der Paardynamik herausgefiltert, die sie regelmäßig mit der Entwicklung und Aufrechterhaltung der Erektionsstörung verknüpft sahen:

1. Status und Dominanz,
2. Intimität und Vertrauen,
3. sexuelle Attraktivität und sexuelles Verlangen,
4. sexuelle Skripts.

Diese Bereiche müssen in der Paartherapie besonders berücksichtigt und bearbeitet werden. Der Begriff „sexuelle Skripts" geht auf die Arbeit der Soziologen Gagnon u. Simon [4] zurück und bezeichnet die inneren Drehbücher, die unser sexuelles Verhalten und Erleben organisieren und bestimmen. Dieses Konzept ist auch in der therapeutischen Arbeit nützlich, für die Leiblum u. Rosen [20] eine Unterscheidung in die offenen und bewußten *Verhaltensskripts* und die eher verdeckten, nicht bewußten *kognitiven Skripts* vorschlagen. Letztere umfassen unsere sexuellen Einstellungen, Leitbilder, Ideale und unser „Phantasiemodell" von Sexualität. Diese Skripts können in einer Partnerschaft sehr ähnlich, aber auch sehr unterschiedlich sein, was gerade in der Sexualtherapie deutliche Auswirkungen hat.

Die sexuellen Skripts in einer sexuell gestörten Beziehung sind häufig rigide, unflexibel, gleichförmig und lassen nur wenige Befriedigungsmöglichkeiten zu. Oft läßt sich dies an den Einstellungen zu und am Umgang mit sexueller Stimulation ablesen. Das Konzept der inneren sexuellen Drehbücher kann vom Patientenpaar meist gut akzeptiert werden und bietet der Therapie einen fruchtbaren Rahmen, um nach destruktiven, aber auch förderlichen Aspekten der sexuellen Interaktion zu suchen.

Sexualtherapie versus Paartherapie

Die in der Literatur oder in der Weiterbildung häufig aufgeworfene Frage, wann bei einer sexuellen Störung doch eher eine nicht sexualbezogene Paartherapie angezeigt ist, stellt sich in der Praxis tatsächlich nur sehr selten. Der Verfasser erinnert sich in langjähriger Praxis an weniger als eine Handvoll Fälle, in denen allgemeine Paarkonflikte so eindeutig im Vordergrund standen und die sexuelle Problematik praktisch nur einen weiteren (wenn auch hervorragend geeigneten) Schauplatz für die Austragung dieser Konflikte darstellte. In diesen Fällen war ein therapeutischer „Einstieg" über die sexuelle Störung aufgrund der destruktiven Interaktionen und der völlig polarisierten Positionen der Partner unmöglich, und es wurde zunächst eine Paar-Psychotherapie empfohlen.

In der großen Mehrzahl der Fälle, bei denen sich eine enge, bezüglich ihrer Kausalität nicht mehr entwirrbare Verknüpfung von sexueller Störung und Paarkonflikten vorfindet, ist ein sexualtherapeutischer Ansatz durchaus lohnend. Unsere Erfahrungen stimmen mit denen Vandereyckens [30] überein, daß bei diesen Patienten ein sexualtherapeutischer Zugang sogar erfolgversprechender ist als ein allgemein paartherapeutischer. Folgt man dem hier vorgeschlagenen Vorgehen, bei dem verhaltensmodifizierende Interventionen auf der Basis eines Verstehens des Symptoms und dessen funktionaler Bedeutung gegeben werden, so wird die gezielte Behandlung der sexuellen Störung ohnehin die Paarkonflikte nicht ausblenden können, wird diese aber oft durch die Verbesserung der sexuellen Interaktion günstig beeinflussen.

Verhaltensanleitungen und Übungen

Nach den oben beschriebenen Leitlinien gibt es kein psychotherapeutisches Verändern ohne Verstehen, doch andererseits ist gerade bei sexuellen Funktionsstörungen wie erektilen Dysfunktionen dies allein nicht ausreichend. Um die Problematik wirkungsvoll zu verbessern, verfügt die Sexualtherapie über ein erprobtes Repertoire an erfahrungsorientierten, verhaltensmodifikatorischen Komponenten, die gleichsam ihr zweites Standbein bilden. Diese „Übungen", die in therapeutisch angeleiteten und strukturierten sinnlich-sexuellen Erfahrungen bestehen, werden heute meist nicht mehr als zeitlich und inhaltlich fest geschnürtes Standardpaket eingesetzt, sondern jeweils individuell bezüglich des Zeitpunktes ihres Einsatzes und ihrer therapeutischen Zielrichtung ausgewählt.

Während die Verhaltensanleitungen in der Anfangszeit der Sexualtherapie hauptsächlich als Mittel zum Abbau von Versagensängsten und Aufbau sexueller Fertigkeiten gesehen wurden, hat man später im Zuge einer erweiterten „Techniktheorie" der Sexualtherapie erkannt, daß das Funktionsspektrum der Übungen viel breiter ist und quasi den Rahmen für eine Fülle verschiedener psychotherapeutischer Intentionen abgeben kann [21, 29]. Im Kontext der Behandlung erektiler Dysfunktionen benennt Althof [1] die folgenden Ziele und Effekte der Übungen:

- Versagensängste bewältigen,
- Diagnose und Klärung der zugrundeliegenden Dynamik unterstützen,
- das vorliegende destruktive sexuelle System verändern,
- jeden Partner mit seinen Widerständen konfrontieren,
- die Angst des Paares vor körperlicher Intimität mildern,
- Mythen korrigieren und die Patienten bezüglich sexueller Funktion und Anatomie „aufklären",
- einem negativen Körperbild entgegensteuern,
- die Sensualität erhöhen.

In der eigenen Praxis werden die Verhaltensanleitungen primär zur Erreichung von 2 Hauptzielen der Therapie eingesetzt:

1. Reduzierung von Ängsten und negativen Kognitionen,
2. Maximierung sexueller Erregung.

Im Zuge der Erfahrungen, die der Patient mit den Übungen macht, können mangelnde sexuelle Fertigkeiten, verzerrte Vorstellungen, rigide Verhaltensskripts, ungünstige Paarinteraktionen, negative Erwartungen, innere Monologe und andere Dinge aufgedeckt, korrigiert und modifiziert werden. In der Therapie der Erektionsstörung werden zumeist die Sensualitätsübungen („sensate focus") und das absichtliche Zurückgehenlassen der Erektion eingesetzt. Die Sensate-focus-Übungen sollen von Versagensangst und Leistungsdruck entlasten, eingefahrene destruktive Interaktionszirkel unterbrechen und einen neuen Zugang zu körperlich-sinnlicher Erfahrung und (im zweiten Schritt) sexueller Erregung ermöglichen. Das Zurückgehenlassen der Erektion soll den Patienten bewußt erleben lassen, daß Erektionen „nichts weiter" als die genitalphysiologische Manifestation sexueller Erregung sind, die sich einstellen, wenn die Rahmenbedingungen erfüllt sind und die sexuelle Stimulation ausreichend ist – natürlich unter der Voraussetzung, daß keine signifikanten organischen Faktoren dies unmöglich machen.

Die Erfahrung, daß Erektionen unter diesen Bedingungen kommen, bei einem Stop der Stimulation zurückgehen und bei einer erneuten Stimulation wiederkehren können, ist für beide Partner oft sehr wichtig, da sich im Gefolge einer Erektionsstörung oft ein destruktives Verhaltensmuster einstellt, bei dem – mit erheblicher Verkrampfung und mehr vom Willen als von der Lust inspiriert – jede sich noch einstellende Erektion sofort „ausgenutzt" wird. Die Übungen können hier zu einem neuen Vertrauen in die sexuelle Funktion und vor allem in die aktive Steuerung durch den Mann und seine Partnerin führen.

Ein weitere wichtige Erfahrung, die den Patienten anhand der Übungen verdeutlicht werden kann, ist die Notwendigkeit, „egoistisch" zu sein, d. h., sich neben der Befriedigung der Partnerin auch – und zeitweise sogar überwiegend – der eigenen Erregung und Lust zuzuwenden. Dabei geht es mitnichten um eine Rückkehr zur alten „Macho-Seeligkeit", die nur die eigene Befriedigung im Auge hatte, sondern um die Korrektur eines Verhaltens, das wir bei einer großen Zahl von Patienten vorfinden und das möglicherweise mit der Entstehung der Störung assoziiert ist, zumeist aber in deren Gefolge zu seiner vollen Ausprägung gekommen ist. Durch die eigene sexuelle Problematik gerät der Mann immer mehr in die Defensive und kompensiert dies, indem er sich mehr und mehr auf die Befriedigung der Partnerin konzentriert, die das meist aber nur eingeschränkt genießen kann, da sie spürt, daß es sich um ein reaktives Verhalten handelt.

Zilbergeld [32] betont nachdrücklich die Bedeutung, die das Erfüllen der individuellen sexuellen Rahmenbedingungen für jeden Mann haben und verweist darauf, daß viele Männer Schwierigkeiten damit haben, ihre Wünsche in persönliche Beziehungen einzubringen und zu erfüllen. Im Zuge einer erektilen Dysfunktion werden die Rahmenbedingungen zunehmend weniger erfüllt, woran die skizzierte Konzentration auf die Befriedigung der Partnerin einen nicht unerheblichen Anteil hat. In der Therapie müssen die notwendigen Rahmenbedingungen erkundet werden, und es muß erprobt werden, wie sie konkret in der sexuellen Situation realisiert werden können. Dabei wird der Patient angeleitet, auf sein eigenes Empfinden zu achten und zu registrieren, wann z. B. Ängste, negative Gedanken oder Ablenkungen auftreten. „Egoistisch" sein in diesem Sinn bedeutet auch, die Verantwortung für die eigene Erregung zu übernehmen und diese mit Hilfe der Partnerin zu optimieren.

Grenzen und Probleme der Übungen

Nach einer anfänglich euphorischen Phase in ihrer Frühzeit ist die Sexualtherapie seit den 80er Jahren viel bescheidener geworden, was gerade auch die Effektivität und universelle Einsetzbarkeit der Übungen betrifft. Die sexuellen Störungen scheinen insgesamt komplexer geworden zu sein und bei den sehr häufigen Appetenzproblemen lassen sich die Übungen oft gar nicht einsetzen.

Doch auch bei den Erektionsstörungen gibt es einige Punkte zu beachten, auf die insbesondere LoPiccolo [22] hinweist. Er hat bei seinen erektionsgestörten Patienten gerade bei den Sensualitätsübungen die Erfahrung gemacht, daß es zu paradoxen Reaktionen im Sinne einer „Meta-Versagensangst" kommen kann, wenn die Patienten in einer entspannten, sinnlichen, erotischen Situation, wo sich doch „eigentlich" eine Erektion einstellen müßte, in Selbstbeobachtung und Erwartungsdruck geraten. Die wirkliche Intention dieser Übungen wird so ins Gegenteil gekehrt, was demoralisierend wirken und sehr ungünstige Langzeitauswirkungen haben kann.

Ein zweiter Grund, der die Anwendung der Übungen bei erektilen Dysfunktionen problematisch machen kann, ist die in der Praxis (auch in der sexualtherapeutischen) so häufig vorkommende Kombination von psychischen und somatischen Verursachungsfaktoren. Bei diesen oft älteren Männern reicht es nicht aus, mit Hilfe der Übungen Ängste zu reduzieren und eine entspannte Situation zu schaffen, da es durch den Wegfall der hemmenden Faktoren allein nicht zu einer Erektion kommt. Vielmehr muß diesen Männern vermittelt werden, daß sie gezielte, direkte genitale Stimulation benötigen und wie sie diese bekommen können. Dazu bedarf es häufig erheblicher Einstellungsänderungen, da dies gerade bei Männern, die zeitlebens ein quasi „automatisches" Funktionieren gewohnt waren, im eigenen sexuellen Verhaltensmuster (und dem der Partnerinnen) nicht vorgesehen ist. Ein wichtiger therapeutischer Schritt ist der Aufbau und Ausbau von gegenseitigen Stimulationstechniken, die auch ohne einen steifen Penis Erregung und Befriedigung bringen können. Die Akzeptanz solcher Techniken, und zwar als Ergänzung, nicht als Ersatz oder Notbehelf, ist nach unserer Erfahrung ein bedeutsamer Prädiktor für einen Therapieerfolg.

Angesichts der beschriebenen Grenzen und Probleme der Verhaltensanleitungen und Übungen plädieren verschiedene Autoren für eine stärkere Berücksichtigung kognitiver Aspekte und Techniken in der Sexualtherapie [27, 32]. Rosen et al. führen eine Reihe „kognitiver Irrtümer" auf, die sie bei erektionsgestörten Patienten oft vorgefunden haben [27], die u. E. aber nichts Neues bringen und in der sexualtherapeutischen Praxis seit langem bekannt sind. Wir haben darauf hingewiesen, daß es in jeder Therapie darum geht, die innere Welt, das innere Erleben des Patienten inklusive seiner „Skripts" zu erfassen. Dazu gehören natürlich auch die Kognitionen, die aber mit Emotionen und Affekten so eng verknüpft sind, daß eine isolierte Betrachtung wenig sinnvoll erscheint. Ähnlich wie Althof [1] halten wir die emotionalen und Beziehungsfaktoren im Zweifelsfall für ätiopathogentisch und therapeutisch bedeutsamer.

Nützlicher erscheint uns ein anderer Hinweis von Rosen et al. [27], in dem die Bedeutung eines „Rückfall-Vermeidungs-Trainings" im Rahmen der Sexualtherapie betont wird. Im Sinne eines Selbstmanagmentansatzes [11] sollten dem Patienten Mechanismen vermittelt werden, mit deren Hilfe er selbst es schaffen kann, sich vor einem Rückfall in destruktive Verhaltensweisen und Ängste zu bewahren. Mit diesem interessanten Ansatz sollten in der Zukunft weitere, systematische Erfahrungen gemacht werden.

Kombination mit somatischen Therapiemethoden

Die Kombination sexualtherapeutischen Vorgehens mit somatischen Therapieoptionen entspricht dem psychosomatischen Charakter erektiler Dysfunktionen, dürfte in vielen Fällen weniger invasive somatische Interventionen notwendig machen, könnte die Sexualtherapie verkürzen und die Prognose aller Behandlungsansätze verbessern – und wird in der Praxis doch kaum angewendet. Wir haben seit etlichen Jahren auf die Möglichkeiten und die Notwendigkeit eines kombinierten Vorgehens hingewiesen, entsprechende Ansätze in der Praxis erprobt und über unsere Ergebnisse und Erfahrungen berichtet [8, 15, 16, 18]. Die Gründe dafür, daß kombinierte Ansätze auch international ein Schattendasein fristen [28], sind vielfältig und offenbar nur schwer zu verändern. Da eine ausführlichere Darstellung den hier vorgegebenen Rahmen übersteigen würde, sei der Leser, der sich für Möglichkeiten und Probleme eines integrativen Ansatzes interessiert, auf die angegebenen Publikationen verwiesen.

An dieser Stelle wollen wir uns auf einige Aspekte beschränken, die aus der *Perspektive der Sexualtherapie* von praktischer Bedeutung sind. Bei aller Kritik an einer vorschnellen und unüberlegten Anwendung der in der Mehrzahl invasiven somatischen Methoden haben wir immer auch für eine Prüfung der Möglichkeiten dieser Behandlungsoptionen im Hinblick auf eine integrative Therapie plädiert [6–8]. Im Rahmen unserer gemeinsamen urologisch-psychologischen Sprechstunde besteht die Aufgabe meist darin, den Patienten, die in der Mehrzahl von einer körperlichen Verursachung ihrer Problematik überzeugt sind, psychische oder paarbezogene Gesichtspunkte nahezubringen und sie von den Chancen einer Sexualberatung oder Sexualtherapie zu überzeugen. Dies gelingt nur oder doch sehr viel besser, wenn der Sexualberater bzw. Sexualtherapeut über die Vor- und Nachteile der medizinischen Behandlungsoptionen gut informiert ist, diese mit dem Patienten erörtert und seine Bereitschaft signalisiert, bestimmte Methoden – wenn die Untersuchungsbefunde es sinnvoll erscheinen lassen und der Patient es wünscht – zu erproben.

Kann der Therapeut dem Patienten vermitteln, daß es nicht darum geht, ihm bestimmte somatische Optionen wie die Selbstinjektionen „vorzuenthalten", sondern daß er deren Möglichkeiten und Grenzen gerade auch im Hinblick auf die Paarbeziehung gemeinsam ausloten möchte, dann gelingt vielfach der Aufbau eines tragfähigen Arbeitsbündnisses, das auch die Bearbeitung psychischer und partnerschaftlicher Probleme ermöglicht. Der Sexualtherapeut kann so mit einem integrativen Vorgehen Patienten „erreichen", die er mit einem rein psychotherapeutischen Ansatz nicht erreichen würde, was im übrigen keineswegs mit einer Verleugnung der psychotherapeutischen Identität und der Hauptziele der Sexualtherapie zu verwechseln ist. Viele Patienten, mit denen wir zum Teil intensiv und langfristig psychotherapeutisch gearbeitet haben, kamen quasi auf der „somatischen Schiene" zu uns und waren für psychologische Aspekte erst zu gewinnen, nachdem sie gründlich somatisch untersucht worden waren, alle medizinischen Optionen genau besprochen wurden und sie vielleicht sogar die Schwellkörperinjektionen einmal ausprobiert hatten.

Wir haben darauf hingewiesen, daß wir es für ein legitimes und selbstverständliches Therapieprinzip halten, daß der Therapeut sich zunächst mit den Zielen des Patienten verbünden und seinen initialen Bezugsrahmen akzeptieren muß, um eine tragfähige Beziehung aufzubauen [8]. Erst dadurch öffnet sich oftmals die Aufnahmebereitschaft des Patienten für therapeutische Interventionen, die die ursprünglichen Ziele und Vorstellungen dann modifizieren können. Weder die Sexualtherapie noch die somatischen Therapien sollten den Patienten in das Prokrustesbett ihrer Erklärungsmodelle und Vorgehensweisen pressen, sondern in einem „joint venture", in einem gemeinsamen und offenen Kurs, wie auch Lue [23] es mit seinem „Patient's goal directed approach" versucht, eine Verbesserung der Problematik anstreben.

4.2.4
Prognostische Faktoren und Effektivität der Sexualtherapie

Wir wollen abschließend einen kurzen Blick auf die vorhandenen Daten zur Effizienz der Sexualtherapie und zu den prognostischen Kriterien werfen. Entgegen der in der Literatur [z. B. 26] mitunter vertretenen Ansicht, daß keine verläßlichen Kontrollstudien zur Sexualtherapie vorliegen, verfügen wir sehr wohl über eine Reihe von Untersuchungen, in denen Effizienz und prognostische Kriterien dieses Ansatzes unter die Lupe genommen wurden.

In der Pionierarbeit von Masters und Johnson selbst lagen die Erfolgsquoten bei 69% für sekundäre und bei 59% für primäre Erektionsstörungen [24]. Die Resultate der großen Hamburger Untersuchung zur Sexualtherapie, die in der zweiten Hälfte der 70er Jahre durchgeführt wurde, sind bei den erektilen Dysfunktionen mit 79% signifikanten Verbesserungen ebenfalls sehr gut und nach Therapieende relativ stabil [2]. In einer Untersuchung von Hawton u. Catalan [9] lag die Erfolgsquote bei 68% und war ebenfalls katamnestisch recht stabil, und in einer weiteren Studie von Hawton et al. [10] an 36 Paaren war die Besserungsquote mit 69% sehr ähnlich und lag 3 Monate nach Therapieende noch bei 56%, wobei allerdings nicht alle Paare nachverfolgt werden konnten.

Gerade der Brite Hawton hat mit seinen methodisch anspruchsvollen Studien wichtige Ergebnisse zur Effektivität und zu den Prognosekriterien der Sexualtherapie geliefert. Aus seinen statistischen Auswertungen ergaben sich die folgenden prognostischen Faktoren für einen Therapieerfolg:

- der sozioökonomische Status,
- die Qualität der Paarbeziehung,
- das sexuelle Interesse der Partnerin,
- eine frühe Mitarbeit an der Therapie.

Die Erfolgsaussichten für das klassische sexualtherapeutische Vorgehen sind demnach am günstigsten bei einem höheren sozioökonomischen Status, bei einer basal guten und tragfähigen Partnerbeziehung, wenn bei der Frau ein eigenmotiviertes sexuelles Interesse vorhanden ist und es beiden Partnern möglich ist, sich frühzeitig (nach 4–5 Sitzungen) auf den therapeutischen Prozeß einzulassen.

Diese Kriterien stimmen mit unseren eigenen Erfahrungen recht gut überein und sind im übrigen den Faktoren, die wir bei der Anwendung somatischer Therapieverfahren errechnet haben [7], nicht unähnlich. Festzuhalten bleibt, daß – auch nach der Übersichtsarbeit von Mohr u. Beutler [25] – ca. 2 Drittel der sexualtherapeutisch behandelten erektionsgestörten Männer signifikante Verbesserungen der Symptomatik am Therapieende zeigen, die katamnestisch zumindest in einem mittleren Zeitraum (bis zu einem Jahr) recht stabil sind. Bemerkenswert ist dabei noch, daß die Sexualtherapie die sexuelle Zufriedenheit langfristig zu verbessern scheint, selbst wenn die sexuelle Funktionsfähigkeit sich wieder leicht verschlechtert. Dies mag darauf hindeuten, daß es der Sexualtherapie gelingt, sexuelle Verhaltensmuster und Skripts dauerhaft zu verändern und so vielleicht in einer Reihe von Fällen einen Rückfall zu vermeiden.

Auch in der großen Psychotherapieevaluation von Grawe et al. [5] wird der Sexualtherapie eine recht gute, aber ausgesprochen differentielle Wirksamkeit bescheinigt. Dies korrespondiert mit den beschriebenen Prognosekriterien und zeigt, daß die Sexualtherapie bei einem Teil der Patienten sehr gute, bei einem anderen Teil aber nur unbefriedigende Effekte hat.

Für die Praxis der Sexualtherapie folgt daraus, daß es zukünftig darum gehen wird, auf der Basis des bewährten und effektiven Vorgehens flexibel und unvoreingenommen Strategien für die bislang nur schwer erreichbaren Patienten zu entwickeln. Gerade für diese älteren Patienten, bei denen somatische Störungsursachen die erektile Dysfunktion mitbestimmen und das sexualtherapeutische Vorgehen komplizieren, dürfte eine weitere Erprobung integrativer Ansätze sehr lohnend sein.

LITERATUR

1. Althof SE (1989) Psychogenic impotence: treatment of men and couples. In: Leiblum SR, Rosen RC (eds) Principles and practice of sex therapy: Update for the 1990's. Guilford, New York
2. Arentewicz G, Schmidt G (Hrsg) (1993) Sexuell gestörte Beziehungen, 3. Aufl. Enke, Stuttgart
3. Biermann-Ratjen EM, Eckert J, Schwartz HJ (1979) Gesprächspsychotherapie. Kohlhammer, Stuttgart
4. Gagon JH, Simon W (1973) Sexual conduct. Aldine, Chicago
5. Grawe K et al. (1993) Psychotherapie im Wandel. Hogrefe, Göttingen
6. Hartmann U (1992) Quo vadis, Sexualtherapie? Die Medizinalisierung sexueller Störungen und ihre Konsequenzen. In: ProFamilia (Hrsg) Zwischen Lust und Unlust: Unsicherheiten mit dem Sexuellen. ProFamilia, Frankfurt/M
7. Hartmann U (1994) Diagnostik und Therapie der erektilen Dysfunktion. Theoretische Grundlagen und Praxisempfehlungen aus einer multidisziplinären Spezialsprechstunde. Lang, Frankfurt/M
8. Hartmann U (1995) Die kombinierte psycho-somatische Behandlung erektiler Dysfunktionen. Psycho 21: 651–657
9. Hawton K, Catalan J (1986) Prognostic factors in sex therapy. Behav Res Ther 24:377–385
10. Hawton K, Catalan J, Fagg J (1992) Sex therapy for erectile dysfunction: characteristics of couples, treatment outcome, and prognostic factors. Arch Sexual Behav 21: 161–175
11. Kanfer FH, Reinecker H, Schmelzer D (1996) Selbstmanagment-Therapie, 2. Aufl. Springer, Berlin Heidelberg New York Tokyo
12. Kaplan HS (1974) The new sex therapy. Brunner/Mazel, New York
13. Kaplan HS (1979) Disorders of sexual desire. Simon & Schuster, New York
14. Kaplan HS (1995) Sexualtherapie. Ein bewährter Weg für die Praxis, 4. Aufl. Enke, Stuttgart
15. Langer D (1988) Erektionssprechstunde für Soma und Psyche Sexualmedizin 17: 672–676
16. Langer D (1988) Ein integriertes Konzept zur Behandlung von Erektionsstörungen. Niedersächsisches Ärztebl 7
17. Langer D (1989) Sexualberatung ist Psychotherapie! Sexualmedizin 18: 520–524
18. Langer D, Hartmann U (1992) Psychosomatik der Impotenz. Enke, Stuttgart
19. Levine SB (1992) Sexual life. A clinician's guide. Plenum, New York
20. Leiblum SR, Rosen RC (1991) Couples therapy for erectile disorders: conceptual and clinical considerations. J Sex Marit Ther 17:147–159
21. Linsenhoff A (1990) „Übungen" in der Psychotherapie sexueller Funktionsstörungen. Z Sexualforschung 3:231–241
22. LoPiccolo J (1991) Post-modern sex therapy for erectile failure. Nordisk Sexol 9:205–225
23. Lue TF (1993) Erectile dysfunction: problems and challenges. J Urol 149:1256–1257
24. Masters WH, Johnson VE (1970) Human sexual inadequacy. Little & Brown, Boston (Deutsch: Impotenz und Anorgasmie. Goverts, Frankfurt/M 1973)

25. Mohr DC, Beutler LE (1990) Erectile dysfunction: a review of diagnostic and treatment procedures Clin Psychol Rev 10:894–896
26. National Institutes of Health (1992) Consensus Development Conference Statement on Impotence. NIH, Bethesda
27. Rosen RC, Leiblum SR, Spector IP (1994) Psychologically based treatment for male erectile disorder: a cognitive-interpersonal model. J Sex Marit Ther 20:67–85
28. Rosen RC, Leiblum SR (1995) Treatment of sexual disorders in the 1990s: an integrated approach. J Consult Clin Psychol 63:877–890
29. Schmidt G (1996) Paartherapie bei sexuellen Funktionsstörungen. In: Sigusch V (Hrsg) Sexuelle Störungen und ihre Behandlung. Thieme, Stuttgart
30. Vandereycken W (1996) Verhaltenstherapie bei sexuellen Funktionsstörungen. In: Meermann R, Vandereycken W (Hrsg) Verhaltenstherapeutische Psychosomatik, 2. Aufl. Schattauer, Stuttgart
31. Willi J (1975) Die Zweierbeziehung. Rowohlt, Reinbek
32. Zilbergeld B (1994) Die neue Sexualität der Männer. DGVT, Tübingen

4.3
Orale pharmakologische Therapieoptionen

C. G. STIEF und A. J. BECKER

Eine oral verfügbare Medikation zur Therapie der erektilen Dysfunktion ist nach Berichten aus der Literatur und Erfahrungen mit unseren eigenen Patienten für die meisten Betroffenen die bevorzugte Behandlungsalternative. Im Vergleich zu anderen Verfahren ist dieser Methode zu eigen, daß die Spontanität der Sexualität nicht beeinträchtigt und diese Therapie der Partnerin nicht notwendigerweise offenbar wird (wie z. B. bei SKAT oder bei Anwendung eines Vakuum-Systems). Weiterhin erscheinen mögliche Nebenwirkungen wie Hypotonie oder eine verstopfte Nase vielen Patienten eher akzeptabel als eine prolongierte Erektion oder eine cavernöse Fibrose mit konsekutiver peniler Deviation nach SKAT.

Zwar stehen mit der rekonstruktiven Chirurgie und der prothetischen Versorgung grundsätzlich Methoden zur Verfügung, die ebenfalls eine spontane Sexualität ermöglichen, doch sollten diese Optionen aufgrund ihrer wesentlich höheren Invasivität und ihrer unsicheren Erfolgsaussichten (rekonstruktive

---

Angriffspunkte oral wirksamer Substanzen
- Zentraler Mechanismus
  - Yohimbin (α_2-Rezeptorenblocker)
  - Apomorphin (Dopaminrezeptoragonist sowie Wirkung an μ-, δ- und κ-Rezeptoren)
  - Trazodon (Antidepressivum, Serotoninwiederaufnahme-Hemmer)
- Peripherer Mechanismus
  - Phentolamin (nichtselektiver α-Rezeptorenblocker)
  - Sildenafil (Phosphodiesterase-Isoenzym-V-Inhibor)

Chirurgie) bzw. der irreversiblen Zerstörung des cavernösen Gewebes (Prothese) nur noch sehr selektiv eingesetzt werden.

Grundsätzlich können orale Wirkstoffe zur Behandlung der erektilen Dysfunktion zum heutigen Zeitpunkt je nach Wirkmechanismus in zwei unterschiedliche Gruppen eingeteilt werden (s. Übersicht). Auf der einen Seite finden sich Substanzen mit zentralem Angriffspunkt, wie z.B. Yohimbin, Apomorphin, Trazodon oder neuere Serotonin-Wiederaufnahme-Hemmer, auf der anderen Seite Medikamente mit peripheren Effekten wie Phentolamin oder Sildenafil (diesem kommt wohl auch eine zentrale Wirkung zu).

Yohimbin

Yohimbin (Yohimbin Spiegel®) ist die zum jetzigen Zeitpunkt einzige in Deutschland zugelassene oral wirksame Substanz zur Therapie der erektilen Dysfunktion. Da die Registrierung dieses Wirkstoffs noch mit Dokumentationsmaterial erfolgte, das heutigen Zulassungskriterien nicht mehr genügt, muß nun, wie bei vielen anderen Medikamenten, eine Nachzulassung mit heute als Standard akzeptierten Studien erfolgen; diese sind bzw. werden in Kürze abgeschlossen. Fallen diese prospektiven, plazebokontrollierten Untersuchungen positiv aus, so wird Yohimbin auch weiterhin in der oralen Therapie der erektilen Dysfunktion zur Verfügung stehen.

Yohimbin wurde aus der Rinde eines in Zentralafrika beheimateten Baumes (Corynanthe yohimbe K. Schum) isoliert, der auch heute noch als Ausgangsmaterial zur Herstellung des Medikaments Yohimbin-HCl dient. In der Literatur finden sich doppelblind angelegte, plazebokontrollierte Studien bezüglich der Wirksamkeit der Substanz bei erektiler Dysfunktion [1–5]. In diesen Arbeiten sowie bei unseren eigenen Patienten [6] zeigte sich, daß die Indikationsstellung zur Yohimbintherapie ausschlaggebend für deren Erfolg ist: Während die Gabe bei nichtselektionierten Patienten nur in einem marginalen Prozentsatz zu einer signifikanten Verbesserung der erektilen Antwort führte, wurden bei Patienten mit überwiegend psychogen oder grenzwertigen organogenen Befunden zufriedenstellende Ergebnisse erzielt.

An Nebenwirkungen wurden hauptsächlich eher gering einzustufende Phänomene beobachtet, wie z.B. Unruhe verschiedenen Ausmaßes, Händezittern, verstopfte Nase und Schlafstörungen. Während in der Literatur gelegentlich über Blutdruckerhöhungen nach Yohimbin berichtet wurde, zeigen unsere eigenen Erfahrungen das Gegenteil, nämlich eine Senkung des Blutdrucks. Da hier offensichtlich ein abschließendes Urteil nicht möglich ist, sollte bei Nachsorgeterminen eine Kontrolle des Blutdrucks vorgenommen werden; diese Termine sind bei gefährdeten Patienten entsprechend eng zu wählen.

Bei Abwesenheit von Nebenwirkungen hat sich folgende Dosierung als empfehlenswert herausgestellt: Während der ersten 3 Einnahmetage werden 3mal 5 mg verordnet, die dann auf 3mal 10 mg Erhaltungsdosis gesteigert werden. Dem Patienten sollte von vornherein mitgeteilt werden, daß ein Wirkungseintritt üblicherweise erst nach etwa 14 Tagen zu erwarten ist und die Einnahme mindestens über 6 Wochen erfolgen sollte.

Apomorphin

Apomorphin wirkt als Dopaminrezeptoragonist sowie an μ-, δ- und κ-Rezeptoren des zentralen Nervensystems. Heaton et al. beobachteten bei der Gabe von 4 und 6 mg Apomorphin in einer sublingual applizierbaren Form, daß ein positiver Effekt auf das Erektionsvermögen in einer Dosierung zu beobachten war, bei der bei einem Großteil der Patienten noch keine Emesis auftrat. Bei Patienten mit wahrscheinlich psychogener erektiler Dysfunktion wurde von einer GV-fähigen Erektion unter Rigiscankontrolle oder häuslichen Bedingungen nach Apomorphin in über 70 % der Fälle berichtet [7].

Obwohl der Wirkmechanismus attraktiv erscheint und diese ersten Ergebnisse einen positiven Trend aufzeigen, muß bei einer Placeborate von etwa 40 % und insgesamt erst relativ wenigen Patienten (29) noch eine größere Studie, auch an organogen erkrankten Patienten, abgewartet werden, bevor das Potential dieser Substanz abgeschätzt werden kann.

Detaillierte Auswertungen (April 1998) einer breit angelegten Phase-III-Studie in Nordamerika bestätigen die positiven Ergebnisse der oben zitierten Pilotstudien. Diese Daten sind um so beeindruckender, da als Zielkriterium dieser Untersuchungen voll rigide Erektionen und nicht, wie in den Sildenafil-Studien, „verbesserte Erektionen" gewählt wurde. Da auch das Mißbrauchspotential dieser Substanz durch eine Zunahme der emetischen Nebenwirkung mit zunehmender Dosis deutlich geringer als bei Sildenafil scheint, sehen wir für Apomorphin einen wichtigen Platz in der Therapie der erektilen Dysfunktion.

Trazodon

Trazodon ist ein Triazolpyridin mit u. a. Serotoninwiederaufnahme-Hemmerwirkung und erfährt als Antidepressivum weite klinische Anwendung. In dieser Indikation ist in der Literatur als Nebenwirkung häufig über eine erhöhte erektile Aktivität sowie prolongierte Erektionen berichtet worden [12]. In einer prospektiven plazebokontrollierten Untersuchung an Patienten mit erektiler Dysfunktion konnte aber kein besserer Therapieeffekt als Placebo beobachtet werden [9], so daß ein Einsatz in dieser Indikation (außerhalb kontrollierter Studien) z. Z. nicht befürwortet werden kann.

Phentolamin

Phentolamin ist ein nichtselektiver α-Rezeptorenblocker, der seit mehreren Dekaden in verschiedenen Indikationen Anwendung findet. Zorgniotti, Gwinup und Wagner berichteten von jeweils verschiedenen Studien, in denen sublingual verabreichtes Phentolamin zu einer signifikanten Verbesserung des Erektionsvermögens führte. In einer prospektiven, plazebokontrollierten Studie konnten wir bei den in unserem Zentrum eingeschlossenen Patienten (n = 40) mit organogener erektiler Dysfunktion eine signifikante Verbesserung des Erektionsvermögens nach Einmalgabe von schnell resorbierbarem Phentolamin feststellen [10], während die Ergebnisse der Gesamtstudie (n = 177) nicht signifikant unterschiedlich zu Placebo waren [11]. Hier bleibt abzuwarten, was weitere z. Z. laufende Studien in Amerika ergeben. Grundsätzlich wäre (wenn sie sich als wirksam erweist) eine weitere orale Therapieoption mit einer Substanz, die eine große Arzneimittelsicherheit am Menschen schon über Jahrzehnte bewiesen hat, zu begrüßen.

Sildenafil

Sildenafil ist ein relativ selektiver Inhibitor der Phosphodiesterase V, eines intrazellulären Enzyms, das die zyklischen Nukleotide cAMP (über die Isoenzym-I-Hemmung sowie über den „cross talk" mit der PDE III) und (vor allem) cGMP abbaut. Durch die Hemmung dieser Phosphodiesterase (PDE) kommt es zu einem Anstieg der intrazellulären Botenstoffe, der dann über eine komplexe Kaskade zur Relaxation der glatten Muskelzelle führt (Abb. 4.1).

Erste Ergebnisse [12, 13] berichten über eine starke Wirksamkeit von oral verabreichtem Sildenafil bei Patienten mit psychogener erektiler Dysfunktion. Grundsätzlich ist der Wirkmechanismus von Sildenafil attraktiv, wenn auch erste euphorische Ansprechraten von 88% weit überhöht erscheinen. In breit angelegten Multizenterstudien aus Nordamerika und Europa zeigte sich in den höheren Dosierungsbereichen eine „Verbesserung" des Erektionsverhaltens in etwa 70–75%. Diese Daten sind aber insofern nicht transparent, als keine Zahlen bezüglich der Induktion voller Rigiditäten bzw. der Möglichkeit zum Verkehr veröffentlicht wurden.

An konkreten Erfolgszahlen können bislang nur Ergebnisse aus den von der Firma Pfizer bei der Amerikanischen Zulassungebhörde FDA vorgelegten Zulassungsunterlagen (einzusehen im Internet Seite 122) zitiert werden: In einer Versuchsreihe von zumeist diabetischen Männern mit Erektionsstörungen findet sich eine Erfolgsquote (Zahl der erfolgreichen Einnahmen/Zahl al-

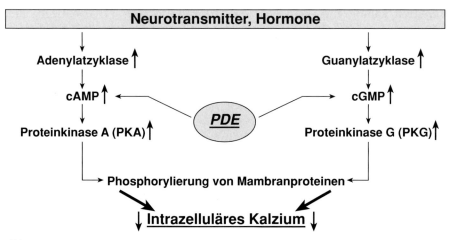

Abb. 4.1

ler Einnahmen) von 30 % nach der Einnahme von Viagra. Demgegenüber wurden nach der Einnahme von Placebo (= Viagratablette ohne Sildenafil) ein Erfolg nur in 7 % beobachtet. Es bleibt anzumerken, daß diese Resultate für die amerikanische Packungsbeilage „schöngerechnet" wurden und dort Erfolgsraten (auch nur eine einzige erfolgreiche Einnahme von vielen wurde als „Erfolg" gewertet) von 48 % nach Viagra gegenüber 12 % nach Placebo abgedruckt sind.

In den von der Firma Pfizer bei der Amerikanischen Zulassungsbehörde FDA vorgelegten Zulassungsunterlagen (einzusehen im Internet) findet sich über alle Versuchsreihen eine Erfolgsquote (Zahl der erfolgreichen Einnahmen/Zahl aller Einnahmen) von 46 % nach der Einnahme von Viagra. Demgegenüber wurden nach der Einnahme von Placebo (= Viagratablette ohne Sildenafil) ein Erfolg in 20 % beobachtet. Diese Erfolgsraten erscheinen realistisch, da eine Industrie-unabhängige Studie mit vielen Patienten, die zur Zeit an der Medizinischen Hochschule durchgeführt wird, vergleichbare Resultate im Bereich zwischen 40 und 45 % erzielt. Des weiteren ist aufgrund des Vorkommens der PDE V im Gehirn eine zusätzliche zentrale Komponente von Sildenafil zu postulieren. Bezüglich des Nebenwirkungsprofils bleibt kritisch abzuwarten, welche der prinzipiell möglichen Nebenwirkungen von Sildenafil mit PDE I, V und VI – Inhibition auftreten werden. Die bislang in den Studien beobachteten Effekte erscheinen milde, reversibel und akzeptabel. Es muß aber bedacht werden, daß diese Untersuchungen, wie durchaus üblich, im wesentlichen an relativ gesunden Patienten durchgeführt wurden. Nach der Zulassung (bzw. bei Rezeptur über eine internationale Apotheke) wird Sildenafil aber insbesondere auch von Riskikopatienten, und ggf. in weit höheren Dosen und häufiger als empfohlen, eingenommen werden: Hier sehen wir insbesondere eine Gefahr von signifikanten Herz-Kreislaufnebenwirkungen (auch über die indirekte PDE III-Hemmung), insbesondere bei zusätzlichen Medikationen, die den NO-Weg beschreiten sowie der (ir)reversiblen Retinaschädigung, bis hin zur Erblindung, durch die PDE-VI-Komponente von Sildenafil [14, 15].

Insgesamt deuten die z. Z. zur Verfügung stehenden Daten aus kontrollierten Studien darauf hin, daß mit diesem Wirkmechanismus (nicht notwendigerweise mit der Substanz Sildenafil) eine attraktive Therapieoption zur Behandlung der erektilen Dysfunktion zur Verfügung stehen wird.

LITERATUR

1. Morales A, Condra M, Owen JA, Surridge DHC, Fenemore J, Harris C (1987) Is yohimbine effective in the treatment of organogenic impotence? J Urol 137:1168–1172
2. Reid K, Surridge DHC, Morales A (1987) Double-blind trial of yohimbine in the treatment of psychogenic impotence. Lancet 2:421–423
3. Riley AJ, Goodman RE, Kellet JM, Orr R (1989) Double blind trial of yohimbine hydrochloride in the treatment of erection inadequacy. J Sex Martial Ther 4:17–26
4. Susset JG, Tessier CD, Wincze J, Bansal S, Malhotra C, Schwacha MG (1989) Effect of yohimbine hydrochloride on erectile impotence. J Urol 141:1360–1363
5. Vogt HJ, Brandl P, Kockott G, Schmitz JR, Wiegand MH, Schadrack J, Gierend M (1997) Double-blind, placebo-controlled safety and efficacy trial with yohimbine hy-

drochloride in the treatment of nonorganic erectile dysfunction. Int J Impot Res 9: 155–161
6. Hartmann U, Stief CG, Djamilian M et al. (1991) Therapieversuch der erektilen Dysfunktion mit oraler Medikation bei selektionierten Patienten. Urologe [B] 31:204–207
7. Heaton JP, Adams MA, Morales A, Brock G, Shabsigh R, Lue TF (1996) Apomorphine SL is effective in the treatment of non-organic erectile dysfunction. Int J Impotence Res 8:115
8. Sikora R, Sohn M, Bosshardt R, Jakse G (1992) Trazodone in diagnosis and therapy of erectile dysfunction. Int J Impotence Res 4:A100
9. Meinhard W, Kropman R, Fuente RF, Lycklama GAB, Zwartendiek J (1996) Trazodone versus placebo for erectile dysfunction. J Urol 155:497A
10. Stief CG, Schultheiss D, Hartmann U, Jonas U (1996) Oral phentolamin as a treatment for erectile dysfunction. Int J Impotence Res 8:148
11. Porst H, Derouet H, Idzikowski M et al. (1996) Oral phentolamin in erectile dysfunction. Int J Impotence Res 8:117
12. Boolell M, Allen MJ, Ballard SA et al. (1996) Sildenafil: An orally active type 5 cyclic GMP-specific phosphodiesterase inhibitor for the treatment of penile erectile dysfunction. IJIR 8:47–52
13. Gingell CJC, Jardin A, Olsson AM (1996) UK-92480, a new oral treatment for erectile dysfunction. J Urol 155:495A
14. Lolley RN, Lee RH (1990) Cyclic GMP and photoreceptor function. Faseb J 4/12:3001–3008
15. Dancinger M, Blaney J, Gao YQ (1995) Mutations in the PDE6 gene in autosomal recessive retinitis pigmentosa. Genomics 30:1–7

4.4
Testosterontherapie

H.M. BEHRE

4.4.1
Indikation zur Testosterontherapie

Alle Formen des Hypogonadismus, die auf einem verminderten Serumspiegel von Testosteron beruhen, bedürfen einer Testosteronsubstitutionstherapie. Diese Indikation gilt auch für die Formen der erektilen Dysfunktion, die durch einen Testosteronmangel bedingt sind.

Von einem verminderten Testosteronserumspiegel kann ausgegangen werden, wenn die Serumspiegel des Gesamttestosterons, gemessen zwischen 7 und 12 Uhr, bei wiederholten Messungen unter 12 nmol/l liegen.

Einem internationalen Konsensus entsprechend ist das Ziel einer Testosteronsubstitution, Serumspiegel des Testosterons zu erreichen, die der normalen Konzentration beim gesunden Mann entsprechen. Weiterhin wird gefordert, daß möglichst das unveränderte, natürliche Testosteronmolekül zur Substitution verwendet werden soll, da nur dieses das volle Wirkungsspektrum beim Mann entfalten kann [14]. Beruht eine *erektile Dysfunktion* auf einer Verminderung des Testosteronspiegels, ist die Effektivität einer probaten Substitutionstherapie (Tabelle 4.1) auf die Libido und Erektionsfähigkeit erwiesen und durch umfangreiche Studien belegt [5, 6, 10].

Tabelle 4.1. In Deutschland zugelassene Präparate zur probaten Testosteronsubstitutionstherapie (Stand April 1998)

Applikation	Präparat	Handelsname	Dosierung
Intramuskulär	Testosteronenanthat	Testoviron-Depot-250 (Schering)Testosteron-Depot Jenapharm (Jenapharm)Testosteron-Depot Rotexmedica (Rotexmedica)	250 mg alle 2–3 Wochen
Oral	Testosteron-undecanoat	Andriol (Organon)	2–4 Kapseln à 40 mg/Tag
Transdermal	Testosteron	Testoderm (Ferring) Androderm (Astra)	1 System pro Tag

Als absolute *Kontraindikation* der Testosterontherapie gilt das Vorliegen eines Prostatakarzinoms. Bisher liegen keine gesicherten Daten vor, inwieweit Testosteron ein Prostatakarzinom induzieren bzw. die Progression vom präklinischen zum klinischen Prostatakarzinom bedingen kann [8]. Vor einer Testosterontherapie sind eine rektale Palpation, die Bestimmung des PSA und eine transrektale Ultraschalluntersuchung der Prostata obligat.

4.4.2
Testosteronpräparate zur Substitutionstherapie

Da das unveränderte, natürliche Testosteron bei oraler Gabe nahezu vollständig in der Leber metabolisiert wird und somit aufgrund des First-pass-Effekts exzessiv hohe Dosierungen von 400–600 mg Testosteron täglich zugeführt werden müßten, um effektive Serumspiegel zu erreichen, wurden verschiedene alternative Verabreichungsformen des Testosterons entwickelt. Hierzu gehören die chemische Modifikation des Testosteronmoleküls, die Veresterung in Position 17 und alternative Applikationsformen.

Chemisch modifizierte Testosteronmoleküle

Durch das Einfügen einer Methylgruppe in der 17α-Position des Testosteronmoleküls wird die schnelle Metabolisierung in der Leber verhindert, und es werden effektive Androgenspiegel an den Zielorganen erreicht. Diese Präparate, wie *Methyltestosteron* und *Fluoxymesteron*, weisen jedoch eine hohe Lebertoxizität auf und dürfen daher nicht mehr zur Therapie verwandt werden. Auch das ebenfalls oral wirksame Testosteronpräparat *Mesterolon* (Proviron-25; Vistimon) ist für eine effektive Therapie nicht geeignet, da es als Derivat des 5α-Dihydrotestosterons nicht aromatisiert werden kann und somit nicht das volle Wirkungsspektrum des Testosterons aufweist.

Testosteronester zur intramuskulären Injektion

Durch die Veresterung des Testosterons mit einer langen Fettsäure kann die Wirkungsdauer des Testosteronpräparats nach intramuskulärer Gabe deutlich verlängert werden.

Der Testosteronester verbleibt hierbei im intramuskulären Depot und wird nur sehr langsam in die Blutbahn abgegeben. Wenige Minuten nach Eintritt in die Blutbahn wird der Testosteronester gespalten, und das natürliche Testosteron liegt in der Blutbahn vor. Die Halbwertszeit des Testosteronesters ist hierbei von der molekularen Struktur der veresterten Fettsäure abhängig.

Testosteronenanthat

Testosteronenanthat (Testoviron-Depot-250, Schering; Testosteron-Depot Jenapharm; Testosteron-Depot Rotexmedica) ist der am weitesten verbreitete Ester zur Testosteronsubstitutionstherapie. Aufgrund einer terminalen Halbwertszeit von $4^{1}/_{2}$ Tagen muß Testosteronenanthat alle 2–3 Wochen verabreicht werden. Nach intramuskulärer Injektion werden jedoch in den ersten Tagen supraphysiologisch hohe Testosteronserumkonzentrationen erreicht, die schnell in den unteren Normbereich bzw. in den hypogonadalen Bereich abfallen[2].

Bei wiederholten Injektionen entsteht das typische Sägezahnprofil mit aufeinanderfolgenden supraphysiologischen, dann physiologischen und letztlich infraphysiologischen Werten (Abb. 4.2). Diese Schwankungen werden von einigen Patienten als störend empfunden. Dennoch sind die meisten Patienten mit diesem Präparat gut substituiert, und die Therapie muß heute – noch – als Standardtherapie angesehen werden (s. Tabelle 4.1). Weitere Testosteronpräparate wie Testosteronpropionat (Testosteron propionat „Eifelfango"), Testosteroncypionat und Testosteroncyclohexancarboxylat bieten gegenüber Testosteronenanthat keine Vorteile.

Zukünftige Testosteronester

Derzeit befinden sich verschiedene Testosteronester in klinischen Prüfungen, die ein deutlich längeres Injektionsintervall von 8–16 Wochen bei effektiver Testosteronsubstitution erlauben. So konnte gezeigt werden, daß nach intramuskulärer Gabe von 1000 mg *Testosteronundecanoat* eine effektive Substitution von 6–8 Wochen gewährleistet ist, ohne daß supraphysiologische Testosteronserumspiegel in Kauf genommen werden müssen [2].

Der von der WHO und dem NIH entwickelte intramuskuläre Testosteronester *Testosteronbuciclat* erlaubt wahrscheinlich nach Gabe von 1000–1500 mg Injektionsintervalle von 3–6 Monaten [1]. Beide Präparate sind leider zur intramuskulären Testosterontherapie noch nicht zugelassen.

Testosteronester zur oralen Substitution

Testosteronundecanoat kann auch oral (Andriol, Organon) zur Substitutionstherapie angewandt werden, da aufgrund der langen aliphatischen Seitenkette des Moleküls Testosteron nicht über die Leber, sondern über den Ductus thoracicus in den Blutkreislauf gelangt. Testosteronundecanoat muß hierfür

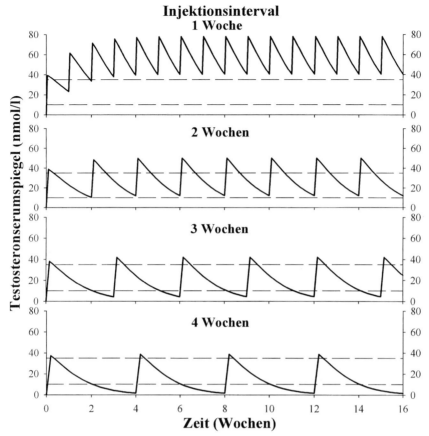

Abb. 4.2. Testosteronserumspiegel (durchgezogene Linien) nach intramuskulärer Gabe von 250 mg Testosteronenanthat bei Injektionsintervallen von 1–4 Wochen bei hypogonadalen Männern (pharmakokinetische Computersimulation). Der Normbereich für Testosteron wird durch die gestrichelten Linien angezeigt. (Mod. nach Behre u. Nieschlag 1998 [2])

möglichst mit einer fettreichen Mahlzeit eingenommen werden. Maximale Serumspiegel werden 2–6 h nach Einnahme beobachtet; aufgrund der sehr kurzen Halbwertszeit von 1,6 h müssen zur Substitution 3–4 Kapseln über den Tag verteilt eingenommen werden (s. Tabelle 4.1). Auch hierunter kommt es zu stark schwankenden Testosteronserumspiegeln, die von den Patienten z. T. als unangenehm empfunden werden.

Testosteronundecanoat wird dann zur Substitution eingesetzt, wenn bei noch vorhandener Eigenproduktion von Testosteron ein nur geringer Anstieg der Testosteronkonzentration angestrebt wird [12]. Außerdem bietet sich die orale Verabreichung von Testosteronundecanoat bei den Patienten an, die z. B. aufgrund einer Gerinnungsstörung intramuskuläre Präparate nicht erhalten dürfen.

Alternative Applikationsformen

Testosteronimplantate
Seit mehreren Jahrzehnten werden besonders im angelsächsischen Raum Testosteronimplantate zur Substitutionstherapie des Hypogonadismus angewandt. Nach einer Inzision der Bauchhaut werden 3–6 der 200-mg-Implantate mittels eines Trokars subkutan appliziert. Komplikationen sind dabei insbesondere Infektionen und spontane Abstoßungen der Implantate. Durch Testosteronimplantate können Serumspiegel im Normbereich für 4–6 Monate erreicht werden [9]. Im deutschsprachigen Bereich haben sie bisher, wahrscheinlich aufgrund des notwendigen kleinen chirurgischen Eingriffs, keine weite Verbreitung gefunden.

Transskrotales Testosteronsystem
Da die Skrotalhaut gegenüber anderen Hautpartien des Körpers für Steroidhormone sehr gut durchgängig ist, kann durch die Verabreichung von Testosteronmembranen auf die Skrotalhaut eine effektive Substitution erzielt werden, ohne daß den Membranen ein Penetrationsvermittler zugesetzt werden müßte (Testoderm, Ferring) (s. Tabelle 4.1). Werden die Testosteronsysteme am frühen Morgen aufgetragen, kommt es innerhalb weniger Stunden zu einem Anstieg der Testosteronserumspiegel in den Normbereich. Die Testosteronspiegel fallen daraufhin bis zum nächsten Morgen langsam ab. Da diese Testosteronkinetik dem physiologischen zirkadianen Rhythmus gut entspricht, kommt diese Art der Substitutionstherapie der Physiologie, den Verhältnissen beim Gesunden am nächsten.

Durch eine tägliche transskrotale Verabreichung einer Testosteronmembran, die etwa 3,6 mg des natürlichen Testosterons in die Blutbahn abgibt, ist eine gute Langzeitsubstitution möglich. In unserer Klinik haben wir Erfahrung mit solchen Systemen über 10 Jahre, die eine hohe Effektivität der Substitution bei hoher Compliance der Patienten zeigt. Aufgrund einer hohen 5α-Reduktase-Aktivität der Skrotalhaut werden im Serum relativ hohe Dihydrotestosteron-(DHT-)Konzentrationen gemessen. Durch die hohen DHT-Spiegel sind jedoch Nebenwirkungen bis jetzt nicht beschrieben worden. Der erhöhte DHT-Serumspiegel hat keinen negativen Einfluß auf Prostatagröße, PSA-Spiegel oder Uroflowparameter [3].

Unter Verabreichung von skrotalen Testosteronmembranen, die im Gegensatz zu Testosteronenanthat-Injektionen keine suprarphysiologischen Testosteronserumspiegel erzeugen, konnte eine vergleichbar gute Erhöhung der Knochendichte wie nach intramuskulärer Applikation von Testosteronestern erreicht werden [4].

Nichtskrotale transdermale Testosteronsysteme
Mittlerweile wurden auch Testosteronsysteme entwickelt, die an anderen Hautpartien (z.B. Bauchhaut, Oberschenkel, Oberarm) appliziert werden können (Androderm, Astra). Diese Systeme enthalten jedoch einen Penetrationsvermittler, der in Einzelfällen zu Hautirritationen führen kann. Nach Applikation von diesen Präparaten ist jedoch ebenso wie nach transskrotaler Testosteron-

verabreichung eine gute Substitution mit Serumspiegeln von Testosteron und seinen wichtigsten Metaboliten im Normbereich zu erreichen [11]. Ebenso wie bei Testodermverabreichung ist bei der Androdermgabe eine tägliche neue Applikation des Systems erforderlich.

4.4.3
Überwachung der Testosterontherapie

Klinische Parameter

Wird Testosteron aufgrund einer durch Androgenmangel bedingten erektilen Dysfunktion verabreicht, hat die Beurteilung der psychischen und besonders sexuellen Parameter einen hohen Stellenwert bei der Therapieüberwachung. Neben dem allgemeinen Wohlbefinden und der Aktivität des Patienten sind es besonders die Libido, die sexuelle Appetenz, sexuelle Gedanken und Phantasien, die die Effektivität einer Testosterontherapie anzeigen. Weitere wichtige klinische Parameter zur Überwachung einer Testosteronsubstitutionstherapie sind Veränderungen der Knochendichte [4] und der Prostatagröße [3]. Unter einer Testosterontherapie kommt es weiterhin zu einer Verbesserung der Muskelkraft und zu einer Veränderung des Fettverteilungsmusters hin zum männlichen Typ.

Laborparameter

Der beste Laborparameter zur Überwachung einer effektiven Testosteronsubstitutionstherapie ist die Bestimmung des Gesamttestosteronspiegels im Serum. Bei der Beurteilung muß man die Unterschiede in der Pharmakokinetik der verschiedenen Präparate kennen, um Fehlinterpretationen zu vermeiden. So spiegelt eine Blutabnahme kurz vor der nächsten Testosteronapplikation immer den niedrigsten Serumwert wider, suprapyhsiologische Spiegel kurz nach der Applikation werden somit nicht erfaßt [2]. Die Bestimmung des freien Testosterons hat in der Routine keinen Stellenwert; hier bietet sich in Zukunft zur Therapieüberwachung wahrscheinlich eher die Testosteronbestimmung im Speichel als Parameter des freien aktiven Testosterons an [13].

In gewissen Grenzen kann die Bestimmung des LH-Spiegels bei primärem Hypogonadismus eine effektive Testosterontherapie anzeigen. Es muß jedoch bedacht werden, daß bei einigen Krankheitsbildern auch unter effektiver Testosterontherapie der LH-Spiegel nicht in den Normbereich gesenkt wird. Da Testosteron einen hämatopoetischen Effekt zeigt, kann die Bestimmung des Hämoglobins, des Hämatokrits und der Erythrozytenzahl zur Therapieüberwachung eingesetzt werden. Wenn sich bei einer Testosteronüberdosierung oder bei empfänglichen Patienten eine Polyglobulie entwickelt, ist dies eine Indikation zur Dosisreduktion.

Testosteron beeinflußt neben dem Gerinnungssystem auch den Lipidstoffwechsel. Neueste Untersuchungen konnten jedoch zeigen, daß der negative Effekt der HDL-Cholesterinsenkung wahrscheinlich durch die positive Wirkung der Lipoprotein(a)-Senkung aufgehoben wird [7].

ZUSAMMENFASSUNG

Bei der richtigen Indikation zur Testosteronsubstitution ist mit den gegenwärtig verfügbaren Testosteronpräparaten eine effektive und sichere Therapie möglich (s. Tabelle 4.1). Nach dem heutigen Stand des Wissens ist bei einer erektilen Dysfunktion eine Testosterontherapie nur bei einer Verminderung des Testosteronspiegels in den hypogonadalen Bereich mit entsprechenden Libidostörungen gerechtfertigt.

LITERATUR

1. Behre HM, Nieschlag E (1992) Testosterone buciclate (20 Aet-1) in hypogonadal men: pharmacokinetics and pharmacodynamics of the new long-acting androgen ester. J Clin Endocrinol Metab 75: 1204–1210
2. Behre HM, Nieschlag E (1998) Comparative pharmacokinetics of testosterone esters. In: Nieschlag E, Behre HM (eds) Testosterone – action, deficiency, substitution, 2nd edn. Springer, Berlin Heidelberg New York Tokyo, pp 329–348
3. Behre HM, Bohmeyer J, Nieschlag E (1994) Prostate volume in testosterone-treated and untreated hypogonadal men in comparison to age-matched controls. Clin Endocrinol 40: 341–349
4. Behre HM, Kliesch S, Leifke E, Link TM, Nieschlag E (1997) Long-term effect of testosterone therapy on bone mineral density in hypogonadal men. J Clin Endocrinol Metab 82: 2386–2390
5. Burris AS, Banks SM, Carter S, Davidson JM, Sherins RJ (1992) A long-term, prospective study of the physiologic and behavioral effects of hormone replacement in untreated hypogonadal men. J Androl 13: 297–304
6. Christiansen K (1998) Behavioural correlates of testosterone. In: Nieschlag E, Behre HM (eds) Testosterone – action, deficiency, substitution, 2nd edn. Springer, Berlin Heidelberg New York Tokyo, pp 107–142
7. von Eckardstein A, Kliesch S, Nieschlag E, Chirazi A, Assmann G, Behre HM (1997) Suppression of endogenous testosterone in young men increases serum levels of HDL-subclass LpA-I and lipoprotein(a). J Clin Endocrinol Metab 82: 3367–3372
8. Frick J, Jungwirth A, Rovan E (1998) Androgens and the prostate. In: Nieschlag E, Behre HM (eds) Testosterone – action, deficiency, substitution, 2nd edn. Springer, Berlin Heidelberg New York Tokyo, pp 259–291
9. Handelsman DJ, Conway AJ, Boylan LM (1990) Pharmacokinetics and pharmacodynamics of testosterone pellets in man. J Clin Endocrinol Metab 71: 216–22
10. Hubert W (1990) Psychotropic effects of testosterone. In: Nieschlag E, Behre HM (eds) Testosterone – action, deficiency, substitution. Springer, Berlin Heidelberg New York Tokyo, pp 51–71
11. Meikle AW, Mazer NA, Moellmer JF, Stringham JD, Tolman KD, Sanders SW, Odell WD (1992) Enhanced transdermal delivery of testosterone across nonscrotal skin produces physiological concentrations of testosterone and its metabolites in hypogonadal men. J Clin Endocrinol Metab 74: 623–628
12. Nieschlag E, Behre HM (1996) Therapie mit Testosteron. In: Nieschlag E, Behre HM (eds) Andrologie – Grundlagen und Klinik der reproduktiven Gesundheit des Mannes. Springer, Berlin Heidelberg New York Tokyo, pp 313–329
13. Tschöp M, Behre HM, Nieschlag E, Dressendörfer RA, Strasburger CJ (1998) A time-resolved fluorescence immunoassay for the measurement of testosterone in saliva: monitoring of testosterone replacement therapy with testosterone buciclate. J Clin Chem Clin Biochem 36: 223–230
14. WHO (1992) Guidelines for the use of androgens. WHO, Genf

4.5
Intraurethrale Applikation vasoaktiver Substanzen

C. G. Stief

Obwohl Tudoriu venöse Verbindungen zwischen Corpus spongiosum und Glans einerseits und Corpora cavernosa andererseits schon vor über 20 Jahren beschrieb, wurde die intraurethrale Applikation vasoaktiver Substanzen zur Behandlung einer erektilen Dysfunktion erstmals 1992 vorgestellt [7]. Die hier zur Anwendung gekommenen Dosierungen von 20 und 40 µg PGE-2 waren aber zu gering gewählt, um ausreichende Tumeszenzen oder gar Rigiditäten zu induzieren. Grundsätzlich konnte hier aber funktionell gezeigt werden, daß eine Diffusion von urethral applizierten Pharmaka, wenn auch nur in geringen Mengen, in die Corpora cavernosa stattfindet. In jüngster Zeit wurden in Ergänzung zu den oben genannten anatomischen Studien radiologische Untersuchungen durchgeführt, die ebenfalls die Gefäßverbindungen des Corpus spongiosum zum Corpus cavernosum als Erklärung der Wirkungsweise von MUSE bei der erektilen Dysfunktion zeigten [1, 6].

Die zur intraurethralen Applikation bestimmte PGE1 enthaltende Mikrokapsel wird in einem sterilen, sehr patientenfreundlichen Einmal-Applikator geliefert (Abb. 4.3). Neben der Erklärung des Gebrauchs dieses Applikators (Abb. 4.4–4.6) ist es wichtig, den Patienten darauf hinzuweisen, daß die Lagerungstemperatur von 2–8° unbedingt eingehalten werden muß, da ansonsten die Mikrokapsel schmilzt und sich die Wirksubstanz dann nicht mehr im Applikator, sondern in der Schutzkappe befindet (und folgerichtig nicht wirken kann). Um Urethraverletzungen zu vermeiden, sollte der Applikator nur nach

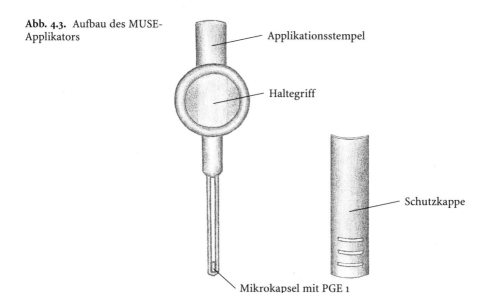

Abb. 4.3. Aufbau des MUSE-Applikators — Applikationsstempel — Haltegriff — Schutzkappe — Mikrokapsel mit PGE 1

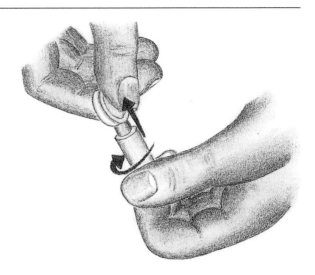

Abb. 4.4. Handling des MUSE-Applikators: Herausdrehen des Applikators und der Schutzkappe

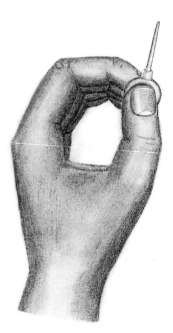

Abb. 4.5. Halten des Applikators nach dem Herausdrehen

Abb. 4.6. Halten des Applikators zum Einführen in die Urethra

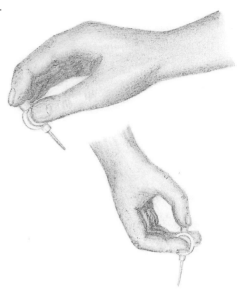

vorheriger Miktion, und damit nach Benetzung der Urethra mit einem die Reibung reduzierenden Flüssigkeitsfilm, in den nach kranial gestreckten Penis eingeführt werden (Abb. 4.7 und 4.8). Nachdem der Applikator eingeführt ist, wird das Mikrosuppositorium (Abb. 4.9) abgeworfen und der Applikator zum sicheren Lösen der Mikrokapsel hin und her bewegt (Abb. 4.10). Anschließend soll der stehende oder sitzende (!) Patient den Penis etwa 10–20 s rotierend massieren, um eine schnellere Resorption des Prostaglandin E1 zu gewährleisten (Abb. 4.11).

Die Erstapplikation von MUSE und die individuelle Dosisadaptation (125-, 250-, 500- und 1000-µg-Applikationen verfügbar) sollte unter Anleitung und Aufsicht eines Urologen in der Klinik bzw. der Praxis erfolgen, da in vereinzelten Fällen Kreislaufreaktionen mit Schwindel (1,9%) bis hin zu Synkopen (sehr selten) auftraten. Grob vereinfachend entsprechen 500 µg MUSE einem erektionsinduzierendem Effekt von 10 µg intrakavernös injiziertem PGE1, und 1000 µg MUSE entsprechen in etwa 20 µg intrakavernösem PGE1.

1997 wurden bei 1511 Patienten erhobene Daten der transurethralen Applikation von 125–1000 µg PGE1 publiziert [3]. Die Akzeptanz des sterilen Einmalsystems (MUSE) bei diesen Patienten erscheint mit 89,5% gut, die Wirkungsraten mit etwa 70% der Anwendungen in der urologischen Ambulanz bzw. in der sich anschließenden plazebokontrollierten Phase, erstaunlich hoch. An lokalen Nebenwirkungen traten bei 32,7% der PGE1-Anwender (bei 10,8% der Applikationen) penile Schmerzen auf; diese wurden bei 3,3% der Plazebogruppe ebenfalls beobachtet. Systemische Nebenwirkungen waren dosisabhängig und nur bei wenigen Patienten (Schwindel bei 1,9%) zu beobachten. Blutdruckabfälle, Priapismen und Fibrosen wurden in dieser Studie nicht berichtet.

Abb. 4.7. Vor der Insertion des Applikators soll eine Miktion stattgefunden haben. Der Penis wird nun am Sulcus coronarius gefaßt, nach ventral-kranial gezogen und der Meatus zwischen Daumen und Zeigefinger leicht geöffnet

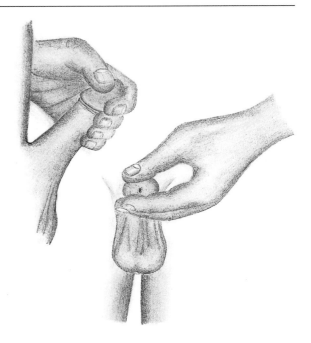

Abb. 4.8. Die eigentliche Insertion erfolgt vorsichtig zur Vermeidung von Urethraläsionen

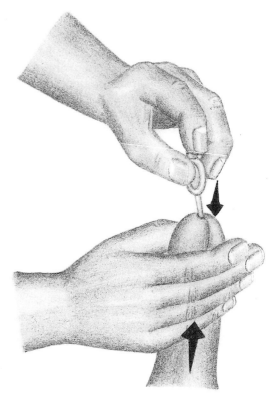

4.5 Intraurethrale Applikation vasoaktiver Substanzen

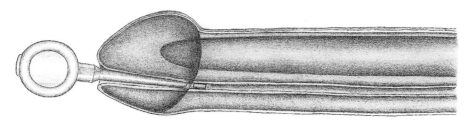

Abb. 4.9. Schematische Zeichnung zur Ablage des Mikropellets und der anatomischen Beziehungen

Abb. 4.10. Sicheres Abwerfen des Mikropellets durch Bewegen des Applikators nach lateral

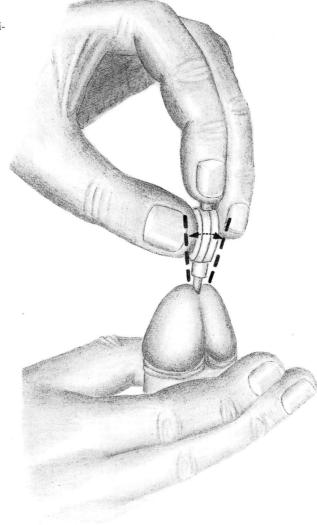

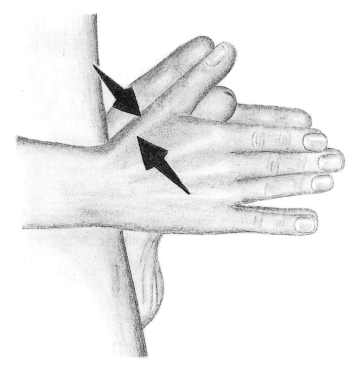

Abb. 4.11. Verbesserte Resorption des Pellets durch Einmassieren

Bei 5,1% der Patienten wurde eine Hämaturie bzw. (meist) ein Tropfen Blut am Meatus diagnostiziert, was am ehesten durch eine unsachgemäße Handhabung des MUSE-Systems und eine dadurch induzierte Urethraverletzung erklärt werden kann. Langzeitdaten an über 2500 Patienten bis zu 2 Jahre belegten eine hohe Akzeptanz des transurethralen Systems bei guter Verträglichkeit und Sicherheit [5]. Urethrale Strikturen wurden bislang nicht beschrieben [3–5].

Insgesamt ist festzustellen, daß es sich bei der transurethralen Applikation vasoaktiver Substanzen um eine attraktive Therapieoption zur Behandlung der erektilen Dysfunktion handelt. Die bislang publizierten Daten belegen zudem die hohe Akzeptanz des MUSE-Systems durch die Patienten sowie die Sicherheit der Applikation per se [2–5].

LITERATUR

1. Droupy S, Guilano F, Benoit G (1998) Cavernospongioasl shunts: anatomical study of intrapenile vascular communication. Eur Urol 33 [Suppl]:99
2. Montorsi F, Barberi L, Guazzoni G, Bellizoni P, Da Pozzo L, Rigatti P (1998) Intracavernosal vs. intraurethral alprostadil for erectile dysfunction: prospective assessment of patient preference. Eur Urol 33 [Suppl]:39

3. Padma-Nathan H, Hellstrom W, Kaiser FE et al. (1997) Treatment of men with erectile dysfunction with transurethral alprostadil. N Engl J Med 336:1
4. Ryan P, Abbou CC, Amar E et al. (1998) One year multinational study of transurethral alprostadil for rectile dysfunction. Eur Urol 33 [Suppl]:39
5. Spivack AP, Peterson CA, Cowley C et al. (1997) Long-term safety profile of transurethral alprostadil for the treatment of erectile dysfunction. J Urol 157:203 A
6. Vardi Y, Saenz de Tejada I (1997) Functional and radiologic evidence of vascular communication between the spongiosal and cavernosal compartments of the penis. Urology 49:749
7. Wolfson B, Pickett S, Scott N, deKernion J, Rajfer J (1992) Intraurethral prostaglandin E-2 cream. Int J Impotence Res 4:A101

4.6
Schwellkörper-Autoinjektionstherapie (SKAT)

A.J. BECKER und M.C. TRUSS

Der Einfluß verschiedener Neurotransmitter, Prostaglandine und Peptide (z.B. Acetylcholin, Norepinephrin, Histamin, Dopamin, Substance P, Vasoaktives intestinales Polypeptid) sowie -Rezeptoren-Blocker auf isoliertes kavernöses Muskelgewebe wurde schon früh untersucht. Die Möglichkeit einer intrakavernösen Applikation von vasoaktiven Substanzen wurde jedoch erst durch die aufsehenerregenden Erstbeschreibungen durch Virag (Papaverin) und Brindley (Phentolamin) wahrgenommen [6, 48]. Später waren es Zorgniotti und Lefleur, die die Kombination aus Papaverin und Phentolamin als Therapieoption bei der erektilen Dysfunktion einführten [53]. Über die intrakavernöse Injektion von Prostaglandin E_1 zur pharmakologischen Induktion von Erektionen berichteten 1985 erstmals Ishii et al. [18].

4.6.1
Pharmakologie gebräuchlicher Substanzen

Papaverin ist ein Opiumalkaloid aus *Papaver somniferum* und wird allgemein als nichtselektiver Phosphodiesterase-(PDE-)Inhibitor bezeichnet. Im Gegensatz zu α-Rezeptoren-Blockern wirkt es daher intrazellulär auf der Ebene der Botenstoffe („second messenger") zyklisches Adenosinmonophosphat (cAMP) und zyklisches Guanosinmonophosphat (cGMP). Eine intrazelluläre cAMP- und cGMP-Erhöhung führt über eine komplexe Regulationskaskade zu einer Aktivierung von intrazellulären Proteinkinasen und hierdurch zu einer Phosphorylierung von membranständigen Proteinen. Hierdurch wird ein Kalziumausstrom in intrazelluläre Kalziumspeicher bzw. in den Extrazellulärraum und damit eine intrazelluläre Kalziumverarmung mit konsekutiver Relaxation glatter Muskulatur bewirkt. Zusätzlich zu der erwähnten nichtselektiven PDE-Inhibition hat Papaverin möglicherweise direkt kalziumantagonistische Eigenschaften. In vitro verursacht Papaverin eine dosisabhängige Relaxation humaner, kavernöser Muskulatur.

Im Gegensatz dazu entfalten α-Rezeptoren-Blocker wie *Phenoxibenzamin* und Phentolamin ihre Wirkung auf Rezeptorebene. Phenoxibenzamin kann eine langanhaltende Erektion durch eine irreversible Bindung an α_1- und α_2-Rezeptoren hervorrufen und ist deshalb eine außerordentlich priapismogene Substanz nach intrakavernöser Applikation.

Phentolamin ist ein nichtspezifischer α-Rezeptoren-Blocker mit einer sehr kurzen Plasmahalbwertzeit von 3–5 min und induziert per se keine ausreichende Rigidität. In Kombination mit Papaverin besteht jedoch ein überadditiver Effekt in vitro und in vivo.

Prostaglandin E_1 (PGE_1) ist ein körpereigenes Prostanoid, das aus Arachidonsäure synthetisiert wird. Prostanoide kommen in den meisten Geweben vor und sind Mediatoren vielfältiger physiologischer Prozesse. Der Prostaglandin-E_1-Effekt wird über spezifische Rezeptoren an der Zellmembran vermittelt. Nach Bindung an den Rezeptor kommt es zu einer Aktivierung der membranständigen Adenylatzyklase und dadurch zu einer intrazellulären cAMP-Akkumulation. Hierdurch wird, wie zuvor beschrieben, eine komplexe intrazelluläre Regulationskaskade aktiviert, die letztlich zu einer Kalziumverarmung und damit zu einer glattmuskulären Relaxation führt. Ein weiterer Wirkmechanismus von PGE_1 besteht möglicherweise auch in einer präsynaptischen Inhibition der Noradrenalinfreisetzung aus adrenergen Nervenendigungen. PGE_1 hat eine sehr kurze Plasmahalbwertzeit von weniger als einer Minute und wird zu ca. 70 % während der ersten Lungenpassage metabolisiert.

4.6.2
Applikation und Ansprechraten

Papaverin

1982 berichtete Virag über die ersten 15 Patienten, die intrakavernöse Injektionen von Papaverin zur Behandlung einer erektilen Dysfunktion erhalten hatten [45]. In den Folgejahren wurden Langzeitergebnisse von mehreren tausend Patienten publiziert. Hohe Ansprechraten wurden in einigen Serien erreicht, z. B. in einer Gruppe mit 109 Patienten mit überwiegend neurogener oder psychogener erektiler Dysfunktion (Ansprechrate 75 % bei einer Papaverindosis von 26 mg) [46]. Andere Untersuchungen ergaben ausgezeichnete Ergebnisse mit Ansprechraten von 60 bis über 90 % [4, 22, 23]. Signifikant schlechter waren die Ergebnisse bei Patienten, bei denen eine in erster Linie vaskulär bedingte erektile Dysfunktion bestand [9].

In einer der größten Untersuchungen mit 1748 Patienten und 163 042 Injektionen in einem Zeitraum von 14 Jahren berichteten Virag et al. ihre Langzeitergebnisse mit der intrakavernösen Anwendung von Papaverin [47]. Nach erfolgter Schwellkörper-Injektionstestung wurden Responder in die Langzeitstudie aufgenommen. Bei 106 Patienten (6 %) wurden insgesamt 235 prolongierte Erektionen (0,14 % der Injektionen) induziert. Bei 187 Patienten (10,96 %) wurden lokale Veränderungen (kavernöse Fibrosen, Schwellkörperdeviationen und -verhärtungen) diagnostiziert. Die lokale Toxizität von Phentolamin als Mono-

Tabelle 4.2. Komplikationen der Schwellkörper-Autoinjektionstherapie (nach Austestung der individuellen Dosis)

	Papaverin	Papaverin/ Phentolamin	Prostaglandin E_1
Prolongierte Erektionen			
Patienten [%]	0,5–7	0,3–7	Etwa 3
Injektionen [%]	<1	<1	<1
Schwellkörperfibrosen Deviationen etc. [%]	1–10	1–7	1–9
Schmerzen [%]	0–4	0–4	3–40

substanz mit Ausbildung von Schwellkörperfibrosen wurde auch im Tiermodell bei Primaten dokumentiert [1].

In verschiedenen Serien betrug die Induktion prolongierter Erektionen 0,5–3% während einer Schwellkörper-Autoinjektionstherapie. Lokale Schwellkörperaffektionen wurden bei 1–10% der Patienten gefunden [7, 9, 19, 22, 33, 36] (Tabelle 4.2). Diese relativ hohen Nebenwirkungsraten führten dazu, daß Papaverin als Monosubstanz in der Therapie der erektilen Dysfunktion weitgehend verlassen wurde.

Papaverin plus Phentolamin

Die Mischung aus Papaverin und Phentolamin wurde 1985 zuerst von Zorgniotti u. Lefleur propagiert [53]. Die Autoren verwendeten eine Standardmixtur aus 30 mg/ml Papaverin und 1 mg/ml Phentolamin und berichteten über eine Ansprechrate von 72%. Als Standard gilt heute die Kombination aus 15 mg/ml Papaverin und 0,5 mg/ml Phentolamin. Zahlreiche Untersuchungen belegen hiermit Ansprechraten von etwa 60–90%, wobei die besten Ansprechraten bei Patienten mit neurogener oder psychogener erektiler Dysfunktion erreicht werden [5, 12, 20, 24, 29, 35, 37, 39, 41, 42, 52]. Weniger gute Ergebnisse werden bei Patienten mit überwiegend vaskulär bedingter erektiler Dysfunktion erreicht. Die Kombination aus Papaverin und Phentolamin hat einen überadditiven Effekt im Vergleich zu den Wirkungen der Einzelsubstanzen und entspricht in etwa der Wirksamkeit von PGE_1. Prolongierte Erektionen werden insgesamt weniger häufig gesehen als mit der Papaverin-Monotherapie. Nach erfolgter Austestung und Festlegung der individuellen optimalen Dosis werden prolongierte Erektionen im Rahmen der Schwellkörper-Autoinjektionstherapie in ca. 3–5% der Fälle und bei weniger als 1% der Injektionen gesehen. Lokale Komplikationen (Schwellkörperfibrosen, Penisdeviationen, Hämatome, Schmerzen) werden in 1–7% der Fälle gesehen [20, 52] (s. Tabelle 4.2).

Prostaglandin E_1

1986 wurde erstmals über die Verwendung von PGE_1 in Diagnostik und Therapie der erektilen Dysfunktion berichtet [18]. In den folgenden Jahren berichteten zahlreiche Gruppen über ihre Erfahrungen mit der intrakavernösen Anwendung von PGE_1. Mit zunehmender Erfahrung wurde deutlich, daß PGE_1 nebenwirkungsarm sowie bei den meisten Patienten wirksam ist. In verschiedenen Serien wurden Ansprechraten mit bis zu 40 µg PGE_1 von 70 bis über 90% berichtet [17, 30, 31, 38, 51]. Im Vergleich zu Papaverin oder der Mischung Papaverin/Phentolamin zeigte sich ein sehr geringes Risiko der Induktion von prolongierten Erektionen.

1994 wurden die Ergebnisse einer prospektiven Multicenterstudie an 162 Patienten mit 2 Jahren Follow-up publiziert [32]. In dieser Patientenpopulation zeigte sich eine Ansprechrate von über 90%, prolongierte Erektionen wurden bei 3% der Patienten und 0,007% der Injektionen gesehen. Bei 9,3% der Patienten wurden nach 2 Jahren lokale Schwellkörperveränderungen (Fibrosen, Deviationen, Verhärtungen) gefunden. Über signifikante, PGE_1 induzierte Schmerzen berichteten lediglich 3,5% der Patienten. Andere Untersuchungen belegen ähnlich gute Ansprechraten sowie ein ebenfalls geringes Risiko der Induktion prolongierter Erektionen. Intrapenile Schmerzen wurden allerdings in etwa 10% (bis zu 40%) der Fälle beobachtet [17, 25] (s. Tabelle 4.2). PGE_1 kann heute trotz der relativ hohen Therapiekosten als Mittel der Wahl zur intrakavernösen Pharmakotherapie der erektilen Dysfunktion angesehen werden.

Drei- und Vierfachkombinationen

Die Mischung aus Papaverin, Phentolamin und Prostaglandin E_1 wurde von verschiedenen Autoren untersucht. Es wurden exzellente Ansprechraten von über 90% selbst bei Nonrespondern auf PGE_1 oder Papaverin/Phentolamin erreicht. Weiterhin erlaubt die Kombination der 3 Substanzen eine Minimierung der Einzeldosierungen und damit möglicherweise auch eine Reduzierung der Inzidenz der mit den Einzelsubstanzen verbundenen Nebenwirkungen [3, 10, 11, 15, 34].

Einzelne Gruppen untersuchten eine Viererkombination aus Papaverin, Phentolamin, PGE_1 und Atropin. Montorsi berichtete über eine Ansprechrate mit dieser Kombination von 96% bei 94 Patienten mit erektiler Dysfunktion überwiegend vaskulärer Genese [27].

Alternative Substanzen

Grundlagenwissenschaftliche Untersuchungen belegten eine mögliche Rolle des Neuropeptids CGRP (Calcitonin gene-related peptide) in der Regulation der Kontraktilität glatter kavernöser Muskulatur [40]. Erste klinische Ergebnisse mit dem Substanzgemisch aus CGRP (5 µg) und PGE_1 (10 µg) zeigten höhere Ansprechraten als mit PGE_1 oder der Kombination aus Papaverin/Phentolamin bei hoch selektionierten Patienten mit erektiler Dysfunktion. Prolongierte Erektionen oder lokale kavernöse Veränderungen wurden nicht beobachtet [44].

In den letzten Jahren wurde Stickoxid als prinzipieller Mediator der kavernösen Relaxation beim Menschen und im Tiermodell identifiziert. Folglich scheinen Stickoxiddonoren eine sinnvolle und vielversprechende Alternative zu etablierten Substanzen zu sein.

Linsidomin (SIN-1), der aktive Metabolit der antianginösen Substanz Molsidomin, wurde als erste Substanz untersucht. Linsidomin generiert Stickoxid auf nichtenzymatischem Wege, stimuliert so die zytosolische Guanylatcyclase in glatter Muskulatur und führt dadurch zu einem intrazellulärem Anstieg des Botenstoffes cGMP. Bei Patienten mit erektiler Dysfunktion wurde in einer Untersuchung mit 113 Patienten bei 69% ausreichende Erektionen nach intrakavernöser Applikation von 1 mg Linsidomin induziert. Im Rahmen einer häuslichen Schwellkörper-Autoinjektionstherapie wurden keine signifikanten Nebenwirkungen nach 10–150 Injektionen pro Patient gesehen. Insbesondere wurden keine prolongierten Erektionen beobachtet, auch nicht bei Patienten, die zuvor auf Papaverin plus Phentolamin oder PGE_1 mit prolongierten Erektionen reagiert hatten und somit diesbezüglich ein hohes Risiko trugen [43]. Die gute Verträglichkeit beruht möglicherweise auf einer physiologischeren, da stickoxidabhängigen Induktion der Erektion. Interessanterweise wurden keinerlei lokale kavernöse Veränderungen im Tierversuch nach Langzeitapplikation bzw. in der klinischen Anwendung beobachtet [49]. Somit ist Linsidomin eine extrem nebenwirkungsarme und zugleich effektive Alternative zu den etablierten Substanzen.

Moxixylyt ist ein kompetitiver α_1-Rezeptoren-Blocker. Weiterhin besteht möglicherweise ein antihistaminerger Wirkmechanismus. Erste klinische Ergebnisse bei Patienten mit erektiler Dysfunktion ergaben bei der Mehrzahl der Patienten eine nicht ausreichende kavernöse Relaxation [8]. Obwohl Moxixylyt als Einzelsubstanz nicht geeignet erscheint, könnte diese Substanz als Teil eines Substanzgemisches in der Zukunft Verwendung finden.

Das *vasoaktive intestinale Polypeptid* (VIP) ist ein potenter Dilatator glatter Muskulatur. Es führt zu einer Stimulation der membranständigen Adenylatcyclase und dadurch zu einer Erhöhung des intrazellulären cAMP. Grundlagenwissenschaftliche Untersuchungen zeigen eine mögliche Rolle als Ko-Neurotransmitter von VIP in kavernöser Muskulatur auf [2]. Die intrakavernöse Applikation von VIP alleine führt zu einer Tumeszenzzunahme, allerdings nicht zu einer ausreichenden Rigidität auch nach Gabe von hohen Dosen [50]. In Kombination mit Papaverin führt VIP jedoch zu Erektionen vergleichbar denen nach Injektion von Papaverin plus Phentolamin [21].

Die Kombination aus VIP und Phentolamin wurde 1992 in einer kleinen Pilotstudie mit exzellenten Ergebnissen untersucht. Signifikante Nebenwirkungen wurden nicht beobachtet [13]. McMahon untersuchte 1996 diese Kombination – 30 mg VIP plus 1 mg Phentolamin (Vasopotin 1) und 30 mg VIP plus 2 mg Phentolamin (Vasopotin 2) – bei 20 Patienten und beobachtete ausreichende Erektionen bei 6 von 6 Patienten mit psychogener, bei 7 von 9 Patienten mit arterieller, bei 2 von 3 Patienten mit neurogener und bei einem von 3 Patienten mit kavernöser („venöses Leck") erektiler Dysfunktion [26]. Wie für Moxixylyt gilt für VIP, daß diese Substanz möglicherweise als Teil eines Substanzgemisches Anwendung finden könnte. Einer breiten Anwendung stehen allerdings die hiermit verbundenen Therapiekosten entgegen.

Forskolin ist ein natürlich vorkommendes Diterpen und ein direkter Stimulator der Adenylatcyclase. Forskolin führt somit über eine intrazelluläre cAMP-Erhöhung zu einer glattmuskulären Relaxation. Erste klinische Ergebnisse deuten auf eine mögliche Rolle dieser Substanz in Diagnostik und Therapie der erektilen Dysfunktion hin [28].

Eine weitere Substanzgruppe, die lediglich grundlagenwissenschaftlich untersucht wurde, sind die sog. *Kaliumkanalöffner*. Diese führen durch eine direkte Modulation von Kaliumkanälen zu einer Relaxation glatter Muskulatur. Im Tiermodell wurde eine sehr gute Effektivität nach intrakavernöser Applikation belegt [14, 16].

4.6.3
Technik

Der Patient sollte durch einen erfahrenen Therapeuten in der Handhabung der intrakavernösen Selbstinjektion unterrichtet werden. Die im Rahmen der diagnostischen Abklärung ermittelte optimale individuelle Dosis der vasoaktiven Substanz bzw. des Substanzgemisches wird vom Patienten unter Anleitung während eines ambulanten Vorstellungstermins selbst injiziert.

Hierzu wird der Penis zunächst gestreckt. Nach Hautdesinfektion wird dann ein Schwellkörper mit einer Insulinnadel in voller Länge von dorsolateral punktiert und die Substanz injiziert. Hierbei ist zu beachten, daß sich die Nadelspitze sicher im Schwellkörpergewebe und nicht im subkutanen Gewebe oder in der Urethra befindet (Abb. 4.12 und 4.13). Die Punktionsstelle wird anschließend für 1–2 min komprimiert.

Zur vereinfachten Injektion steht heute alternativ ein Injektionspen („Peninject") zur Verfügung (Abb. 4.14–4.16).

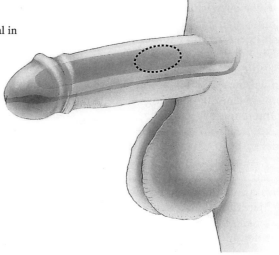

Abb. 4.12. Intrakavernöse Injektion: Der Penis wird gestreckt, und eine Insulinnadel wird in voller Länge von lateral in das Schwellkörpergewebe eingebracht

4.6 Schwellkörper-Autoinjektionstherapie (SKAT)

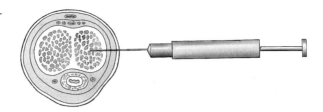

Abb. 4.13. Anatomie des Penis; Illustration der korrekten Einstichstelle sowie des korrekten Einstichwinkels

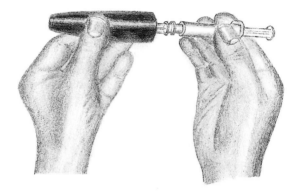

Abb. 4.14. Handhabung des Peninject. Die vorbereitete Spritze wird in das Unterteil des Peninject gesteckt, ohne die Schutzkappe von der Nadel zu entfernen

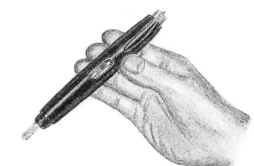

Abb. 4.15. Der zusammengeschraubte Peninject mit aktivierter Sicherheitsverriegelung

Abb. 4.16. Handhabung des Peninject. Der Peninject wird nach Entfernen der Schutzkappe und Öffnen der Sicherheitsverriegelung unter leichtem Druck im rechten Winkel auf die ausgewählte Stelle positioniert. Nach Drücken des Druckknopfes wird der Peninject dann für 15 s bis zur vollständigen Applikation des Arzneimittels gehalten

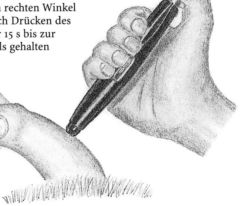
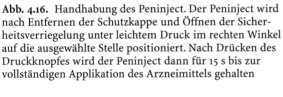

4.6.4
Allgemeine Hinweise zur intrakavernösen Applikation vasoaktiver Substanzen

Trotz hoher therapeutischer Effektivität bricht ein überraschend hoher Prozentsatz von Patienten eine Schwellkörper-Autoinjektionstherapie ab (bis zu 65%). Gründe hierfür sind die relative Invasivität des Verfahrens („Umgang mit Nadeln"), das Wiederauftreten von ausreichenden Spontanerektionen, schwere Begleiterkrankungen sowie partnerschaftliche Akzeptanzprobleme.

Bei der intrakavernösen Anwendung vasoaktiver Substanzen handelt es sich um eine rein elektive Behandlungsform. Eine wichtige Voraussetzung hierfür ist die sorgfältige Untersuchung und Indikationsstellung sowie die ausführliche Aufklärung des Patienten über Risiken und mögliche Nebenwirkungen der Behandlung und deren *schriftliche* Dokumentation. Wichtige Punkte zur Patientenaufklärung und -einwilligung vor einer geplanten intrakavernösen Anwendung vasoaktiver Substanzen sind:

- eine eventuelle Nichtzulassung des Medikamentes in Deutschland,
- fehlende Langzeitbeobachtung,
- Schmerzen,
- Infektion,
- Blutung/Hämatom,
- prolongierte Erektion,
- Schwellkörperfibrose,
- endgültige erektile Dysfunktion,
- Penisdeviation,
- systemische Nebenwirkungen (z. B. Kreislaufreaktion),
- therapeutische Alternativen.

Weiterhin sind eine engmaschige Nachkontrolle und eine zeitliche und räumliche Erreichbarkeit des Therapeuten zu gewährleisten.

ZUSAMMENFASSUNG

Die intrakavernöse Applikation vasoaktiver Substanzen hat in den letzten 15 Jahren zu einem besseren Verständnis der Physiologie der erektilen Funktion sowie der Pathophysiologie der erektilen Dysfunktion geführt. Weiterhin wurde durch die klinische Anwendung intrakavernös applizierter vasoaktiver Substanzen die Diagnostik und Therapie der erektilen Dysfunktion revolutioniert. Die Schwellkörper-Autoinjektionstherapie (SKAT) kann heute als Therapie der Wahl für die meisten Patienten mit überwiegend organisch bedingter erektiler Dysfunktion angesehen werden.

Die intrakavernöse Applikation ermöglicht eine hohe lokale Konzentration der therapeutischen Substanz im Endorgan und ermöglicht so eine sehr gute systemische Verträglichkeit. Als etabliert gelten heute Prostaglandin E_1 sowie, mit Abstrichen, die Kombination aus Papaverin und Phentolamin.

Bei Therapieversagern ermöglicht die Kombination aller 3 genannten Substanzen einen Therapieerfolg in der Mehrzahl der Fälle. In der Zukunft werden möglicherweise mehrere weitere Substanzen und/oder Applikationsformen die therapeutische Möglichkeiten des Urologen erweitern und somit die Effektivität und Akzeptanz dieser Therapieoption weiter verbessern.

LITERATUR

1. Aboseif SR, Breza J, Bosch R et al. (1989) Local and systemic effects of chronic intracavernous injection of papaverine, prostaglandin E1 and saline in primates. J Urol 142: 403–408
2. Andersson KE, Holmquist F (1994) Regulation of tone in penile cavernous smooth muscle. Established concepts and new findings. World J Urol 12:149–261
3. Bennett AH, Carpenter AJ, Barada JH (1991) An improved vasoactive drug combination for pharmacological erection program. J Urol 146:1564–1568
4. Beretta G, Zanollo A, Fanciullacci F, Catanzaro F (1986) Intracavernous injection of papaverine in paraplegic males. Acta Eur Fertil 17:283–284
5. Bodner DR, Lindan R, Leffler E, Kursh ED, Resnick MI (1987) The application of intracavernous injection of vasoactive medications for erection in men with spinal cord injury. J Urol 138:310–311
6. Brindley GS (1983) Cavernosal alpha-blockade: a new technique for investigating and treating erectile impotence. Br J Psychiatry 143:332
7. Brindley GS (1986) Maintenance treatment of erectile impotence by cavernosal unstriated muscle relaxant injection. Br J Psychiatry 149:210–215
8. Buvat J, Lemaire A, Buvat HM, Marcolin G (1989) Safety of intracavernous injections using an alpha-blocking agent. J Urol 141: 1364–1367
9. Buvat J, Lemaire A, Marcolin G, Dehane JL, Buvat-Herbaut M (1987) Intracavernous injection of papaverine (ICIP). Assessment of its diagnostic and therapeutic value in 100 impotent patients. World J Urol 5:150–155
10. Collins J, Thijssen A (1993) Experience with intracorporal prostaglandin E_1, papaverine and phentolamine in patients with erectile dysfunction. J Urol 149:345A
11. Dilworth JP, Lewis RW (1991) The use of multicomponent injection agents in the diagnosis and treatment of impotence. J Urol 145:232A
12. Gall H, Sparwasser C, Bahren W, Scherb W, Holzki G, Irion R (1992) Long-term results of corpus cavernosum auto-injection therapy in treatment of patients with chronic erectile dysfunction. Urologe [A] 31:31–36
13. Gerstenberg TC, Metz P, Ottesen B, Fahrenkrug J (1992) Intracavernous self-injection with vasoactive intestinal polypeptide and phentolamine in the management of erectile failure. J Urol 147:1277–1279
14. Giraldi A, Wagner G (1990) Effect of pinacidil upon penile erectile tissue in vitro and in vivo. Pharmacol Toxicol 67:235–238
15. Goldstein I, Borges FD, Fitch WP et al. (1990) Rescuing the failed papaverine/phentolamine erection: a proposed synergistic action of papaverine, phentolamine and prostaglandin E_1. , J Urol 143:304A
16. Hellstrom WJG, Wang R, Kadowitz PJ, Domer FR (1992) Potassium channel agonists cause penile erection in cats. Int J Impotence Res 4:35–43
17. Hwang TI, Yang CR, Wang SJ et al. (1989) Impotence evaluated by the use of prostaglandin E_1. J Urol 141:1357–1359
18. Ishii N, Watanabe H, Irisawa C, Kikushi Y (1986) Therapeutic trial with prostaglandin E1 for organic impotence. 2nd World Meeting on Impotence, Prague 1986
19. Jantos C, Krause W, Kauss E, Weidner W (1988) Long-term experiences with autoinjection therapy of papaverine in erectile dysfunction. Urologe [A] 27:18–21
20. Juenemann KP, Alken P (1989) Pharmacotherapy of erectile dysfunction: a review. Int J Impotence Res 1:71–93
21. Kiely EA, Bloom SR, Williams G (1989) Penile response to intracavernosal VIP alone and in combination with other vasoactive agents. Br J Urol 64:191

22. Kirkeby HJ, Johannesen NL (1989) Pharmacologically induced prolonged erections produced by papaverine. Follow-up of injection therapy. Scand J Urol Nephrol [Suppl] 125: 97–100
23. Kirkeby HJ, Petersen T, Poulsen EU (1988) Pharmacologically induced erection in patients with multiple sclerosis. Scand J Urol Nephrol 22:241–244
24. Levine SB, Althof SE, Turner LA et al. (1989) Side effects of self-administration of intracavernous papaverine and phentolamine for the treatment of impotence. J Urol 141:54–57
25. Linet OI, Neff LL (1994) Intracavernous prostaglandin E1 in erectile dysfunction. Clin Investig 72:139–149
26. McMahon CG (1996) A pilot study of the role of intracavernous injection of vasoactive intestinal peptide (VIP) and phentolamine mesylate in the treatment of erectile dysfunction. Int J Impotence Res 8/4:233–236
27. Montorsi F, Guazzoni G, Bergamaschi F et al. (1993) Effectiveness and safety of multidrug intracavernous therapy for vasculogenic impotence. Urology 42:554–558
28. Mulhall JP, Daller M, Traish AM et al. (1997) Intracavernosal forskolin: role in management of vasculogenic impotence resistant to standard 3-agent pharmacotherapy. J Urol 158:1572–1579
29. Padma-Nathan H, Goldstein I, Payton T, Krane RJ (1987) Intracavernosal pharmacotherapy: the pharmacologic erection programme. World J Urol 5:160–165
30. Porst H (1989) Prostaglandin E_1 in erectile dysfunction. Urologe [A] 28:94–98
31. Porst H (1988) Value of prostaglandin E_1 in the diagnosis of erectile dysfunction in comparison with papaverine and papaverine/phentolamine in 61 patients with erectile dysfunction. Urologe [A] 27:22–26
32. Porst H, Buvat J, Hauri D et al. (1994) Self-injection therapy with prostaglandin E_1. Long-term results of an international multicenter study accoeding to the GCP-standard. Int J Impotence Res 6:D108
33. Rajmil O, Garcia F, Fabian E, Bassas L, Pomerol JM (1991) Prolonged erections after diagnostic injection of papaverine chlorhydrate. Arch Esp Urol 44:179–182
34. Richter S, Nissenkorn I (1994) Three years, 200 patients, 10,000 intracavernous self-injections with a triple-drug combination for the treatment of erectile dysfunction. Int J Impotence Res 6:D133
35. Robinette MA, Moffat MJ (1986) Intracorporal injection of papaverine and phentolamine in the management of impotence. Br J Urol 58:692–695
36. Rudnick J, Jantos C, Kaub E, Herrmann D, Krause W, Weidner W (1988) Autoinjection of papaverine: experience with a pharmacological erection program in patients with erectile dysfunction. 3rd Biennial World Meeting on Impotence, Boston 1988, p 173
37. Sidi AA, Chen KK (1987) Clinical experience with vasoactive intracavernous pharmacotherapy for the treatment of impotence. World J Urol 5:156–159
38. Stackl W, Hasun R, Marberger M (1988) Intracavernous injection of prostaglandin E_1 in impotent men. J Urol 140:66–68
39. Steffens J, Postma H, Steffens L (1988) Ergebnisse und Akzeptanz der Schwellkörper-Autoinjektionstherapie (SKAT) bei organischer erektiler Dysfunktion. Urologe [A] 27:14–16
40. Stief CG, Benard F, Bosch R, Aboseif S, Wetterauer U, Lue TF, Tanagho EA (1993) Calcitonin gene-related peptide: possibly neurotransmitter contributes to penile erection in monkeys. Urology 41:397–401
41. Stief CG, Gall H, Scherb W, Bahren W (1988) Mid-term results of autoinjection therapy for erectile dysfunction. Urology 31:483–485
42. Thon WF, Hartmann U (1993) Effectiveness and safety of cavernous body auto-injection therapy with papaverine/phentolamine. Urologe [A] 32:466–469
43. Truss MC, Becker AJ, Djamilian MH, Stief CG, Jonas U (1994) The role of the nitric oxide donor linsidomine chlorhydrate (SIN-1) in the diagnosis and treatment of erectile dysfunction. Urology 44:553–556
44. Truss MC, Becker AJ, Thon WF, Kuczyk M, Djamilian MH, Stief CG, Jonas U (1994) Intracavernous calcitonin gene-related peptide plus prostaglandin E_1: possible alternative to penile implants in selected patients. Eur Urol 26:40–45

45. Virag R (1982) Intracavernous injection of papaverine for erectile failure. Lancet 2:938
46. Virag R, Daniel C, Sussmann H, Bouilly P, Virag H (1986) Self-intracavernous injection of vasoactive drugs for the treatment of psychogenic and neurologic impotence (late results in 109 patients). 5th Conference on Vasculogenic Impotence and Corpus Cavernosum revascularization. 2nd World Meeting on Impotence, Prague 1986
47. Virag R, Nollet F, Greco E, Floresco J (1994) Long term evaluation of local complications of self intracavernous injections (SICI). Int J Impotence Res 6:A37
48. Virag R, Virag H (1983) Trial of intracavernous papaverine in the treatment of impotence. Therapeutic prospects. J Mal Vasc 8:293–295
49. von Heyden B, Brock GB, Lue TF (1995) No SIN1 toxicity found in monkeys following long term intracavernous administration. J Urol 153 [Suppl]:440A
50. Wagner G, Gerstenberg T (1988) Vasoactive intestinal polypeptide facilitates normal erection. 3rd Biennial World Meeting on Impotence, Boston 1988, p 146
51. Waldhauser M, Schramek P (1988) Efficiency and side effects of prostaglandin E_1 in the treatment of erectile dysfunction. J Urol 140:525–527
52. Wetterauer U (1991) Intracavernous pharmacotherapy for erectile dysfunction. In: Jonas U, Thon WF, Stief CG (eds) Erectile dysfunction. Springer, Berlin Heidelberg New York Tokyo, pp 221–235
53. Zorgniotti AW, Lefleur RS (1985) Auto-injection of the corpus cavernosum with a vasoactive drug combination for vasculogenic impotence. J Urol 133:39–41

4.7
Therapie prolongierter Erektionen

M.C. Truss

4.7.1
Symptomatik

Die prolongierte Erektion ist eine durch intrakavernöse Injektion vasoaktiver Substanzen induzierte Erektion, die länger als 4 h anhält. Der Terminus Priapismus geht auf den griechischen Gott der Fertilität und der körperlichen Liebe, Priapus, zurück. Mit Priapismus wird eine über mindestens 2 h anhaltende, schmerzhafte Erektion bezeichnet, die ohne sexuelle Erregung einhergeht und die *nicht* durch die Anwendung intrakavernöser, vasoaktiver Substanzen ausgelöst wird. Ist die Ursache der prolongierten Erektion eine Überdosierung der applizierten vasoaktiven Substanz, so findet sich beim Priapismus eine multikausale Genese (s. Übersicht). Pathophysiologisch läßt sich der Priapismus in einen Low-flow- und einen High-flow-Priapismus unterteilen.

Ätiologie des Priapismus

- Hämatologische Erkrankungen (z. B. Sichelzellanämie, Thalassämie, Thrombozythämie, Leukämien, paroxysmale nokturne Hämoglobinurie u. a.)
- Metabolische Erkrankungen (z. B. Amyloidose, Diabetes, Gicht, nephrotisches Syndrom u. a.)
- Querschnittlähmung oberhalb S 2
- Penile/perineale Traumen

- Peniskarzinom
- Neurologische Grunderkrankungen (multiple Sklerose, Tabes dorsales u. a.)
- Iatrogene Verletzung der Schwellkörper
- Gerinnungsstörungen
- Medikamentennebenwirkungen (Antihypertensiva, Antikoagulanzien, ZNS-wirksame Substanzen)
- Alkoholabusus
- Idiopathischer Priapismus

Klinisch fällt bei der prolongierten Erektion und beim Priapismus eine schmerzlose oder schmerzhafte Erektion mit rigiden Corpora cavernosa bei detumeszenter Glans und detumeszentem Corpus spongiosum auf. Wird der Priapismus nicht behandelt, so klingt er nach 2–3 Wochen spontan ab. Hieraus resultiert ein vollständiger fibröser Umbau der Corpora cavernosa mit vollständiger erektiler Dysfunktion. In der Folgezeit schrumpfen die Schwellkörper meist, bis die Corpora cavernosa verkleinert und deutlich verhärtet sind.

Anamnestisch lassen sich bereits erste Hinweise für die Unterscheidung zwischen einem High-flow- und einem Low-flow-Priapismus erheben. Während insbesondere traumatische Ereignisse auf einen High-flow-Priapismus hindeuten, so sind die Sichelzellanämie und andere hämatologische Erkrankungen in erster Linie verdächtig auf einen Low-flow-Priapismus. Die genaue Abgrenzung erfolgt durch eine Blutgasanalyse aus aspiriertem kavernösem Blut. Beim High-flow-Typ finden sich arterielle Blutgase, bei Low-flow-Typ venöse oder subvenöse Blutgase. Meist ist eine Abgrenzung schon durch Augenschein des aspirierten Blutes (helles arterielles Blut bzw. dunkles venöses Blut) möglich. Des weiteren findet sich beim High-flow-Typ dopplersonographisch ein massiv erhöhter intrakavernöser Einstrom arteriellen Blutes.

4.7.2
Therapie

Die Therapie der prolongierten Erektion und des Priapismus ist eine urologische Notfallsituation und sollte unverzüglich erfolgen. Ein Behandlungserfolg ist nach 24–48 h nur noch selten zu erwarten, jedoch sind einzelne Fälle einer erfolgreichen Behandlung (insbesondere beim High-flow-Typ) sogar noch nach mehreren Wochen dokumentiert [2]. Das therapeutisch angestrebte Ereignis, die vollständige Detumeszenz mit konsekutiver arterieller kavernöser Durchblutung, kann in den meisten Fällen durch ein stufenweises Vorgehen erreicht werden. Vor Beginn der Behandlung sollten Routineblutparameter (Blutbild, Gerinnung, Elektrolyte, Retentionswerte) bestimmt werden. Des weiteren sollte ein venöser Zugang gelegt werden und eine kontinuierliche Kreislaufüberwachung gewährleistet sein.

Zunächst werden beide Corpora cavernosa beidseits lateral an der Penisbasis mit großvolumigen Kanülen punktiert, über die dann 200–500 ml Blut aspiriert werden. Um eine möglichst vollständige Evakuierung der Corpora cavernosa mit venösem Blut beim Low-flow-Priapismus bzw. bei der prolongierten Erektion zu erreichen, empfiehlt sich die Spülung der Schwellkörper über die liegenden Kanülen. Hierbei kann eine Spülung mit isotoner Kochsalzlösung und die Aspiration von venösem Blut abwechselnd über einen aufgesetzten Dreiwegehahn erfolgen.

Sistiert die Erektion nach der Aspiration und Spülung nicht und kommt es zu einer sofortigen erneuten Füllung der Schwellkörper mit voller Rigidität, so erfolgt die intrakavernöse Applikation von α-adrenergen Substanzen in die rigiden Corpora cavernosa (Cave: Injektion nur in vollständig rigide Schwellkörper zur Vermeidung schwerwiegender systemischer Nebenwirkungen!) [4,5].

α-adrenerge Substanzen dürfen nur unter sorgfältiger und kontinuierlicher Kreislaufüberwachung appliziert werden. Für den Fall eines kritischen Blutdruckanstiegs müssen sofortige Gegenmaßnahmen eingeleitet werden (z. B. 10 mg Nifedipin sublingual oder eine halbe bis eine ganze Ampulle Clonidin). Die am häufigsten verwendeten α-adrenergen Substanzen sind in Tabelle 4.3 aufgeführt.

Insbesondere für Metaraminol sind schwerwiegende Komplikationen (Blutdruckkrisen, Apoplex, letale Verläufe) beschrieben. Deshalb ist bei Verwendung dieser Substanz besondere Vorsicht geboten, insbesondere bei Patienten mit bekannten kardiovaskulären Erkrankungen.

Falls die Applikation von α-adrenergen Substanzen nicht zu einer ausreichenden Detumeszenz führt, ist bei Low-flow-Priapismus und bei der prolongierten Erektion ein zusätzlicher venöser Abstrom aus den Schwellkörpern chirurgisch zu schaffen. Beim sog. Winter-Shunt werden mittels einer True-cut-Nadel mehrere Verbindungen zwischen Corpora cavernosa und Corpus spongiosum durch die Glans penis ausgestanzt [6] (Abb. 4.17). Da diese relativen dünnkalibrigen Shunts thrombosieren können und so eine sofortige Detumeszenz hierdurch nicht immer erreicht werden kann, sind wir in letzter Zeit dazu übergegangen, mit einem Stichskalpell eine V-förmige Verbindung zwischen Glans und Corpora cavernosa dorsal des Meatus urethrae zu schaffen (Abb. 4.18). Hierdurch läßt sich in aller Regel ein ausreichender venöser Abstrom über die Glans penis und das Corpus spongiosum gewährleisten.

Persistiert die Erektion weiter, so kann die Schaffung eines zusätzlichen venösen Abstroms durch einen Veneninterponat zwischen Schwellkörper und V. saphena magna oder einer dorsalen Penisvene (Grayhack-Shunt) versucht

Tabelle 4.3. α-adrenerge Substanzen zur Behandlung der prolongierten Erektion und des Priapismus

Substanz	Dosierung
Etilefrin	5 – 20 mg
Phenylefrin	0,1 – 0,5 mg
Epinephrin	0,03 – 0,05 mg
Metaraminol	2 – 4 mg
Noradrenalin	0,01 – 0,02 mg
Adrenalin	0,01 – 0,02 mg

Jeweils unilaterale, intrakorporale Injektion an der Penisbasis. Langsam und nur bei vollständiger Erektion applizieren!

Abb. 4.17. Winter-Shunt: Punktion der Corpora cavernosa mit einer Truecut-Nadel

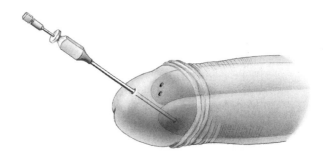

Abb. 4.18. Modifizierter Winter-Shunt: Schaffung eines weiten spongiokavernösen Shunts durch Stichinzision der Corpora cavernosa durch die Glans penis (Schnittführung)

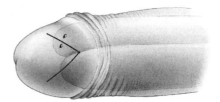

werden. Eine weitere Möglichkeit eines korporospongiösen Shunts besteht in der Anlage eine sog. El-Gorab-Shunts, der offen chirurgisch zwischen Glans penis und den distalen Enden der Corpora cavernosa angelegt werden kann.

Postoperativ kann zur Aufrechterhaltung des Shunts eine Kinderblutdruckmanschette um den Penisschaft gelegt und in 5minütigen Rhythmus aufgepumpt werden. Des weiteren kann der arterielle Einstrom nach Erreichen einer Detumeszenz durch die Einlage eines Dauerkatheters, der zwischen den Beinen nach dorsal gelegt wird und dort mit Klebeband am Gesäß fixiert wird, gewährleistet werden [3]. Hierbei ist zu beachten, daß die die ausreichende Durchblutung der Glans penis in kurzfristigen Abständen kontrolliert werden muß und die Fixierung des Dauerkatheters nach etwa 24 h gelöst wird.

Besteht der Verdacht auf eine intrakavernöse Thrombosierung, so kann nach Versagen der intrakavernösen Injektion α-adrenerger Substanzen eine Lysetherapie mit 500 000 IE Streptokinase versucht weden.

Die therapeutische Strategie beim High-flow-Flow Priapismus unterscheidet sich ab Stufe 3 unseres Therapieschemas (Abb. 4.19) von der Strategie beim Low-flow-Typ. Wie beim Low-flow-Priapismus sollte zunächst der Versuch einer Blutaspiration aus den Schwellkörpern sowie eine Gabe von α-adrenergen Substanzen erfolgen. Kommt es daraufhin zur erneuten rigiden Erektion, so ist die supraselektive Angiographie und Embolisierung des peripheren Gefäßbetts mittels autologem Material oder Bucrylat anzustreben [1, 2]. Diese interventionelle Maßnahme sollte jedoch spezialisierten radiologischen Abteilungen vorbehalten bleiben. Bei fachgerechter Embolisierung kann in der Regel eine erektile Funktion in der Mehrzahl der Fälle erhalten bleiben.

Grundsätzlich empfehlen sich nach erfolgreicher Behandlung einer prolongierten Erektion bzw. eines High- oder Low-flow-Priapismus eine lokale Küh-

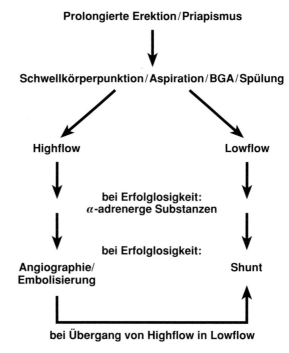

Abb. 4.19 Stufenplan zur Behandlung der prolongierten Erektion und des Priapismus

lung mittels Eisbeutel, antiinflammatorische Maßnahmen (z. B. Diclofenac) sowie eine antibiotische Abdeckung.

Das in Abb. 4.19 skizzierte stufenweise Vorgehen hat sich in unserer Praxis in den letzten Jahren bewährt.

LITERATUR

1. Alvarez-Gonzalez E, Pamplona M, Rodriguez A, Garchia-Hidalgo E, Nunez V, Leiva O (1994) High flow priapism after blunt perineal trauma: resolution with bucrylate embolization. J Urol 151: 426–428
2. Bastuba MD, Saenz de Tejada I, Dinlenc CZ, Sarazen A, Krane RJ, Goldstein L (1994) Arterial priapism: diagnosis, treatment and long-term followup. J Urol 151: 1231–1237
3. Boyle ET, Oesterling JE (1990) Priapism: Simple method to prevent retumescence following initial decompression. J Urol 143: 933–935
4. Potempa D, Jünemann KP, Schuller A, Löbelenz M, Rassweiler J, Alken P (1991) Die Therapie der prolongierten Erektion. Akt Urol 22: 45–48
5. Rösener M, Wechsel HW, Dichgans J (1995) Intrazerebrale Massenblutung nach intrakavernöser Metaminol-Behandlung einer prolongierten Erektion. Akt Urol 26: 427–430
6. Winter CC (1979) Priapism treated by modification of creation of fistulas between glans penis and corpora cavernosa. J Urol 121: 743

4.8
Funktionelle Elektromyostimulation des Corpus cavernosum penis (FEMCC)

S. A. MACHTENS, M. MESCHI und E. WELLER

Die in der klinischen Routine bei vielen Patienten feststellbare schlechte Akzeptanz etablierter invasiver Therapiekonzepte in der Behandlung der organogenen erektilen Dysfunktion führte zur Suche nach alternativen Methoden.

Dabei inspirierte die funktionelle Elektromyostimulation, die in der Behandlung von Funktionsstörungen der quergestreiften Skelettmuskulatur in der Rehabilitationsmedizin seit Jahren standardisiert ist, zur Übertragung dieses Therapieansatzes auf das Patientengut mit erektilen Funktionsstörungen.

Morphologische Untersuchungen an glatter Schwellkörpermuskulatur bei Patienten mit erektiler Dysfunktion zeigten eine Degeneration glatter Muskelzellen [6]. Die Tatsache, daß vergleichbare Befunde auch bei Patienten mit Inaktivitätsatrophien quergestreifter Muskeln gefunden wurden und die transkutane Reizstromapplikation eine erfolgreiche Standardtherapie bei diesem Patientenkollektiv ist, ließ eine Elektromyostimulation des Corpus cavernosum sinnvoll erscheinen [2].

Weiterhin unterstützten elektronenmikroskopische Untersuchungen an glatter Schwellkörpermuskulatur, die einen direkten Kontakt zwischen Muskelzelle und einem jeweiligen innervierenden vegetativen Nerv zeigten, und die subkutane Lage des Schwellkörpergewebes die Annahme, daß eine transkutane Elektromyostimulation erfolgreich sein müßte [3].

Während die Reizstromapplikation in der Elektrotherapie der quergestreiften Muskulatur allgemein üblich ist, wird dieser Therapieansatz in der Behandlung glattmuskulärer Organe nur in wenigen Therapiezentren verfolgt. Der therapeutische Effekt ist aber auch unter dieser Indikationsstellung weltweit akzeptiert. So wurden Ergebnisse zur Elektrostimulation von Harnblase, Enddarm, Darm und Uterus publiziert [1].

Da die Therapie von dysfunktioneller Skelettmuskulatur mit bipolarer Reizung eine Funktionsverbesserung zeigte, erfolgte die Anwendung an der Penismuskulatur analog, allerdings mit veränderten Impulsen.

4.8.1
Technik

Die kleinen Elektroden werden an wechselnden Lokalisationen nahe der Peniswurzel und an der Umschlagfalte zur Glans plaziert (Abb. 4.20). Dieses Vorgehen ist erforderlich, um verschiedene Muskelfasern zu erreichen. Die Hauptwirkung der Stimulation manifestiert sich zwischen den Elektroden, aber dem hypothetischen Stromfeldlinienverlauf entsprechend auch in angrenzenden Gewebebereichen. Wir verordnen kleine kreisrunde oder rechteckige Selbstkle-

4.8 Funktionelle Elektromyostimulation des Corpus cavernosum penis (FEMCC)

Abb. 4.20. Plazierung der Stimulationselektroden am Corpus cavernosum

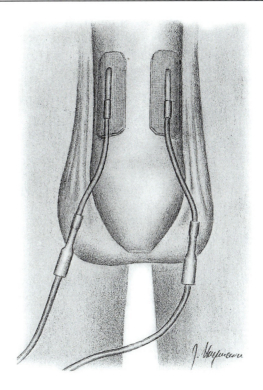

beelektroden zum Mehrfachgebrauch, die in der Größe auf das anatomische Substrat zugeschnitten sind. Wir verwenden jetzt folgende Stimulationsparameter:

- nulliniensymmetrische Impulse ohne Gleichstromwert;
- Trapezimpulse mit einem Anstieg von 25–33%, die eine bessere sensible Verträglichkeit garantieren;
- Impulsdauer von 50–120 ms;
- Impulspausen von durchschnittlich einer Sekunde;
- individuelle Stromstärke, die zu einer spürbaren prickelnden Wirkung beim Patienten führt, ohne daß ein Brennen oder eine spürbare Muskelaktivierung auftritt;
- Anwendung von kleinen Selbstklebeelektroden.

Seit 1996 behandelten wir die Patienten mit diesen konstanten Parametern, was ohne nennenswerte Nebenwirkungen toleriert wurde. Die ersten Patienten wurden zwischen 1992 und 1996 mit dem Gerät Elpha2000 (Fa. Danmeter) behandelt. Später kam der Lähmungstimulator S 55 (Fa. Bentronic) zum Einsatz. Eine neue Geräteserie wird von der Firma Heise Medizintechnik vertrieben. Die Firma Erectromed/Dr. Laubner ist um die Entwicklung eines neuen handlichen Gerätetyps mit variablen Stimulationsparametern bemüht.

Die Intensität der Stimulation ist so einzustellen, daß der Patient ein kribbelndes Gefühl verspürt, ohne daß eine brennende oder schmerzende Gefühlssensation auftritt.

Bei nachgewiesenen Sensibilitätsstörungen ist die Applikation sehr schwierig. Die Applikationsstromstärke kann an einem normal sensibel innervierten Hautareal evaluiert werden. Als Höchstwert der Applikationsstromstärke gelten nach Edel [1] 0,5 – 2 mA/10 cm^2 aktiver Elektrodenfläche. Da die eingesetzten Elektroden sehr klein sind, ist die applizierte Stromstärke niedrig [1]. Die Reizstromapplikation sollte mindestens 3mal täglich über möglichst 15 – 30 min erfolgen. Die längere Anwendung am Abend oder über Nacht zeigte in unserer Patientenklientel positive Ergebnisse.

Das Follow-up in monatlichen Intervallen ist erforderlich, um eine eventuelle Adaptation der Stimulationsparameter vorzunehmen.

Eine Entscheidung über Fortsetzung oder Beendigung der Therapie sollte nach 6 Monaten getroffen werden. Zu diesem Zeitpunkt sollte ergebnisorientiert eine Weiterverordnung nur dann erfolgen, wenn positive Effekte auf die Erektionsfähigkeit festzustellen sind, da im gegenteiligen Fall eine Kassenfinanzierung nicht gesichert ist. Die Verordnungen erfolgen für jeweils 3 Monate und müssen durch Antragstellung bei den Krankenkassen verlängert werden.

4.8.2
Kontraindikationen

Kontraindikationen für die FEMCC bestehen bei offenen Wunden oder Ulzerationen am Stimulationsort. Eine fehlende Patientencompliance läßt die Behandlung sinnlos erscheinen; der Nachweis ist schwierig, aber für die Beurteilung des Behandlungserfolgs notwendig.

4.8.3
Nebenwirkungen

Nebenwirkungen sind im Rahmen der unter Studienbedingungen durchgeführten Behandlungen nur bei Fehlanwendungen der Stimulationsgeräte durch die Patienten beobachtet worden.

Bei übermäßiger Stromapplikation besteht die Gefahr lokaler Reaktionen in Form von Hautirritationen bzw. Rötungen bis hin zu Blasenbildungen. Diese Reaktionen traten allerdings nur bei Patienten auf, die mögliche Warnsignale, wie z. B. ein Brennen an der Applikationsstelle, ignoriert hatten.

4.8.4
Studienergebnisse

Eine Pilotstudie wurde zwischen 1992 und 1994 mit einem nichtselektionierten Patientengut von Skat-Nonrespondern und Patienten, die eine SKAT-Therapie ablehnten, durchgeführt. Wir behandelten die ersten Patienten, die über den experimentellen Charakter der Therapie informiert waren, mit folgenden Stimulationsparametern:

- Frequenzbereich: 10-35 Hz;
- Impulsbreite: 100-200 µs,
- Behandlungszeit: 2mal 30 min/Tag.

Diese Parameter wurden gewählt, da In-vitro-Studien eine phasische Spontanaktivität des Corpus cavernosum von etwa 20 Hz zeigten und Stimulationsversuche in In-vivo-Studien die beste muskuläre Antwort in diesem Bereich erzielten [4, 5].

Die ersten Behandlungen zwischen 1992 und 1994 erfolgten über einen Zeitraum von mindestens 6 Monaten mittels der oben angegebenen Parameter. Die Ergebnisse dieser Pilotstudie waren bereits ermutigend: Von den 22 Patienten erreichten 5 eine Wiederkehr der vollen spontanen Erektionsfähigkeit (23%) und weitere 3 ein Ansprechen auf SKAT (14%). Die spontane Erektionsfähigkeit blieb bei 3 von 5 Patienten auch nach Abschluß der Therapiestudie erhalten.

Da wir annahmen, daß die Stimulationsparameter der Pilotstudie eher zu einer postsynaptischen Transmitterausschüttung geführt hatten, variierten wir die Werte, um eine Steigerung der Neurotransmitterausschüttung am synaptischen Spalt zu erzielen.

Die 2. Pilotstudie erfolgte bis 1996, wiederum mit einem unselektionierten Patientengut von 48 Patienten, von denen 32 mindestens ein Follow-up von einem Jahr hatten und somit die Bedingungen des Studienprotokolls erfüllten. Bei den Patienten, die zwischen 30 und 69 Jahre alt waren, bestand die erektile Funktionsstörung seit durchschnittlich 9,4 Jahren. Bei 26 Patienten (81%) wurde eine organische Genese der erektilen Dysfunktion durch pathologische CC-EMG- oder Dopplersonographiebefunde bestätigt. Vierzehn Patienten (44%) zeigten einen positiven Response bei Schwellkörper-Autoinjektionstestung (SKIT), während darauf die übrigen 18 Männer (56%) nicht ansprachen.

Nach einer Behandlungszeit zwischen 6 und 21 Monaten erlangten 17 Patienten (53%) eine kohabitationsfähige Erektion. Diese blieb in fünf Fällen auch nach Abschluß der FEMCC-Therapie erhalten. Die übrigen Patienten waren auf die Fortsetzung der Elektrostimulation zur Sicherung des initialen Therapieerfolges angewiesen.

Von diesen 12 Männern erzielten 6 eine volle Penisrigidität durch eine FEMCC-Monotherapie, während die übrigen 6 eine ergänzende SKAT-Therapie benötigten, die in 3 Fällen mit reduzierter Einzeldosis im Vergleich zum Zeitpunkt vor der Elektromyostimulation fortgeführt werden konnte.

Von den 15 Nonrespondern auf die Therapie gaben 4 eine subjektive Verbesserung der Penisrigidität an, die allerdings nicht zur Kohabitation ausreichte. Bei 11 Patienten blieb die Therapie ohne jeden erkennbaren Effekt.

Eine Besserung des Erektionsverhaltens wurde nach durchschnittlich 8,5 Monaten beobachtet, wobei die Behandlungszeiträume zwischen 6 und 21 Monate betrugen.

Seit 1996 läuft die 3. Studie mit den oben angegebenen Parametern. Die jetzigen Erfolgsergebnisse, gemessen an der Anzahl der Weiterverordnungen nach

Wiedervorstellung der oft von weither angereisten Patienten, stimmen bezüglich der Brauchbarkeit und der Anwendungsfähigkeit der Methode optimistisch.

PRAKTISCHE SCHLUSSFOLGERUNGEN

Die funktionelle Elektromyostimulation des Corpus cavernosum hat in Pilotstudien seit 1992 erfolgversprechende Ergebnisse gezeigt. Unsere Ergebnisse belegen die Annahme, daß transkutan applizierter niederfrequenter Strom einen Trainingseffekt auf die glatte Schwellkörpermuskulatur ausübt, der der Reaktion quergestreifter Skelettmuskulatur entspricht. Eine deutliche Verbesserung der Erektionsfähigkeit war klinisch zu dokumentieren.

Aufgabe zukünftiger prospektiv randomisierter Studien muß es sein, die Selektionskriterien für ein geeignetes Patientenkollektiv sowie die optimierten Stimulationsparameter zu definieren.

Die Durchführung der Therapie, die eine eingehende Einweisung durch den Arzt, eine regelmäßige Kontrolle der Stimulationsparameter sowie des Therapieerfolges erfordert, ist sowohl für den Patienten als auch den Therapeuten mit einem nicht unerheblichen Zeitaufwand verbunden. Dem Patienten muß verdeutlicht werden, daß nur eine stringente Umsetzung des Therapiekonzeptes über einen Zeitraum von mindestens 3-9 Monaten zum erwünschten Therapieerfolg führen kann.

Sollten sich die initial festgestellten Erfolge der FEMCC in weiteren Studien bestätigen lassen, würde dieser neue Behandlungsansatz eine effektive noninvasive Alternative zu den weiteren Therapiekonzepten darstellen.

LITERATUR

1. Edel H (1983) Fibel der Elektrodiagnostik und Elektrotherapie. Volk & Gesundheit, Berlin 1983
2. Gillert O (1970) Niederfrequente Reizströme in der Therapeutischen Praxis. Pflaum, München
3. Rüegg JC (1985) Muskel. In: Schmidt RF, Thews G (Hrsg) Physiologie des Menschen, 22. Aufl. Springer, Berlin Heidelberg New York Tokyo, S 34–53
4. Stief CG, Höppner C, Jonas U, Mandrek K, Noak T, Golenhofen K (1992) Electrical and mechanical activity of isolated strips from rabbit penile corpus cavernosum. Int J Impotence Res 4 [Suppl 2]: A36
5. Stief CG, Weller E, Noack T, Djamilian MH, Meschi MR, Truß M, Jonas U (1995) Functional electromyostimulation of the corpus cavernosum penis (FEMCC): a new therapeutic option for erectile dysfunction. Urologe A 35:321–325
6. Wetterauer U, Stief CG, Kulvelis F, Staubesand J, Sommerkamp H (1990) The electron microscopic ultrastructure of cavernous tissue in erectile dysfunction. J Urol 143: 509 A

4.9
Vakuumerektionshilfen

U. WETTERAUER und G. POPKEN

Penisimplantate, die intrakavernöse Pharmakotherapie und gefäßchirurgische Verfahren haben die Behandlung von organisch bedingten Erektionsstörungen grundlegend verändert. Diese Verfahren stellen effektive Behandlungsformen der erektilen Dysfunktion dar, beinhalten aber als invasive Verfahren auch entsprechende Komplikationen.

Die Anwendung von Vakuumsaugpumpensystemen ist bei vergleichbarer Effektivität das am wenigsten invasive Verfahren zur Behandlung der erektilen Dysfunktion [8, 10, 11]. Bereits Anfang des Jahrhunderts wurden erste Vakuumpumpen zur Therapie der erektilen Dysfunktion zum Patent angemeldet. 1974 brachte Osbon ein kommerziell hergestelltes System auf den amerikanischen Markt. Seit Einführung kommerziell hergestellter Vakuumsaugpumpensysteme wurden bis heute weltweit mehrere hunderttausend Patienten auf diese Weise erfolgreich therapiert [1, 12, 14, 22].

Wegen der hohen Patientenzufriedenheit und der einfachen Handhabung und Konstruktion der Vakuumsaugpumpen bieten inzwischen eine Vielzahl von Unternehmen diese Systeme an. Im Gegensatz zu den meisten anderen Verfahren läßt sich das Vakuumsaugpumpensystem bei jeder Ursache von Erektionsstörungen anwenden [4–6, 21].

4.9.1
Wirkungsmechanismus

Bei der Therapie der erektilen Dysfunktion mit einem Vakuumsaugpumpensystem wird ein durchsichtiger Kunststoffzylinder über den Penis bis zur Penisbasis gebracht. Durch Druck gegen das Schambein und mit Hilfe einer Gleitcreme erfolgt dort ein luftdichter Verschluß. Die Schambehaarung kann hierbei hinderlich sein und sollte mit Hilfe der Gleitcreme nach außen gestrichen oder mit einem Rasierer entfernt werden. Der gesamte Penisschaft sollte ebenfalls mit Gleitcreme eingerieben werden, um eine ungehinderte Ausdehnung im Kunststoffzylinder zu gewährleisten. Mit einer elektrischen oder manuellen Saugpumpe wird im Zylinder ein regelbarer Unterdruck erzeugt. Die unterschiedlichen angebotenen Systeme sind ein- oder zweihändig zu handhaben. Es kommt zu einer Ausdehnung und zu einem vermehrten Bluteinstrom in das Schwellkörpergewebe.

Effektive Unterdruckwerte variieren stark und liegen im Schwellkörpergewebe unter 20 mmHg und im Kunststoffzylinder unter 250 mmHg. Bei maximaler Ausdehnung und ausreichender Rigidität des Penis wird ein am proximalen Zylinderende aufgebrachter Gummiring auf die Penisbasis abgeschoben, um einen Blutabstrom aus den Schwellkörpern und einen Rückgang der erzielten Rigidität nach Entfernen des Vakuums im Zylinder zu verhindern (Abb. 4.21). Die Stärke des Vakuums zum Erlangen der Erektion sowie die Stärke des Gummirings zur Aufrechterhaltung der Erektion können individuell ge-

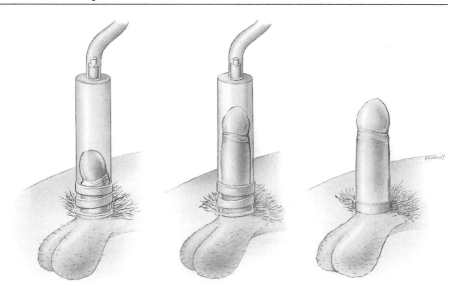

Abb. 4.21. Der auf die Penisbasis geschobene Gummiring verhindert den Blutabstrom aus den Schwellkörpern

wählt werden. Ebenso kann die Zeit des angelegten Vakuums bis zum Erreichen der vollen Rigidität individuell differieren.

Das verwendete Vakuum verursacht neben einer Ausdehnung des Schwellkörpergewebes ebenso eine Ausdehnung des extrakavernösen Gewebes, was (im Vergleich zur normalen Erektion) zu einer Vergrößerung des Penisumfangs führt. Bedingt durch einen sinkenden arteriellen Bluteinstrom kann über den Zeitraum der durch den Gummiring aufrechterhaltenden Erektion die Hauttemperatur des Penis um 1 °C abfallen [13, 15].

Zur Beendigung der Erektion wird der auf der Penisbasis aufgebrachte Gummiring mittels zweier Halteschlaufen durch Zug von der Penisbasis entfernt. Die Dauer der Erektion unter anliegendem Gummiring sollte 30 min nicht überschreiten, da es sonst zu petechialen Blutungen und einer Minderversorgung des Schwellkörpergewebes kommen kann. Entscheidend bei der Vakuumsaugpumpentherapie ist, daß ein Unterdruck im Zylinder von bis zu 250 mmHg erreicht wird. Dies wird oft durch die im Versandhandel angebotenen Systeme nicht gewährleistet, so daß zu einer wirkungsvollen Therapie organischer Störungen auf Systeme des medizinischen Fachhandels zurückgegriffen werden sollte (Abb. 4.22).

4.9.2
Effektivität und Akzeptanz

Zahlreiche klinische Studien haben gezeigt, daß unter klinischen Bedingungen und fachlicher Anleitung in über 90% der Fälle Erektionen erzeugt werden

Abb. 4.22.
Vakuumsaugpumpensystem

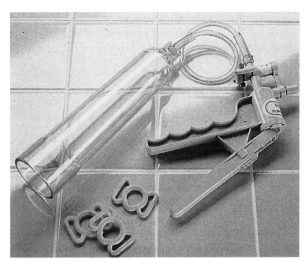

können, die zur Durchführung eines Geschlechtsverkehrs ausreichend sind. Lediglich anatomische Anomalien im Bereich der Penisbasis oder des Penisschafts können hinderlich bei der erfolgreichen Anwendung des Vakuumzylinders sein. Zu beachten ist, daß es bei Anwendung des Vakuumsaugpumpensystems zu keiner Rigidität der proximalen Schwellkörperanteile kommt und somit eine Elevation des Penis ausbleibt. Dies kann eine manuelle Hilfe bei der vaginalen Penetration nötig machen.

Bei Patienten mit erektiler Dysfunktion unterschiedlicher Ätiologie haben zahlreiche klinische Untersuchungen gezeigt, daß die Akzeptanz des Vakuumsaugpumpensystems mit der anderer Therapieoptionen vergleichbar ist und zwischen 50 % und 90 % liegt [2, 3, 5, 7, 9, 18].

Auffallend ist eine höhere Ablehnungsrate bei jüngeren Patienten und solchen, die nicht in einer dauerhaften Lebensbeziehung stehen. Ebenso ist die Ablehnungsrate bei den Patienten erhöht, deren Partnerin dieser Therapieform gegenüber negativ eingestellt ist. Entscheidend hierfür ist offensichtlich der mechanische Aspekt zur Auslösung einer Erektion und der während des GV zu tragende Gummiring um die Penisbasis [2]. Vom Patienten selbst werden die ausbleibende oder tröpfelnde Ejakulation sowie Mißempfindungen durch den Gummiring oder ein Kältegefühl im Bereich des Penisschaftes oder der Eichel angegeben.

Eine höhere Akzeptanz wurde bei Patienten gefunden, die bereits erfolglos wegen ihrer Erektionsstörung behandelt wurden oder an gravierenden Grunderkrankungen wie arterieller Hypertonie, Diabetes mellitus, arterieller Verschlußkrankheit oder chronischem Nierenversagen litten.

Im Gegensatz dazu wurde bei Rauchern ohne andere Erkrankungen eine besonders hohe Ablehnungsrate gefunden.

Klinische Untersuchungen haben gezeigt, daß es unter Anwendung des Vakuumsaugpumpensystems bei einigen Patienten (30 – 40 %) zu einer Zunahme der Spontanerektionen kommen kann, die in seltenen Fällen zu einem GV ausreichen. Dies ist möglicherweise auf einen Trainingseffekt der glattmuskulären Strukturen des kavernösen Gewebes zurückzuführen [14, 17, 19, 20, 22].

4.9.3
Nebenwirkungen

Begleiterscheinungen bzw. Nebenwirkungen der Vakuumsaugpumpentherapie können Schmerzen im Penis und speziell Spannungsschmerzen durch den Ring an der Penisbasis sein. Diese treten bei etwa 15 % der Patienten auf und können durch eine langsame Steigerung des Unterdrucks im Zylinder oder durch ein längeres Belassen eines konstant wirksamen Unterdrucks vermieden werden.

Selten wird ein Kälte- bzw. Spannungsgefühl der Eichel als störend empfunden. Da der Gummiring an der Penisbasis auf das Corpus spongiosum drückt und die Harnröhre komprimiert, kommt es bei der Mehrzahl (70–80 %) der Patienten zu einer tröpfelnden oder fehlenden Ejakulation.

Im Gegensatz zu anderen Therapieformen der erektilen Dysfunktion wurden bis heute im Zusammenhang mit der Vakuumsaugpumpentherapie weder Schwellkörperfibrosen, Urethrastrikturen, Gangräne oder Penishautnekrosen beobachtet.

ZUSAMMENFASSUNG

Die Therapie der erektilen Dysfunktion mit einem Vakuumsaugpumpensystem ist eine effektive, einfache und sichere Alternative zu anderen Behandlungsformen. Bei ausgewählten Patienten ist eine hohe Akzeptanz zu erwarten.

Der Preis für kommerziell angebotene Vakuumsaugpumpensyteme liegt zwischen 600 und 800 DM. Teilweise wird eine lebenslange Garantie mit Ersatzteilleistung bei Defekten der Pumpe angeboten. Ebenso besteht eine Rückgabemöglichkeit und Erstattung des Kaufpreises innerhalb von 3 Monaten, wenn eine Akzeptanz nicht gewährleistet ist.

Im folgenden werden die Vor- und Nachteile der Vakuumsaugpumpentherapie noch einmal zusammengefaßt:

- *Vorteile:*
  - Anwendbarkeit bei jeder Indikation,
  - geringes Nebenwirkungspotential,
  - einfache Handhabung,
  - preiswert.
- *Nachteile:*
  - retrograde oder tröpfelnde Ejakulation durch den Gummiring an der Penisbasis,
  - petechiale Hautblutungen bei zu hohem Unterdruck,
  - Kältegefühl und livide Penisverfärbung,
  - nachlassende Erektion beim Geschlechtsverkehr.

LITERATUR

1. Aloui R, Iwaz J, Kokkidis MJ, Lavoisier P (1992) A new vacuum device as alternative treatment for impotence. Br J Urol 70:652–655
2. Althof SE, Turner LA, Levine SB, Bodner D, Kursh ED, Resnick MI (1992) Through the eyes of women: the sexual and psychological responses of women to their partner's treatment with self-injection or external vacuum therapy. J Urol 147:1024–1027
3. Baltaci S, Aydos K, Kosar A, Anafarta K (1995) Treating erectile dysfunction with a vacuum tumescence device: a retrospective analysis of acceptance and satisfaction. Br J Urol 76:757–760
4. Blackard CE, Borkon WD, Lima JS, Nelson J (1993) Use of vacuum tumescence device for impotence secondary to venous leakage. Urology 41:225–230
5. Bosshardt RJ, Farwerk R, Sikora R, Sohn M, Jakse G (1995) Objective measurement of the effectiveness, therapeutic success and dynamic mechanisms of the vacuum device. Br J Urol 75:786–791
6. Broderick GA, Allen G, McClure RD (1991): Vacuum tumescence devices: the role of papaverine in the selection of patients. J Urol 145:284–286
7. Cookson MS, Nadig PW (1993) Long-term results with vacuum constriction device. J Urol 149:290–294
8. Derouet H, Zehl U (1993) Treatment of erectile dysfunction with vacuum pumps. Urologe [A] 32:312–315
9. Gabellon S, Wisard M, Leisinger HJ (1993) The value and limits of the use of mechanical erection aids in the treatment of erection disorders. Ann Urol (Paris) 27:156–159
10. Gilbert HW, Gingell JC (1992) Vacuum constriction devices: second-line conservative treatment for impotence. Br J Urol 70:81–83
11. John H, Lehmann K, Hauri D (1996) Intraurethral prostaglandin improves quality of vacuum erection therapy. Eur Urol 29:224–226
12. Marmar JL, DeBenedictis TJ, Praiss DE (1988) Penile plethysmography on impotent men using vacuum constrictor devices. Urology 32:198–203
13. Meinhardt W, Lycklama a Nijeholt AA, Kropman RF, Zwartendijk J (1993) The negative pressure device for erectile disorders: when does it fail? J Urol 149:1285–1287
14. Nadig PW, Ware JC, Blumoff R (1986) Noninvasive device to produce and maintain an erection-like state. Urology 27:126–131
15. Pomerol Monseny JM (1996) Mechanisms of vacuum erection. Arch Esp Urol 49:240–244
16. Segenreich E, Israilov SR, Shmueli J, Servadio C (1995) Vacuum therapy combined with psychotherapy for management of severe erectile dysfunction. Eur Urol 28:47–50
17. Sidi AA, Becher EF, Zhang G, Lewis JH (1990) Patient acceptance of and satisfaction with an external negative pressure device for impotence. J Urol 144:1154–1156
18. Speckens AE, Kattemolle MR, Hengeveld MW, Lycklama ANAB, van Hemert AM, Hawton KE (1995) A prospective long-term follow-up study of patients evaluated for erectile dysfunction: outcome and associated factors. Int J Impot Res 7:101–110
19. Turner LA, Althof SE, Levine SB et al. (1990) Treating erectile dysfunction with external vacuum devices: impact upon sexual, psychological and marital functioning. J Urol 144:79–82
20. Turner LA, Althof SE, Levine SB, Bodner DR, Kursh ED, Resnick MI (1992) Twelve month comparison of two treatments for erectile dysfunction: self-injection versus external vacuum devices. Urology 39:139–144
21. Vrijhof HJ, Delaere KP (1994) Vacuum constriction devices in erectile dysfunction: acceptance and effectiveness in patients with impotence of organic or mixed aetiology. Br J Urol 74:102–105
22. Witherington R (1989) Vacuum constriction device for management of erectile impotence. J Urol 141:320–322

4.10
Chirurgie

Gefäßrekonstruktive Eingriffe haben seit Ende der 70er und Anfang der 80er Jahre ihren Platz in der Behandlung der erektilen Dysfunktion [12, 17]. Der eigentliche hämodynamische Wirkmechanismus des Eingriffs ist bis heute umstritten [14, 15, 18]. Seither wurden eine Vielzahl von Modifikationen und unterschiedlichen Operationstechniken entwickelt [1, 2, 3, 6, 9, 11].

4.10.1
Arteriell

M. Manning und K.P. Jünemann

Der Grundgedanke bei all diesen Techniken ist, die A. epigastrica inferior als Donorgefäß aus der Bauchmuskulatur freizupräparieren, im Bereich des Leistenkanals herunterzuschlagen und mit dem Gefäßsystem des Penis zu anastomosieren, um durch den vermehrten arteriellen Zustrom die Erektionsfähigkeit wieder herzustellen. Hierbei kann zwischen 3 Grundtechniken unterschieden werden:

- ▼ 1. Venöse Arterialisationschirurgie: A. epigastrica inferior mit V. dorsalis penis profunda [z. B. 16,17].
- ▼ 2. Arteriovenöse Shuntbildung: A. epigastrica inferior mit V. dorsalis penis und A. dorsalis penis [z. B. 6, 11].
- ▼ 3. Arterioarterielle Shuntbildung: A. epigastrica inferior mit A. dorsalis penis oder A. profunda penis [z. B. 1, 9, 12].

Breite Anwendung, besonders im deutschen Sprachraum, fand die Technik von Hauri [5], wobei die darin angelegte AV-Fistel die Shuntdurchgängigkeit und damit die Langzeitergebnisse zu verbessern scheint. In der erstmals angewendeten Dreifachanastomosentechnik wird unter mikrochirurgischen Bedingungen ein Shunt zwischen der A. epigastrica inferior und der zuvor Seit-zu-Seit anastomosierten V. dorsalis penis profunda mit einer der beiden paarig angelegten Aa. dorsalis penis geschaffen (Abb. 4.23).

Prinzipiell zeigt sich bei der penilen Revaskularisierung ein Abfall der Ergebnisse mit Zunahme des postoperativen Intervalls [8]. Erste optimistische Erfolgsraten von 73 % [16] bis 81 % [6] konnten auf Dauer nicht erzielt werden. Diese Erfahrung wurde in ausgeprägterer Form ebenfalls in der penilen Venenchirurgie gemacht. Bei korrekter Indikationsstellung etablieren sich derzeit für die Revaskularisierung Langzeiterfolgsraten von 50–53 %. Der postoperative Responderverlust ist nicht – was naheliegend wäre – auf einen Verschluß der Anastomose zurückzuführen [8, 15]. Vielmehr zeigt sich eine sehr hohe persistierende Bypassdurchgängigkeit von bis zu 91 % (eigenes Patientengut, [8]).

Als präoperative Untersuchung ist eine komplette Impotenzabklärung für jeden Patienten zu fordern:

Abb. 4.23. Dreifachanastomose nach Hauri. (Aus [7])

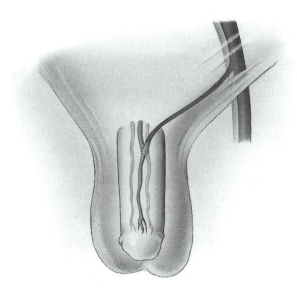

- Sexualanamnese, körperliche Untersuchung, Allgemeinanamnese,
- Hormonstatus, Triglyzeridstatus,
- neurologischer Status,
- psychiatrische Exploration,
- SKAT-Testung bis max. 3 ml Papaverin/Phentolamin und/oder 40 µg PGE_1,
- Duplexsonographie,
- Kavernosographie/-metrie,
- Penisangiographie.

Zum postoperativen Management gehören ein Antikoagulationsregime, idealerweise bestehend aus Heparinisierung (intraoperativ 5000 IE intravenös als Initialdosis, 20 000 IE über die ersten 24 Stunden und danach 3mal 7500 IE subkutan) für 8–10 Tage, danach überlappend Marcumar (Quick im therapeutischen Bereich) für 6 Monate und schließlich Acetylsalicylsäure 100 mg/die für 2 Jahre. Ein regelmäßiges Follow-up mit Allgemein- und Sexualanamnese, körperlicher Untersuchung und Kontrolle der Anastomosendurchgängigkeit (Doppler-/Duplexsonographie) sollte angestrebt werden.

Komplikationen, die typischerweise nach einer penilen Revaskularisierungsoperation beobachtet werden, sind insbesondere Glanshyperämien von bis zu 25% [13]. Daneben treten Hernien in ca. 6% und Bypassaneurysmen in bis zu 20% der Fälle auf. Letzteres ist jedoch aufgrund der spärlichen Beschreibung in der Literatur am ehesten auf eine unzureichende Anastomosentechnik, bei der die Intima ungenügend mitgefaßt wird, zurückzuführen.

Mit fortschreitender Erfahrung, zum Teil enttäuschenden Ergebnissen, die mit der Revaskularisierungschirurgie erreicht wurden, lag es nahe, Faktoren zu erarbeiten, die als Selektionskriterien zur Patientenauswahl fungieren, da der genaue Wirkungsmechanismus unbekannt geblieben ist und damit als Basis für die Indikationsstellung ausscheidet. SKAT-Nonresponder profitieren eher von der Operation als Patienten, die gut auf intrakavernös applizierte vasoaktive Substanzen ansprechen [18]. Im eigenen Patientengut zeigte sich ein analoges Ergebnis.

Hatzichristou u. Goldstein [4] fanden hämodynamische Komponenten als prädiktive Faktoren für den Operationserfolg sowie klare Kontraindikationen:

- *Positive hämodynamische Faktoren [4]:*
    - verzögertes Ansprechen auf vasoaktive Substanzen intrakavernös,
    - Erhaltungsflow von maximal 3 ml/min,
    - Gradient des systolischen Okklusionsdrucks zwischen brachialer und kavernöser Arterie von 35 mm HG,
    - kein intrakavernöser Druckabfall von 150 mm Hg über 30 s auf unter 45 mm Hg.
- *Ausschlußkriterien [4]:*
    - stumpfes pelvines oder perineales Trauma,
    - neurogene Ursache,
    - Diabetes mellitus,
    - systemische Arteriosklerose,
    - venookklusive Insuffizienz.
- *Weitere positive prognostische Faktoren [8, 18]:*
    - Alter unter 50–55 Jahre,
    - weniger als 2 Risikofaktoren,
    - nachgewiesene Stenose der A. pudenda interna (Segment 1 und 2).

Die Zukunft wird zeigen, inwieweit eine strenge Indikationsstellung mit Anwendung der Selektionskriterien die Langzeiterfolge der penilen Revaskularisierung garantiert.

LITERATUR

1. Austoni E, Colombo F, Mantovani F (1992) Long-term follow-up in 68 patients treated by end-to-end epigastro-dorsal ortho and antiflow double anastomosis. In: Guliani L, Puppo P (eds) Urology 1992. Monduzzi, Bologna, p 805
2. Furlow WL, Fisher J, Knoll DL (1988) Penile revascularization experience with deep dorsal vein arterialization – the Furlow-Fisher modification with 27 patients. Proceedings of the 6th Biennial International Symposium for Corpus Cavernosum Revascularization and 3rd Biennial World Meeting on Impotence, Boston. International Society for Impotence Research (ISIR), p 139
3. Furlow WL, Fisher J, Knoll DL, Benson RC (1990) Current status of penile revascularization with deep dorsal vein arterialization.Experience with 95 patients. Int J Impotence Res 2/S2:348–349
4. Hatzichristou D, Goldstein I (1993) Penile microvascular arterial bypass surgery. Atlas Urol Clin North Am 1:39–60
5. Hauri D (1984) Therapiemöglichkeiten bei der vaskulär bedingten erektilen Impotenz. Akt Urol 15:350–354
6. Hauri D (1989) Operative Möglichkeiten in der Therapie der erektilen Dysfunktion. Urologe [A] 5:260–265

7. Jünemann KP (1992) Erektionsstörungen. In: Alken P, Walz P (Hrsg) Urologie. VCH, Weinheim, Kap. 12
8. Jünemann KP, Hatzinger M, Schmidt P, Persson-Jünemann C, Alken P (1995) Two years follow-up on penile revascularization in pharmacotesting nonresponders. J Urol 153 (Suppl: 369A):564. (Annual AUA Meeting, Las Vegas, USA, April 23–28 1995)
9. Konnak JW, Ohl DA (1989) Microsurgical penile revascularization using the central corporeal penile artery. J Urol 142:305–308
10. Lewis RW (1992) Arteriovenous surgeries: Do they make any sense? In: Lue TF (ed) World book of impotence. Smith-Gordon, London, pp 199–205
11. Löbelenz M, Jünemann KP, Siegsmund M, Rassweiler J, Alken P (1991) Penisrevaskularisation bei SKAT-Nonrespondern in einer modifizierten mikrochirurgischen Technik. Akt Urol 22:151–156
12. Michal V, Kramar R, Pospichal J (1977) Arterial epigastrical venous anastomosis for the treatment of sexual impotence. World J Surg 1:515
13. Sohn M, Barada JH (1994) Ergebnisse der penilen Gefäßchirurgie bei erektiler Impotenz. Akt Urol 25:133–142
14. Sohn M, Wein B, Bohndorf K, Handt S, Jakse G (1991) Dynamic magnetic resonance imaging (MRI) with paramagnetic contrast agents: a new concept for evaluation of erectile impotence. Int J Impotence Res 3:37
15. Sohn M, Wein B, Handt S, Bohndorf K, Jakse G (1992) Gadolinium-enhanced dynamic MRI of the penis: a new diagnostic tool in erectile dysfunction. Int J Impotence Res 4 [Suppl 2]
16. Virag R (1986) Surgical treatment of impotence: indications and late results on 300 cases. Proceedings of the 5th Conference on Vasculogenic Impotence and Corpus Cavernosum Revascularization. 2nd World Meeting on Impotence, Prag. International Society for Impotence Research (ISIR): 7.1
17. Virag R, Zwang D, Dermange H, Legman M (1981) Vasculogenic impotence: a review of 92 cases with 54 surgical operations. Vasc Surg 15:9
18. Zumbé J, Gronzinger K, von Pokrzywnitzki W (1995) Selektionskriterien zur penilen Revaskularisation bei arteriell bedingter Dysfunktion. Akt Urol 26: 114–118

4.10.2
Venös

D. Schultheiss

Geschichte

Die Chirurgie der Penisvenen hat eine über 100 Jahre zurückliegende Geschichte und stellt somit die älteste operative Behandlung der erektilen Dysfunktion dar [2]. 1873 führte Parona in Italien erstmals eine Verödung der dorsalen Penisvene durch. In den Jahren 1895 und 1902 erfolgten penile Venenligaturen durch Raymond, Duncan und Wooten in den USA. Nach diesen Einzelkasuistiken stellte Lydston 1908 erstmals eine Serie von 100 Operationen vor. Die größte Fallzahl mit über 1000 Eingriffen seit 1935 kann Lowsley vorweisen, der zusätzlich zur Ligatur der oberflächlichen und tiefen Venen auch eine Plikatur der Mm. ischiocavernosi und bulbospongiosi vornahm.

Mit der Einführung neuer diagnostischer Methoden, vor allem der Pharmakokavernosographie, erlebte die moderne Penisvenenchirurgie in den 80er Jahren durch Ebbehoj und Wagner [3] sowie Wespes und Schulman [13] einen erneuten Aufschwung.

Pathophysiologie

Bei der venös bedingten Erektionsstörung handelt es sich grundsätzlich um die Unfähigkeit, das Blut in den Corpora cavernosa zurückzuhalten, was letztlich zu einem pathologisch erhöhten Abfluß über die großen Penisvenen führt, auch „venöses Leck" genannt. Nur selten liegen angeborene ektope Venen als Ursache einer primären Dysfunktion vor, die dann bevorzugt operativ ligiert werden können.

In den meisten Fällen einer venösen Abflußstörung liegt die Pathogenese in der Morphologie bzw. Funktion des glattmuskulären Schwellkörpergewebes. Ungenügende Relaxation, entweder durch Zelldegeneration oder im einzelnen noch nicht geklärte Defekte im Transmittersystem, resultiert in einem Versagen der veno-okklusiven Mechanismen vor allem im subtunikalen Bereich [7, 8].

Vereinzelt liegen strukturelle Veränderungen der Tunica albuginea vor, z. B. nach Penistrauma oder im Rahmen einer IPP sowie bei pathologischen Shuntbildungen zwischen Corpora cavernosa und Corpus spongiosum.

Zu bedenken bleibt, daß im Rahmen einer psychogenen Erektionsstörung durch Sympathikusaktivierung ebenfalls einer Schwellkörperrelaxation entgegengewirkt werden kann.

Diagnostik und Indikationsstellung

Anamnestisch wird oft ein schneller Erektionsabfall nach initial guter Rigidität beklagt. Teilweise ist die Erektionsschwäche in Rückenlage des Patienten ausgeprägter, was sich durch die ungünstige Hämodynamik erklärt.

In der klinischen Diagnostik muß ein Nichtansprechen auf Schwellkörperpharmakotestung (sog. SKAT-Nonresponder) als Ausdruck einer kavernösen oder veno-okklusiven Insuffizienz vorliegen. Eine arterielle Komponente sollte vorher mittels Doppler oder Duplex ausgeschlossen sein. Findet sich des weiteren ein pathologisches Corpus-cavernosum-Elektromyogramm (CCEMG), so spricht dies gegen eine isolierte venöse Genese und in erster Linie für eine glattmuskuläre Degeneration [11].

Zur endgültigen Differentialdiagnose muß auf die Pharmakokavernosometrie und -graphie zurückgegriffen werden. Erst wenn sich hier ein pathologischer Befund ergibt, darf von einer veno-okklusiven Dysfunktion ausgegangen werden. Jedoch gilt die obengenannte Einschränkung, daß es sich dabei in den meisten Fällen nur um das Epiphänomen eines kavernösen Defekts handelt und durch eine Operation an den Penisvenen keine kausale Behandlung erfolgt. Gewisse kavernosometrische Parameter scheinen jedoch ein günstiger Prognosefaktor für den Operationserfolg zu sein [5, 6, 9].

Die Duplexsonographie kann zwar ebenfalls Hinweise auf ein „venöses Leck" geben, ersetzt aber die Kavernosometrie und -graphie nicht.

Operationstechniken und Komplikationen

Als Standardeingriff mit geringem operativen Aufwand und geringer Morbidität gilt die *dorsale Penisvenenligatur (DPVL)*. Hierbei werden, in der Regel in

Vollnarkose, über eine ca. 4 cm lange Längsinzision am proximalen Dorsum des Penis zuerst die oberflächlichen Penisvenen dargestellt, doppelt ligiert und durchtrennt. Nach Eröffnung der Buck-Faszie wird unter Schonung des Gefäßnervenbündels die V. dorsalis profunda zwischen Lig. suspensorium penis und distalem Drittel des Penis freipräpariert und zusammen mit den einmündenden Vv. circumflexae reseziert.

Postoperative Komplikationen treten insgesamt selten auf und können, neben üblicher Hämatombildung oder Wundheilungsstörung, vor allem in einer meist nur passageren Taubheit im Schaft- oder Glansbereich des Penis liegen. Vereinzelt werden Deviationen oder Penisverkürzungen geringeren Ausmaßes beklagt. Aufklärungspflichtige Komplikationen und Risiken der DPVL sind

- Hämatom, Wundinfektion und -heilungsstörung, Nekrose,
- Sensibilitätsstörung (meist passager),
- Penisödem,
- Narbenbildung,
- Schmerzen (vor allem bei Erektion),
- Persistenz oder Zunahme der Erektionsstörung,
- Penisdeviation,
- Penisverkürzung.

Zu den Operationen an den Penisvenen zählen auch die Ligatur pathologischer kruraler Venen sowie die Spongiolyse, bei der zur Unterbrechung kleiner Shunts das Corpus spongiosum von den Corpora cavernosa getrennt wird. Beide Verfahren haben bei erheblicher Erhöhung des Operationsaufwands sowie der Morbidität zu keiner wesentlichen Verbesserung der Ergebnisse geführt und sind daher von den meisten Operateuren verlassen worden.

Weiterhin stellt auch die Arterialisation der tiefen Dorsalvene nach Virag [12], zusätzlich zur Verbesserung der arteriellen Perfusion, durch eine Erhöhung des Widerstands im venösen Schenkel einen möglichen Therapieansatz der veno-okklusiven Dysfunktion dar.

Erfolge

Anfängliche Auswertungen der Operationsergebnisse in den 80er Jahren haben z. T. Erfolgsraten bis zu 80% in Aussicht gestellt [14]. Studien der letzten Jahre mit größeren Patientenzahlen und längerem Follow-up haben hingegen gezeigt, daß ein länger als 1-2 Jahre anhaltender Operationserfolg nur in maximal 20-45% der Fälle zu erwarten ist [1, 4-6, 10, 11, 15].

Abbildung 4.24 zeigt eine Aufschlüsselung des Patientenguts der Medizinischen Hochschule Hannover der Jahre 1987-1996. Der Operationserfolg nach DPVL bei 126 Patienten ist in Form einer Entscheidungsbaumanalyse nach folgenden, als günstig geltenden Prognosefaktoren unterteilt: primäre Erektionsstörung oder aber Anamnesedauer unter 7 Jahren bei sekundärem Auftreten der Erektionsstörung, unauffälliges CCEMG sowie ein „Maintenance Flow" < 45 ml/min. Als Erfolg wurden bei dieser Analyse sowohl spontane Erektionen als auch ein Ansprechen auf SKAT nach der Operation gewertet.

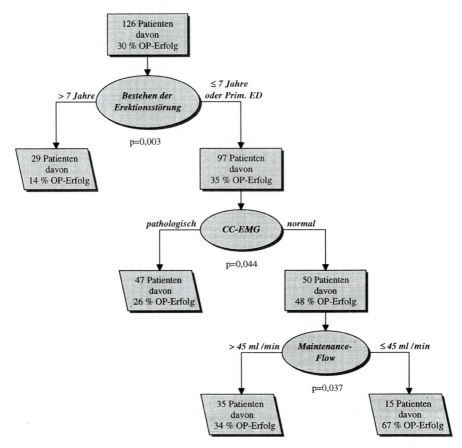

Abb. 4.24. Abhängigkeit des Operationserfolges nach DPLV von den 3 Prognosefaktoren Dauer der Erektionsstörung, CCEMG, Maintenance-Flow. (Daten der Medizinischen Hochschule Hannover, 1987–1996)

Einem durchschnittlichen Erfolg von 30% im gesamten Patientengut steht eine Erfolgsrate von 67% bei den Patienten gegenüber, für die alle 3 Prognosefaktoren zutreffen. Eine präoperative Patientenselektion ist somit durchaus möglich. Nachfolgend seien die als günstig geltenden Prognosefaktoren noch einmal zusammenfassend genannt:

- primäre Erektionsstörung,
- kurze Anamnesedauer bei sekundärer Erektionsstörung,
- normales CCEMG,
- nur mäßig erhöhter „Maintenance Flow" (< 45 ml/min),
- intakter arterieller Gefäßstatus.

ZUSAMMENFASSUNG

Die Langzeitresultate der Venenchirurgie sind enttäuschend. In den meisten Fällen liegt dem „venösen Leck" eine Störung des Schwellkörperapparats zugrunde, die durch eine Unterbindung der extrakavernös liegenden Venen nicht kausal behandelt wird.

Voraussetzung für die Operationsindikationstellung sind Ausschluß einer psychogenen Störung, intakte arterielle Verhältnisse, Nichtansprechen auf Schwellkörperpharmakotestung und eine pathologische Pharmakokavernosometrie und -graphie. Eine weitere Patientenselektion scheint anhand einiger Prognosefaktoren möglich, wie z. B. der Anamnesedauer, einem kavernosometrisch nur leicht ausgebildetem Leck und einem normalen CCEMG.

LITERATUR

1. Berardinucci D, Morales A, Heaton JPW, Fenemore J, Bloom S (1996) Surgical treatment of penile veno-occlusive dysfunction: is it justified? Urology 47:88–92
2. Das S (1994) Early history of venogenic impotence. Int J Impot Res 6:183–189
3. Ebbehoj J, Wagner G (1979) Insufficient penile erection due to abnormal drainage from the cavernous bodies. Urology 13:507–509
4. Freedman AL, Costa Neto F, Mehringer CM, Rajfer J (1993) Long-term results of penile vein ligation for impotence from venous leakage. J Urol 149:1301–1303
5. Hassan AA, Hassouna MM, Elhilali MM (1995) Long-term results of penile venous ligation for corporeal venous occlusive dysfunction. Can J Surg 38:537–541
6. Knoll LD, Furlow WL, Benson RC (1992) Penile venous ligation surgery for the management of cavernosal venous leakage. Urol Int 49:33–39
7. Mersdorf A, Goldsmith PC, Diederichs W, Padula CA, Lue TF, Fishman IJ, Tanagho EA (1991) Ultrastructural changes in impotent penile tissue: a comparison of 65 patients. J Urol 145:749–753
8. Rajfer J (1994) Ed: Andrology. J Urol 152:891
9. Sasso F, Gulino G, Di Pinto A, Alcini E (1996) Should venous surgery be still proposed or neglected? Int J Impot Res 8:25–28
10. Sparwasser C, Dreschner P, Pust RA, Madsen PO (1994) Long-term results of therapy with intracavernosalinjections and penile venous surgery in chronic erectile dysfunction. Scand J Urol Nephrol Suppl 157:107–112
11. Stief CG, Djamilian M, Truss MC, Tan H, Thon WF, Jonas U (1994) Prognostic factors for the postoperative outcome of penile venous surgery for venogenic erectile dysfunction. J Urol 151:880–883
12. Virag R, Zwang G, Dermange H, Legman M (1981) Vasculogenic impotence: a review of 92 cases with 54 surgical operations. Vasc Surg 15:9–15
13. Wespes E, Schulman C (1985) Venous leakage: surgical treatment of a curable cause of impotence. J Urol 133:796–798
14. Wespes E, Schulman C (1993) Venous impotence: pathophysiology, diagnosis and treatment. J Urol 149:1238–1245
15. Wespes E, de Goes PM, Sattar AA, Schulman C (1994) Objective criteria in the long-term evaluation of penile venous surgery. J Urol 152:880–890

4.10.3
Implantate („Prothesen")

D. Schultheiss und U. Jonas

Geschichte

Die erste Vorstellung zu einer Penisprothese im weitesten Sinn lieferte Ambroise Paré im 16. Jahrhundert mit einem künstlichem Penis aus Holz. Mit diesem an das Genitale zu haltendem Rohr sollte nach traumatischem Verlust des Penis wieder eine Miktion im Stehen ermöglicht werden [14].

Externe Penishüllen oder -stützen, die eine Immissio penis bei erektiler Dysfunktion ermöglichen, sind schon auf japanischen Holzschnitten des 18. Jahrhunderts zu finden und bis in die heutige Zeit bekannt.

Als Vorlage für die Penisprothese im eigentlichen Sinne könte das bei verschiedenen Tierarten vorkommende Os penis gelten, das schon von Aristoteles für den Fuchs und den Wolf beschrieben wurde [4].

Die Idee, den Penis von innen mit einem festen Gewebe zu stützen, wurde erstmals 1936 von Bogoras im Rahmen einer Penisrekonstruktion nach traumatischer Amputation verwirklicht. In den aus der Haut des Unterbauchs aufgebauten Penis setzte er hierbei Rippenknorpel des Patienten ein [2].

Goodwin und Scott verwendeten 1952 erstmals einen alloplastischen Akrylsplint bei einer plastischen Penisbildung ohne dauerhaften Erfolg [5].

Beheri implantierte dann seit 1958 Polyethylenstents, die er in das Corpus cavernosum einbrachte. 1966 berichtete er dabei über gute Ergebnisse nach 700 Eingriffen bei Patienten mit erektiler Dysfunktion [1].

Mit der Etablierung von Silikon als alloplastischem Material in der Chirurgie wurden in den 70er Jahren auch die Grundmodelle der hydraulischen Penisprothese durch Scott [14] sowie der semirigiden Prothesen durch Small und Carrion [15] vorgestellt. Diese beiden Systeme sind mit entsprechenden technischen Verfeinerungen auch heute noch der Standard.

Bezüglich der Nomenklatur wird im deutschsprachigen Raum zunehmend der Begriff Penisimplantat bevorzugt. Tatsächlich handelt es sich nicht um einen prothetischen Ersatz des Penis im eigentlichen Sinne, sondern lediglich um das Ausfüllen der Corpora cavernosa mit einer alloplastischen Erektionshilfe. Zudem hat der Terminus Penisprothese auch psychologisch gesehen eher eine abschreckende und abwertende Wirkung auf den Patienten und sein Umfeld.

Indikationen

In den 70er und frühen 80er Jahren stellten die Penisimplantate bei organisch bedingter erektiler Dysfunktion die Therapie der Wahl dar, die eine über 90%ige Erfolgsgarantie für die Behandlung einer Erektionsstörung bot. Durch weitere wissenschaftliche Erkenntnisse und insbesondere durch Einführung der intrakavernösen Pharmakotherapie hat sich dies grundlegend geändert, so daß die Implantatchirurgie heute nur noch die Ultima ratio des therapeutischen Spektrums bildet.

Die Indikation ist somit bei Patienten zu stellen, die ein Therapieversagen für alle konservativen (Schwellkörper-Autoinjektionstherapie, Vakuumpumpe etc.) oder anderen operativen Verfahren aufweisen oder diese grundsätzlich ablehnen. Auf jeden Fall muß der Patient über die Irreversibilität und über mögliche schwere Komplikationen eines solchen Eingriffs nachdrücklich aufgeklärt werden. Nur dann ist es ethisch und rechtlich zu vertreten, sich trotz des Ansprechens auf eine alternative Behandlung doch für diesen Schritt zu entscheiden.

Mitunter kann sich die Notwendigkeit eines Penisimplantats auch im Rahmen einer *Induratio penis plastica* ergeben oder wenn es unter der Injektionstherapie zu erheblicher Plaquebildung und Deviation gekommen ist.

In seltenen Fällen kann eine psychogen bedingte Erektionsstörung eine Indikation sein, sofern sie sich als absolut therapierefraktär gegenüber allen sexualtherapeutischen oder konservativen Ansätzen gezeigt hat. Auch hier sollte größte Zurückhaltung geboten sein und die Entscheidung letztlich nur in Einverständnis mit einem erfahrenen Sexualpsychologen gefällt werden.

Semirigide und hydraulische Penisimplantate

Bei der Wahl zwischen diesen beiden grundsätzlich verschiedenen Typen von Penisimplantaten spielen mehrere Faktoren eine Rolle. Zum einen ist es der kosmetische Anspruch des Patienten, also sein „body image", das durch die semirigiden Implantate mehr gestört wird. Des weiteren weisen die hydraulischen Modelle trotz aller technischer Weiterentwicklung eine höhere Komplikationsrate auf. Zuletzt ist nicht absehbar, wie sich die Bereitschaft zur Kostenübernahme in unserem Gesundheitssystem entwickeln und dann auch der etwa 5fach höhere Preis der hydraulischen Implantate eine Rolle spielen wird.

Semirigide Penisimplantate

Sie bestehen aus einem Paar flexibler Silikonstäben, in die zur Erhöhung der Biegefestigkeit in der Regel ein Silberdrahtgeflecht eingearbeitet ist [8, 9]. Diese Silberdrähte sind nochmals mit Teflon überzogen, so daß auch bei über Jahre durchgeführtem Verbiegen des Implantats zwischen der Ruhestellung und dem Geschlechtsverkehr kein reibungsbedingter Bruch der Drähte erfolgen kann. Die Form jedes einzelnen Implantats ist der anatomischen Konfiguration des Corpus cavernosum angepaßt. Die Modelle können in Größen von 16–25 cm Länge und 9,5–13 mm Durchmesser geliefert werden (Abb. 4.25a). Teilweise kann die Länge intraoperativ durch „Trimmen" des proximalen Implantatendes noch verändert werden. Abbildung 4.25b zeigt die Jonas-Silikon-Silber-Prothese®, zum einen in der nach ventral gebogenen Ruhestellung und zum anderen in der gestreckten Position für den Geschlechtsverkehr. Weitere gängige Modelle sind Mentor Malleable®, Mentor Acu-Form® sowie AMS 600® Implantat.

Die Vorteile der semirigiden Implantate liegen in der einfachen Konstruktion und damit geringeren Anfälligkeit für Materialstörungen und geringeren Komplikationsrate. Das operative Prozedere gestaltet sich etwas einfacher als bei den mehrteiligen hydraulischen Implantaten. Der Preis liegt zwischen 1300 und 2000 DM pro Paar.

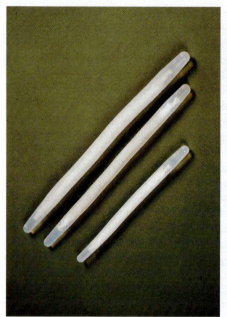 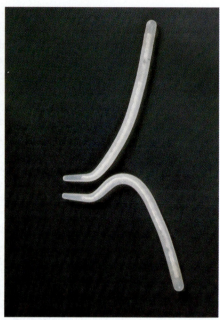

Abb. 4.25 a, b. Semirigide Jonas-Silikon-Silber-Prothesen®

Nachteilig ist die Tatsache, daß der physiologische Zustand der Detumeszenz nicht imitiert werden kann, was ein unauffälliges Auftreten in entkleidetem Zustand kaum ermöglicht. Weiterhin ist eine Änderung von Penislänge und -umfang beim Aufrichten des Glieds nicht gegeben, es sei denn in minimalem Ausmaß durch unter der Schwellkörperkapsel verbliebenes intaktes Schwellkörpergewebe, das sich dann bei sexueller Erregung in geringem Maß ausdehnen kann.

Hydraulische Penisimplantate
Prinzipiell kann bei diesen Implantaten der Hauptanteil des in das Corpus cavernosum eingebrachten Implantatzylinders über einen Pumpmechanismus gefüllt und damit von einem erschlafften in einen rigiden Zustand überführt werden. Der wesentliche Unterschied der einzelnen Modelle liegt in der Anordnung des Volumenreservoirs und der Pumpe.

Die Abbildungen 4.26 und 4.27 zeigen die am weitesten verbreitete, dreiteilige Version, bei der die Pumpe im Skrotum und das Flüssigkeitsreservoir intraabdominell bzw. paravesikal liegt. Alle 3 Funktionseinheiten sind mit dünnschichtigen subkutan liegenden Silikonschläuchen verbunden, die entweder bereits konnektiert sind oder aber intraoperativ über Verbindungsstücke zusammengefügt werden.

Die paarigen Schwellkörperzylinder bestehen aus einem jeweils starren Ende und einem z. T. mehrschichtigen flexiblen und aufpumpbaren Mittelteil. Im inaktiven Zustand ist dieses Mittelstück entleert und der Reservoirballon dabei

Abb. 4.26. Dreiteiliges hydraulisches Penisimplantat (AMS 700 Ultrex Plus®)

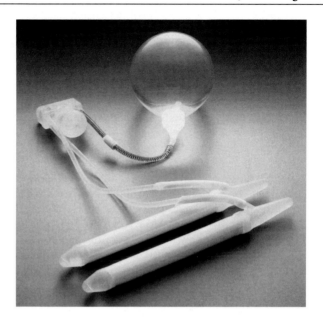

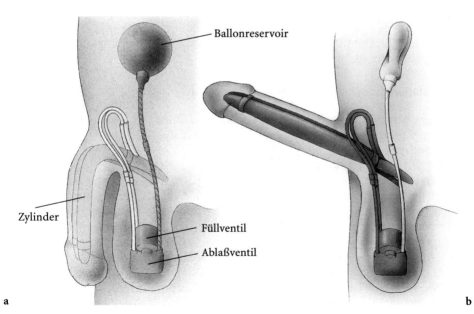

Abb. 4.27 a, b. Schema der Funktionsstellungen eines dreiteiligen hydraulischen Penisimplantats. **a** Inaktiviert, **b** aktiviert

maximal gefüllt (Abb. 4.27a). Durch mehrmaliges Drücken des Füllventils der Pumpe wird dann die Systemflüssigkeit, die aus physiologischer Kochsalzlösung oder aus einem Gemisch mit blutisotonem Kontrastmittel besteht, bis zu einem festgelegten Druck in die Zylinder befördert. Je nach Implantatmodell kommt es dabei zu einer Expansion des Zylinderquerschnitts auf 16–18 mm und beim AMS-700-Ultrex®Implantat auch zu einer Längenzunahme der Zylinder um 20%, was dem physiologischen Erektionszustand am ehesten entspricht (Abb. 4.27b). Soll wieder eine Detumeszens herbeigeführt werden, so kann durch längeres Drücken des Ablaßventils an der Pumpe die Flüssigkeit wieder in den Reservoirballon entweichen.

Die Zylinder stehen in unterschiedlichen Längen zur Verfügung, die durch Aufsetzen von Verlängerungskappen am proximalen Ende entsprechend intraoperativ angepaßt werden können. Im Handel verbreitet sind die Implantate „Mentor Alpha1®" und „AMS 700®" (CX, Ultrex oder Ultrex Plus). Ein komplettes Sytem kostet zwischen 8000 und 10000 DM.

Bei den zweiteiligen Implantaten ist Reservoir und Pumpe zu einem System zusammengefaßt, das ebenfalls im Skrotum plaziert wird (Mentor Mark II® und AMS Ambicor®). Es entfällt somit die intraabdominelle oder paravesikale Einlage eines Reservoirballons. Die Größe dieser kombinierten Einheit wirkt jedoch meist störend im Skrotum, weswegen diese Modelle nicht favorisiert wurden. Beim Modell AMS Ambicor® ist die Pumpe jedoch schon deutlich verkleinert.

Einteilige hydraulische Implantate oder Einkompartmentimplantate vereinen hingegen Pumpventil und Reservoir im Schwellkörperzylinder selbst (AMS Dynaflex®). Durch Kompression des distalen Zylinderendes wird dabei das Reservoirvolumen in die flexible Kammer im mittleren Teil des Implantats gepumpt und dadurch eine Versteifung des mittleren Zylinderanteils erreicht. Diese Modelle zeigen jedoch eine höhere Komplikationsrate und eine nur ungenügende Erschlaffung gegenüber den Mehrkomponentenimplantaten, weswegen sie kaum mehr verwendet werden [20].

Implantationstechnik und postoperative Betreuung

Die Implantation eines Penisimplantats wird zumeist in Intubationsnarkose durchgeführt, kann aber auch unter Regionalanästhesie oder z.T. sogar in Lokalanästhesie erfolgen.

Zu den Vorbereitungen gehört eine gründliche Rasur des Genitales, die am besten erst kurz vor der Operation erfolgen sollte, um eine Keimbesiedlung der gereizten Haut zu vermeiden. Entsprechend sind Hautläsionen oder Dermatitiden eine Kontraindikation wegen der erhöhten Gefahr der Protheseninfektion. Um die Infektionsgefahr weiter zu senken, wird perioperativ eine Antibiotikaprophylaxe eingeleitet und für 3–10 Tage fortgeführt, wobei bei der Wahl des Antibiotikums berücksichtigt werden muß, daß vorwiegend Infektionen mit Staphylococcus epidermidis vorliegen (s. Übersicht).

Der operative Zugang für die Eröffnung der Corpora cavernosa und die Einbringung der Implantatzylinder kann dorsal im penoskrotalen Übergang erfolgen oder über einen infrapubischen Hautschnitt, was den Vorteil einer kosmetisch vorteilhaften Narbe in den Schamhaaren hat. Weitere Zugangswege

Übersicht

Checkliste zur präoperativen Vorbereitung und postoperativen Betreuung bei Penisimplantaten

- Sitzbäder am präoperativen Tag
- Rasur des Genitals erst unmittelbar vor Operation
- Perioperative Antibiotikaprophylaxe mit der Kombination modernes Cephalosporin und Aminoglykosid (z. B. 2mal 2 g Cephazolin und 3mal 80 mg Gentamicin i. v. für 2–3 Tage; danach 2mal 1 g Cephadroxil oral für 1 Woche)
- Wundverband mit Fixierung des gestreckten Penis am Unterbauch
- Frühzeitige intermittierende Teilaktivierung der hydraulischen Implantate ab dem 2.–4. postoperativen Tag
- Geschlechtsverkehr erst 6 Wochen nach Operation

liegen perineal oder für die semirigiden Implantate subkoronar am Penisschaft [7].

Über den Zugang erfolgt dann die Aufbougierung der Corpora cavernosa mit Dilatationsstäben, wobei das Schwellkörpergewebe weitgehend, bis auf einen kleinen unter der Kapsel liegenden Saum, zerstört wird. Nach Abmessen der Länge des nun geschaffenen Hohlraums mit einem entsprechenden Meßstab werden die passenden Implantatzylinder eingesetzt, und die Corporotomie wird mit Einzelknopfnähten verschlossen.

Bei den hydraulischen Implantaten wird im Anschluß die Pumpe in das Skrotalfach eingelegt (was bei Rechtshändern zur einfacheren Bedienung auf der rechten Seite und vice versa geschehen sollte). Über einen Wechselschnitt im Unterbauch derselben Seite wird der Reservoirballon im entleerten Zustand entweder intraabdominell oder paravesikal plaziert. Erst dann wird das Reservoirmedium, je nach Zylindertyp zwischen 50 und 100 ml, über den Verbindungsschlauch eingefüllt.

Die subkutan geführten Verbindungsschläuche zwischen Zylinder, Pumpe und Reservoir können nun auf die korrekte Länge gekürzt und dann mit Schnellkonnektoren verbunden werden.

Abschließend werden die hydraulischen Modelle bereits intraoperativ durch mehrmaliges Aufpumpen auf korrekte Funktion und Lage hin überprüft. Die Einlage einer Redon-Drainage ist wegen der erhöhten Gefahr der Einschleppung von Hautkeimen und somit der Implantatinfektion nicht zu empfehlen [12, 13, 15].

Bei der Verbandanlage und postoperativen Pflege muß dringend darauf geachtet werden, daß der Penis in gestreckter Stellung auf der Symphyse liegend fixiert wird. So wird vor allem bei den semirigiden Implantaten eine Verbiegung der Zylinder und somit für die Einheilung unerwünschte Ausübung von Scherkräften verhindert und das Einwachsen in korrekter Lage gewährleistet. Aus diesem Grunde sollte das System bei hydraulischen Modellen bereits nach einigen Tagen für kurze Zeit aktiviert werden, damit sich die Zylinder in die gewünschte Lage ausdehnen.

Die Ausübung des Geschlechtsverkehrs wird frühstens 6 Wochen nach der Operation empfohlen.

Komplikationen

Die schwerwiegendste und mit etwa 8 % häufigste Komplikation [3, 10] stellt die Implantatinfektion dar. Das Risiko ist deutlich erhöht bei Diabetikern, postoperativer Hämatomausbildung und Nichtbeachten der entsprechenden Vorsichtsmaßnahmen (präoperative Sitzbäder, Rasur, perioperative Antibiose). Nur selten ist die Situation durch alleinige Antibiotikagabe beherrschbar, und operative Maßnahmen sind oft unvermeidbar.

Die Empfehlungen für die zeitlichen Abläufe dieser Sanierungsschritte werden in der Literatur sehr unterschiedlich angegeben und sind zudem vom Schweregrad der Infektion abhängig. Nach Explantation des gesamten Systems und Spülen der entsprechenden Räume mit Antibiotikalösung erfolgt die erneute Implantation entweder unmittelbar [3], im kurzen Intervall von 3 Tagen [18] oder nach sicherer Elimination der Infektion nach 3–4 Monaten [10, 11].

Sensibilitätsstörungen und Ödeme im distalen Penis sind Folge der intraoperativen Verletzung der dorsalen Nerven und Lymphgefäße am Penisschaft. Durch eine laterale Corporotomie kann diese Komplikation weitgehend vermieden werden.

Eine Verletzung der Urethra ist prinzipiell bei jedem Eingriff am Penis möglich, geht mit einer erhöhten Infektgefahr des Implantats einher und weist als übliche Spätkomplikation die Urethrastriktur auf.

Schmerzen werden zumeist beklagt bei Implantation eines zu langen Implantats, das zur erhöhten Dehnung der Tunica albuginea und zum Spannungsschmerz führt. Auch die Narbenausbildung im Wundbereich kann zu Schmerzsymptomatik beim Verkehr führen. Die Aktivierung eines hydraulischen Implantats unmittelbar postoperativ bedingt regelmäßig Schmerzen, die mitunter durch Analgetikagabe kupiert werden müssen.

Eine Deviation des Glieds nach lateral kann durch Einsetzen unterschiedlich langer Zylinder bzw. falscher Längenbestimmung intraoperativ bedingt sein. Des weiteren kann eine Narbenbildung zur entsprechender Verbiegung führen.

Eine ungenügende Bougierung der Schwellkörper mit den Dilatationsstäben kann ebenfalls zum Einsetzen eines Implantats führen, welches relativ zu kurz ist. Ist die Aushöhlung des Corpus cavernosum vor allem im distalen Bereich unzureichend durchgeführt worden, kann es zum sog. Concorde-Phänomen kommen. Hierbei ist die Glans penis nach ventral abgekippt. Dieser Zustand kann auch eintreten, wenn nach einiger Zeit eine Überdehnung der Tunica albuginea durch das Implantat erfolgte und dieses somit relativ gesehen zu kurz geworden ist.

Ein zu lang gewählter Implantatzylinder übt einen unphysiologisch hohen Duck auf die Schwellkörperkapsel aus und birgt somit das Risiko einer Ausdünnung der Gewebeschicht und Perforation. Der Prothesendurchbruch kann dabei am proximalen Schenkel zum Perineum hin erfolgen, in die Urethra oder aber durch die Glans. Bei einem hydraulischem Implantat kommt es außerdem zu einer Faltenbildung des Zylinders und zu einer ungenügenden Versteifung nach Aktivierung [19]. In allen Fällen bleibt nur die chirurgische Sanierung mit eventuellem Ersatz der zerstörten Schwellkörperkapsel durch einen Goretex-Patch.

Als Materialdefekt kann bei den semirigiden Modellen in seltenen Fällen ein Implantatbruch auftreten.

Die hydraulischen Systeme sind vor allem an den Konnektorstücken ihrer Schläuche anfällig, wo ein Leck und somit Implantatdefekt auftreten kann. Des weiteren kann eine Materialermüdung oder eine Blockierung des Ventils z.B. durch Blut zum Funktionsverlust führen.

Wird eine nicht blutisotone Flüßigkeit als Füllungsmedium der hydraulischen Implantate benutzt, so bedingt die Diffusion durch die semipermeablen Silikonschichten hindurch einen Druckabfall und ein Volumendefizit im System.

Durch Einbringung des Reservoirballons in das paravesikale Gewebe kann eine protrahierte fibrotische Kapselbildung mit sekundärer Gewebeschrumpfung eine vollständige Entfaltung des Ballons im inaktiven Zustand des Implantats verhindern. Eine hinreichende Entleerung der Schwellkörperzylinder ist somit nicht mehr möglich, und der Patient bietet klinisch eine ungenügende Detumeszenz. Dies kann durch eine intraabdominelle Lage des Ballons verhindert werden, wobei dann jedoch Flüssigkeitsverschiebungen durch Einsetzen der Bauchpresse auftreten können.

Der technisch einwandfreie Funktionszustand des Penisimplantats ist durch den behandelnden Arzt objektiv beurteilbar. Der Operationserfolg hängt aber auch von der subjektiven Zufriedenheit des Patienten und seiner Partnerin ab. Durch eine ausreichende präoperative Information und Aufklärung des Patienten läßt sich einer falschen Erwartungshaltung vorbeugen und somit die allgemein beschriebene hohe subjektive Zufriedenheitsrate von über 90 % erreichen [6, 7].

LITERATUR

1. Beheri GE (1966) Surgical treatment of impotence. Plast Reconstruct Surg 38:92-97
2. Bogoras N (1936) Über die volle plastische Wiederherstellung eines zum Koitus fähigen Penis (Penisplastica totalis). Zentralbl Chir 22 : 1271 – 1276
3. Brant MD, Ludlow JK, Mulcahy JJ (1996) The prosthesis salvage operation: immediate replacement of the infected penile prosthesis. J Urol 155:155-157
4. Bretan PN (1989) History of the prosthetic treatment of impotence. Urol Clin North Am 16:1-5
5. Goodwin WE, Scott WW (1952) Phalloplasty. J Urol 68:903-908
6. Grein U, Noll F, Schreiter F (1989) Die Behandlung der erektilen Dysfunktion mit Penisprothesen. Urologe [A] 28:266-270
7. Hinman F (1994) Atlas urologischer Operationen. Enke, Stuttgart, S 108-123
8. Jonas U (1978) Silikon-Silber-Penisprothese. Akt Urol 9:179-183
9. Jonas U, Jacobi GH (1980) Silicone-silver penile prosthesis: description, operative approach, and results. J Urol 123:865
10. Jonas U (1991) Die Silikon-Silber-Penisprothese (Jonas-Eska), Langzeiterfahrungen. Urologe [A] 30:277-281
11. Jonas U (1991) Alloplastics in the treatment of erectile dysfunction. In: Jonas U, Thon WF, Stief CG (eds) Erectile dysfunction. Springer, Berlin Heidelberg New York Tokyo
12. Montague D (1996) Penisprothesenimplantation. Akt Urol 27:I-XI

13. OP-Handbuch: 700 Ultrex Plus Penisprothese (1992) American Medical Systems, München
14. Rogers BO (1973) History of external genital surgery. In: Horton CE (ed) Plastic and reconstructive surgery of the genital area. Little & Brown, Boston, pp 23 – 24
15. Schreiter F (1996) Kommentar. In: Montague D (1996) Penisprothesenimplantation. Akt Urol 27:XI
16. Scott FB, Bradley WE, Timm GW (1973) Managemnet of erectile impotence: use of implantable inflatable prosthesis. Urology 2:80
17. Small MP, Carrion HA, Gordon JA (1975) Small-Carrion penile prosthesis. Urology 5:479
18. Teloken C, Souto JC, Da Ros C, Thorel E, Souto CAV (1992) Prosthetic penile infection: „rescue procedure" with rifamycin. J Urol 148:1905
19. Wilson SK, Cleves MA, Delk JR II (1996) Ultrex cylinders: problems with uncontrolled lengthening (the s-shaped deformity). J Urol 155:135 – 137
18. Wilson SK, Cleves M, Delk Jr II (1996) Long-term results with Hydroflex and Dynaflex penile prosthesis: device survival comparison to multicomponent inflatables. J Urol 155: 1621 – 1623

4.11
Juristische und gutachterliche Aspekte

I. SCHROEDER-PRINTZEN, W. WEIDNER

Die erektile Dysfunktion (ED) stellt eine Erkrankung dar, bei der Diagnostik und Therapie weitestgehend standardisiert sind [18]. Dennoch ergeben sich in der Pharmakotherapie aufgrund fehlender Medikamentenzulassung haftungsrechtliche und sozialrechtliche Probleme. Auch wird der Krankheitswert der ED im Sozialrecht nicht immer von allen Partnern in der Gesetzlichen Krankenversicherung (GKV) akzeptiert.

4.11.1
Haftungsrechtliche Aspekte

Allgemeines

Die für die Diagnostik und Therapie der ED notwendigen Schritte bedürfen, wie in allen anderen Bereichen der Medizin, der Einwilligung durch den Patienten. Bei der Anamnese, der körperlichen und laborchemischen (Hormone, Blutfette etc.) Untersuchung, der Bestimmung der Hormonwerte sind die allgemein üblichen Regeln des ärztlichen Handelns zu befolgen. Sind spezielle Untersuchungsmethoden notwendig, muß vorher eine ausführliche Aufklärung erfolgen, die die allgemeinen und speziellen Komplikationen und mögliche Alternativen in der Diagnostik oder Therapie aufzeigt [18, 25].

Systemische oder topische Medikamente

Soweit systemisch wirksame oder topisch verwendete Medikamente eine Zulassung für die Indikation ED besitzen, die richtige Indikation gestellt wird und

Tabelle 4.4. In das Aufklärungsgespräch einzubeziehende Nebenwirkungen und Komplikationen

Komplikation	Papaverin bzw. Papaverin/Phentolamin	Prostaglandin E_1
Injektions- oder Erektionsschmerz	Wenig	Häufiger
Priapismus	Häufiger	Wenig
Hämatome, Unterblutungen	Wenig	Wenig
Penile Mißempfindungen	Wenig	Wenig
Kavernitis	Selten	Selten
Kreislaufreaktionen	Selten	Selten
Leberfunktionsstörungen	Selten	Keine
Intrakavernöse Fibrose/Verdickungen der Tunica albuginea	Häufiger	Selten

eine entsprechende Aufklärung der Patienten erfolgt, ist mit besonderen haftungsrechtlichen Problemen in der Anwendung nicht zu rechen.

Vasoaktive Substanzen

Seit 1997 sind mehrere vasoaktive Substanzen durch das Bundesinstitut für Arzneimittel und Medizinprodukte (BfArM) für die Indikation ED zugelassen. Dadurch sind die besonderen haftungsrechtlichen Probleme nicht zugelassener Substanzen beseitigt worden. Da es sich um eine semiinvasive Diagnostik/ Therapie handelt, sollte dennoch ausführlich aufgeklärt werden, dabei sind die möglichen Nebenwirkungen, Komplikationen und Langzeitwirkungen zu erwähnen (Tabelle 4.4). Weiterhin muß der Arzt mit der Handhabung, den Eigenarten und den Risiken der Schwellkörper-Autoinjektionstherapie vertraut sein [1].

Bei den Gegenanzeigen der zugelassenen Medikamente wird unter anderem die Induratio penis plastica genannt. Unter Beachtung einer auf den Patienten abgestimmten kritischen Nutzen-Risiko-Analyse kann trotzdem eine Applikation erfolgen. Dieses gilt auch für die anderen Gegenanzeigen. Liegen kardiale oder pulmonale Begleiterkrankungen vor, kann es sinnvoll sein, die Unbedenklichkeit der Applikation durch einen Internisten abklären zu lassen. Die Aufklärung sollte extensiv erfolgen, und die Einwilligung sollte schriftlich dokumentiert werden, analog zu einer OP-Aufklärung. Dabei sollten die im Folgenden dargestellten Prinzipien der Aufklärung beachtet werden. Insbesondere ist zu erwähnen, daß die Applikation trotz einer absoluten oder relativen Kontraindikation erfolgt.

Nicht zugelassene Substanzen

Über internationale Apotheken sind Medikamente oder Applikationsformen von Medikamenten zu beziehen, die eine Zulassung im Ausland besitzen, denen aber eine Zulassung vom BfArM noch fehlt. Die haftungsrechtliche Problematik ist ähnlich der, wie sie über viele Jahre für das Prostaglandin E_1 bestanden hat.

Grundsätzlich ergeben sich 2 Möglichkeiten zum Gebrauch von nicht zugelassenen Arzneimitteln: So kann einerseits der Gebrauch im Rahmen einer klinischen Prüfung (§§ 40,41 AMG) erfolgen. Dies trifft vor allem für klinische Studien zu. In der Krankenversorgung ist weiterhin die Anwendung von nicht zugelassenen Medikamenten als Heilversuch im Rahmen der ärztlichen Therapiefreiheit möglich und ggf. geboten [9, 14, 20, 25], da der allgemeine Stand der medizinischen Erkenntnisse sich schneller ändert, als eine Zulassung zu erreichen ist [9]. Trotzdem unterliegt der Einsatz rechtlichen Grenzen; so sieht z. B. die Rechtsprechung die Grenzen als überschritten an, wenn der Einsatz medizinisch nicht geboten ist [20]. Medizinische Gebotenheit liegt aber vor, wenn das Medikament in seiner beabsichtigten Anwendung ausreichend medizinisch-wissenschaftlich erprobt und seine Nebenwirkungen und Kontraindikationen bekannt sind [20]. Da es sich bei der ED nicht um eine lebensgefährliche Erkrankung handelt, besteht aber keine Verpflichtung des Arztes, dieses Medikament einzusetzen [25].

Aus dem Gesagten ergeben sich die Voraussetzungen für einen Einsatz von nicht zugelassenen Substanzen, wenn diese im Rahmen eines Heilversuches eingesetzt werden sollen:

- Wirksamkeit der Substanz bei gleichzeitig geringer Nebenwirkungsrate,
- Beachtung der Kontraindikationen,
- umfassende Aufklärung des Patienten,
- Einwilligung des Patienten.

Wirksamkeit und Nebenwirkungen

Aus forensischen Gründen erscheint es sinnvoll, sich an die Kontraindikationen, die in den Ländern gelten, für die eine Zulassung besteht, zu halten, bis die Substanzen zugelassen sind [25]. Die Nichtbeachtung von bestehenden Kontraindikationen führt im Falle eines Prozesses bei der Frage der Einhaltung der objektiv erforderlichen Sorgfalt zur Beweisbelastung des Arztes [8]. Dieser Nachweis ist häufig schwer zu führen. Ist eine Beurteilung der Kontraindikationen vom behandelnden Arzt nicht möglich, sollte der Patient einem für das entsprechende Fachgebiet ausgewiesenen Spezialisten überwiesen werden.

Aufklärung

Der ausführlichen, weit über das Maß des Normalen hinausgehenden Aufklärung kommt bei einem Heilversuch mit einem Medikament, das nicht zugelassen ist, eine ganz erhebliche Bedeutung zu [9, 14]. Es muß darauf hingewiesen werden, daß es sich um eine Behandlung mit einer Substanz handelt, die vom BfArM keine Zulassung besitzt. Gleichzeitig sind mögliche alternative Therapien (z. B. medikamentöse Therapie, Vakuumpumpe, revaskularisierende Operationen, Penisprothetik) mit ihren Erfolgsaussichten und Risiken ausführlich zu erläutern. Dabei ist die Aufklärung individuell auf den Patienten abzustimmen.

Weiterhin ist über mögliche Nebenwirkungen bzw. Komplikationen, wie sie in der Literatur und im Beipackzettel beschrieben sind, ausführlich aufzuklären. Desweiteren müssen dem Patienten Stellen genannt werden, an die er sich wenden kann, wenn es zu Nebenwirkungen bzw. Komplikationen gekommen ist. Zwischen Aufklärung und Maßnahme sollte in Anbetracht der Rechtsprechung ein größerer zeitlicher Abstand bestehen, damit der Patient ausreichend Zeit für eine Entscheidung hat [19].

Einwilligung

Die Aufklärung und Einwilligung des Patienten kann unter zu Hilfenahme eines Formblattes erfolgen. Trotzdem muß der Arzt den Patienten persönlich aufklären und sich davon überzeugen, daß der Patient die Aufklärung verstanden und keine weiteren Fragen mehr hat. Gerade letzteres sollte sich der Arzt handschriftlich bestätigen lassen, da im Streitfall die Behauptung ungenügender Aufklärung eine Beweislastumkehr zuungunsten des Arztes bewirken kann.

Bevor der Patient die Therapie beginnt, müssen er oder derjenige, der die Applikation durchführt, diese sicher beherrschen. Davon hat sich der Arzt zu überzeugen, da sonst eine Verletzung der Sorgfaltspflichten des Arztes vorliegt.

Insgesamt bestehen bei der Therapie mit nicht zugelassenen Medikamenten deutlich erhöhte Sorgfaltspflichten bei Aufklärung und Therapiebeobachtung [1]. Werden die erhöhten Sorgfaltspflichten beachtet und wird dem erhöhten Aufklärungsbedarf Rechnung getragen, dann ist die Verwendung nicht zugelassener Substanzen in der Diagnostik und Therapie der ED unproblematisch und birgt kein erhöhtes Haftungsrisiko für den Arzt; dieses zeigt auch die von Sparwasser dargestellte Häufigkeit von Schadensfällen bei SKAT [29].

Bei der Behandlung nicht voll geschäftsfähiger Patienten sehen wir keine rechtlichen Probleme, wenn die Einwilligung des gesetzlichen Vertreters vorliegt und auch alle anderen eben genannten Voraussetzungen erfüllt sind. Aus medizinisch-ethischer Sicht scheint eine solche Behandlung allerdings kaum vertretbar.

Vakuumpumpe

Bei der Vakuumpumpe muß auf die Komplikationen, wie sie in Kap. 4.9 dargestellt worden sind, hingewiesen werden. Dabei ist die Möglichkeit der retrograden oder schmerzhaften Ejakulation zu erwähnen. Weiterhin sollte der Patient auch im Gebrauch der Pumpe unterwiesen werden und die Handhabung sicher beherrschen.

Operative Therapie

Neben den allgemeinen Operationsrisiken sollte die Aufklärung die spezifischen Risiken und Nebenwirkungen der angestrebten Operation enthalten [10]. Bei den Venensperroperationen müssen die geringen Langzeiterfolge und eine mögliche Penisverkürzung in der Aufklärung dargestellt werden. Bei revaskularisierenden Eingriffen (z.B. Hauri, Virag V) sollten ebenfalls die unterschiedlichen Erfolgsaussichten und die Möglichkeit einer Glanshyperämie dargelegt werden.

In der Penisprothetik sollten dem Patienten die Vor- und Nachteile der verschiedenen Prothesentypen erklärt werden, damit sich der Patient frei entscheiden kann. Außerdem sollte in der Aufklärung der ultimative Charakter der Prothesenimplantation zum Ausdruck kommen. Bei den Risiken ist dezidiert auf Protheseninfektion, Durchwanderung der Prothese in Harnröhre bzw. Blase und Prothesenfehlfunktion hinzuweisen.

4.11.2
Sozialrechtliche Aspekte

Die sozialrechtlichen Aspekte der Diagnostik und Therapie betreffen mehrere Problemkreise. So ist die ED in der Vergangenheit mehrfach nicht als Krankheit im Sinne der GKV angesehen worden. Dies betraf vor allem ältere Männer. Weiterhin kann die Verwendung nicht zugelassener Medikamente problematisch sein.

Erektile Dysfunktion und der Krankheitsbegriff in der GKV

Der § 27 SGB V regelt den Umfang der Krankenbehandlung und den Krankheitsbegriff in der GKV. Der Begriff „Krankheit" ist in der GKV als regelwidriger Körper- oder Geisteszustand, der die Notwendigkeit einer ärztlichen Heilbehandlung oder eine Arbeitsunfähigkeit oder beides zur Folge hat, definiert [12]. Bei der Beurteilung der Frage eines regelwidrigen Körperzustandes muß vom Leitbild des gesunden Menschen ausgegangen werden [11, 12]. Dabei ist letztlich entscheidend, ob der Patient in der Lage ist, normale psychophysische Funktionen auszuüben [4]. Die in Tabelle 4.5 aufgeführten Studien zeigen, daß die ED nicht zum Leitbild des gesunden, jungen Menschen gehört und somit einen regelwidrigen Körperzustand und damit eine Krankheit im Sinne der GKV darstellt [26]. Beim älteren Menschen hingegen ist die Frage zu beantworten, ob altersbedingte Organveränderungen tatsächlich als Krankheit anzusehen sind. Auch hier greift grundsätzlich das Leitbild des gesunden Menschen, und man wird altersbedingte oder begleitende Umstände grundsätzlich unter den Begriff der Krankheit subsumieren müssen [30]. Dies ist für die altersbedingte Seh- oder Hörschwäche allgemein akzeptiert [11, 30]. Mehrere Untersuchungen an über 60jährigen konnten zeigen, daß ein Interesse an sexueller Aktivität noch bei bis zu 88% der Männer besteht und es sogar noch bei bis zu 63% zum Geschlechtsverkehr kommt [2, 17, 21, 22]. Diese Ergebnisse widersprechen eindeutig der Ansicht, daß sexuelles Interesse und sexuelle Aktivität im Alter bis zur völligen Inaktivität nachlassen.

Für die aufgeworfene Thematik bedeutet das eben Gesagte auch, daß ein älterer Patient, wenn er mit einer ED zum Urologen kommt, unter einer Krank-

Tabelle 4.5. Altersabhängige Impotenzhäufigkeit (Nach [26])

Autoren	n	≤40 Jahre [%]	> 60 Jahre [%]	> 70 Jahre [%]	> 80 Jahre [%]
Kinsey et al. 1948	4108	1,9	23	55	75
Pearlman u. Kobashi 1972	2801	5	35,6	59	85
Feldman et al. 1994	1290	17	43	49	

heit leidet. Da dieser Zustand für ihn unerträglich ist, ist eine Behandlung notwendig. Das Alter des Patienten ist völlig unerheblich. Das SGB V sieht keine Altersgrenze vor, nach deren Überschreitung eine Krankheit zum Normalzustand wird. Demnach sind die Voraussetzungen nach § 27 SGB V gegeben. Damit hat der Patient nach § 27 I SGB V Anspruch auf diejenige Krankenbehandlung, die notwendig ist, eine Krankheit zu erkennen, zu heilen, ihre Verschlimmerung zu verhüten oder Krankheitsbeschwerden zu lindern [26]. Dieser Ansicht, die auch von der Deutschen Gesellschaft für Urologie und vom Arbeitskreis Andrologie der Deutschen Gesellschaft für Urologie vertreten wird, hat sich die Kassenärztliche Bundesvereinigung 1991 (Anschreiben der Kassenärztlichen Bundesvereinigung an den Vorsitzenden des Arbeitskreises Andrologie der Deutschen Gesellschaft für Urologie) in einer Stellungnahme angeschlossen. Das LSG Nordrhein hat sich in einem Urteil vom 14.3.1996 dieser Meinung ebenfalls angeschlossen und „die Kohabitationsfähigkeit eines erwachsenen Mannes als Bestandteil seines regelrechten – gesunden – Körperzustandes" anerkannt [15].

Diagnostik

Die Mehrzahl der notwendigen Untersuchungen findet sich direkt im EBM wieder, oder es können ähnliche Ziffern eingesetzt werden. Dabei ist zu beachten, daß die Erbringung Doppler- oder duplexsonographischer Leistungen aufgrund der Ultraschallrichtlinien der Kassenärztlichen Bundesvereinigung (§ 10 Absatz 3 Bundesmantelvertrag Ärzte, § 27 Absatz 3 Arzt-Ersatzkassen-Vertrag) eine zusätzliche Qualifikation und Genehmigung der KV verlangen. Das Verfahren kann von Bundesland zu Bundesland unterschiedlich sein. Für die dynamische Kavernosographie und -metrie wird außer einer Röntgenerlaubnis keine weitere Zusatzqualifikation verlangt.

Die Abrechenbarkeit psychodynamischer Untersuchungen dürfte in der Regel für den Urologen von einer Zusatzqualifikation abhängig sein. Neurophysiologische Untersuchungsmethoden können u. E. ohne entsprechende Zusatzqualifikation nicht abgerechnet werden.

Therapieoptionen

Medikamentöse Therapie

In der topischen Therapie ist Glycerolnitrat-Salbe mit Erfolg bei milden arteriellen Störungen eingesetzt worden [16]. Eine Zulassung für das Indikationsgebiet der ED besteht nicht. Auf die Verordnungsfähigkeit nicht zugelassener Medikamente innerhalb der GKV wird weiter unten eingegangen werden.

Eine Testosteronsubstitutionstherapie ist (oral, transdermal oder intramuskulär) bei einem nachgewiesenen Testosterondefizit im Sinne eines Hypogonadismus indiziert, wenn dieses Defizit ursächlich für die ED ist. Die Applikation von Testosteron ohne Nachweis eines entsprechenden Defizits zur Therapie der ED ist nicht indiziert, kostenintensiv und ineffektiv.

Problematisch hingegen sind orale Medikamente, da diese häufig als Aphrodisiaka angesehen werden. Nach Nr. 17.1 Buchstabe f der Arzneimittelrichtlinien

[23] dürfen Mittel, die ausschließlich der Anreizung und Verstärkung des Sexualtriebes dienen, nicht zu Lasten der GKV verordnet werden.

Eine Zwischenstellung nimmt Yohimbinhydrochlorid ein, da es teilweise als ausschließlich sexuelles Stimulans eingeordnet wird und demnach nicht verordnungsfähig wäre. Die Wirksubstanz Yohimbinhydrochlorid ist verantwortlich für eine Blockade der α_2-Rezeptoren des vegetativen Nervensystems (s. dazu Kap. 4.1.3). Im Genitalbereich bewirkt es eine Aktivitätssteigerung des Parasympathikus- und eine Verminderung des Sympathikustonus. Erfolge mit dieser Substanz liegen im wesentlichen auf dem Gebiet der psychogen bedingten Impotenz, wobei die Wirksubstanz nach bisherigen Untersuchungen nicht ausschließlich der Verstärkung des Sexualtriebes dient. Somit fällt diese Substanz nicht unter den Ausschluß der Nr. 17.1 Buchstabe f der Arzneimittelrichtlinien und kann bei richtiger Indikationsstellung verordnet werden [26]. Die mögliche Anreizung und Verstärkung des Sexualtriebes ist lediglich als Nebenfolge der Behandlung anzusehen.

Schwellkörper-Autoinjektionstheapie
Seit der Zulassung von Medikamenten zur Schwellkörper-Autoinjektionstherapie sind die lange Zeit bestehenden juristischen Probleme in der GKV entfallen. Diese Medikamente dienen nicht der Steigerung des Sexualtriebes, sondern versuchen medikamentös die lokal penilen Fehlfunktionen auszugleichen. Damit fallen sie nicht unter die Nr. 17.1 Buchstabe f der Arzneimittelrichtlinien. Das LSG Nordrhein hat in einem Urteil von 1996 PGE_1 als verordnungsfähig anerkannt [15]. Weiterhin seien die Nebenwirkungen im Vergleich zu anderen Medikamenten geringer, so daß „die Verordnung von PGE_1 wirtschaftlich und ausreichend sei und insbesondere keine Überversorgung des Kassenpatienten" darstellt [15]. Daraus ergibt sich, daß diese Medikamente zu Lasten der GKV zu verschreiben sind. Eine privatärztliche Rezeptierung bei GKV-Patienten birgt für den Arzt das Risiko in sich, seine Pflichten als Leistungserbringer in der GKV zu verletzen.

Der Bundesausschuß Ärzte/Krankenkassen hat, laut seiner Pressemitteilung vom 3.8.98, die gesamte medikamentöse Therapie bei der Behandlung der ED von der Leistungspflicht der GKV ausgeschlossen. Dabei werden sowohl orale Medikamente (z.B. Sildenafil) als auch die SKAT-Therapie ausgeschlossen. Als Begründung wurde vom Bundesausschuß angegeben, daß die ED eher dem privaten Lebensbereich zuzuordnen ist. Dieser Beschluß liegt dem Bundesminister für Gesundheit vor. Sollte dieser innerhalb von 2 Monaten von seinem Beanstandungsrecht keinen Gebrauch machen, wird der Beschluß im Bundesanzeiger veröffentlicht und erreicht dann einen rechtsverbindlichen Charakter.

Dieser Beschluß betrifft nur die Arzneimittelrichtlinien. Die Auswirkung auf die bisher innerhalb der GKV zu erbringenden ärztlichen Leistungen im diagnostischen Bereich sind unklar. Weiterhin ergibt sich auch die Frage, ob auch Vakuumpumpen (Hilfsmittelrichtlinien) und die operative Therapie in Zukunft von der Leistungspflicht der GKV ausgeschlossen sind. Zum Zeitpunkt der Drucklegung dieses Buches sind sie noch Leistungen der GKV.

Therapie mit nicht zugelassenen Substanzen
Neben den bereits beschriebenen haftungsrechtlichen Problemen weist die Verwendung von nicht zugelassenen Substanzen auch einige sozialrechtliche Probleme auf.

Nach einem Urteil des Bundessozialgerichtes (BSG 1990 [3]) kann ein Medikament, das keine Zulassung nach dem AMG hat, auch in der GKV verordnet werden, wenn dieses Medikament im Einzelfall für die Behandlung notwendig ist. Dies ergibt sich aus § 27 SGB V, der den Anspruch auf alle Mittel statuiert, die zur Behandlung einer Erkrankung notwendig sind.

Durch weitere Urteile des BSG [5, 6] ist diese Möglichkeit eingeschränkt worden. So dürfen Arzneimittel, denen die Zulassung vom BfArM versagt worden ist, nicht mehr zu Lasten der GKV verordnet werden. Begründet wird diese Einschränkung durch die Tatsache, daß es den abgelehnten Arzneimitteln an einer nachgewiesenen Wirksamkeit fehlt und es damit an der in der GKV geforderten Zweckmäßigkeit des Arzneimittels fehlt (§ 12 SGB V). Ob dies auch für Rezepturarzneimittel, die dieselbe Zusammensetzung wie das abgelehnte Fertigarzneimittel haben, gilt, ist bisher höchstrichterlich nicht entschieden worden, ergibt sich aber nach Meinung der Autoren aus der Urteilsbegründung der BSG-Urteile aus den Jahren 1993 [6] und 1995 [5].

Das Wirtschaftlichkeitsgebot des § 12 SGB V schreibt vor, daß die Leistungen zweckmäßig und ausreichend sein müssen und das Maß des Notwendigen nicht überschreiten dürfen. Da durch die Zulassung einiger vasoaktiver Substanzen die Therapie der ED weitestgehend komplettiert worden ist, müssen sich nicht zugelassene Substanzen hinsichtlich Effektivität und Nebenwirkungsrate an bereits zugelassenen Substanzen messen lassen. Dabei sind eher hohe Anforderungen an die Substanz zu stellen. Indikation für den Einsatz nicht zugelassener Substanzen können nicht vertretbare Nebenwirkungen (z. B. häufig auftretender Priapismus, massiver Brenn- oder Injektionsschmerz) oder die Unfähigkeit, eine Schwellkörperinjektion durchzuführen, sein. Hier ist weiterhin abzuwägen ob nicht eine Vakuumpumpe als Therapie zu erwägen ist. Insbesondere muß aber die Frage beantwortet werden, ob die Nebenwirkungen noch unter die Duldungspflicht des Patienten fallen. Die Duldungs- bzw. Mitwirkungspflicht des Patienten ist in § 65 II SGB I geregelt. Sie endet dort, wo mehr als eine geringe Möglichkeit eines durch das Medikament eintretenden Schadens besteht [13]. Beim Priapismus ist die Duldungspflicht sicher zu verneinen, bei bestehenden Brenn- oder Injektionsschmerzen kommt es auf die Dauer und die Ausprägung der Symptome an.

Vakuumpumpe
Die Spitzenverbände der Krankenkassen haben Vakuumpumpen und Erektionsringe mit Beschluß vom 7.3.1994 in das Hilfsmittelverzeichnis Produktgruppe 99 („Verschiedenes") aufgenommen. Somit können Vakuumpumpen bei entsprechender Indikation zu Lasten der GKV verordnet werden.

Operative Maßnahmen
Die operativen Therapieformen können nur unter stationären Bedingungen durchgeführt werden. Nach § 39 SGB V hat ein Versicherter Anspruch auf Be-

handlung in einem zugelassenen Krankenhaus, wenn eine Aufnahme nach Prüfung durch das Krankenhaus erforderlich ist [28]. Dabei werden mit dem Tagespflegesatz alle Leistungen, die für den Heilerfolg notwendig sind, abgegolten. Dies stellt für die Implantation von hydraulischen Penisprothesen aufgrund ihrer hohen Implantatkosten (bis 11 000 DM) eine finanzielle Belastung dar. Hier kann versucht werden, eine Einzelvereinbarung mit den Krankenkassen zu treffen; führt diese nicht zum Erfolg, müssen die Implantatkosten aus dem Budget des Krankenhauses bezahlt werden.

4.11.3
Gutachterliche Aspekte

Die Begutachtung von Körperschäden durch Arbeitsunfälle oder andere schädigende Ereignisse gehört zu den Aufgaben der ärztlichen Tätigkeit. Die gutachterliche Tätigkeit umfaßt die Erkennung der Krankheitsbilder und die Wertung dieser im Rahmen der gesetzlichen Vorschriften und der angesprochenen Fragestellung. Soll ein Gesundheitsschaden (= Schädigung für mehr als 6 Monate) als Unfallfolge angesehen werden, muß eine Kausalität mit dem schädigenden Ereignis hergestellt werden. Der Gesundheitsschaden muß nicht unbedingt direkte Folge des Unfalls sein, sondern es reicht aus, wenn er sich im Rahmen der Behandlung anderer Unfallfolgen einstellt.

Sozialrechtliche Begutachtung

In der Begutachtung im Sozialrecht kommt es auf die Begriffe „Minderung der Erwerbsfähigkeit" (MdE) für das Sozialrecht und „Grad der Behinderung" (GdB) im sozialen Entschädigungsrecht (z. B. Schwerbehindertenrecht) an.

Eine MdE im Sinne des Sozialrechts ist eine Beschränkung der Fähigkeit des Versicherten, sich unter Ausnutzung der Arbeitsgelegenheiten, die sich ihm nach seinen Kenntnissen im gesamten Arbeitsbereich bieten, einen Erwerb zu verschaffen [7]. Bei der Beurteilung einer Gesamt-MdE dürfen mehrere Einzel-MdE nicht nur addiert werden, sondern es muß vielmehr unter Gesamtwürdigung aller Einzel-MdE eine Gesamt-MdE festgesetzt werden, die in der Regel unter der Summe der Einzel-MdE liegt. Im Schwerbehindertenrecht wird die Beurteilung der GdB entsprechend den Regeln der MdE durchgeführt [24].

Häufig sind zur Begutachtung nach Studium der Aktenlage weitere Untersuchungen notwendig. Nach §§ 60,62 SGB I hat der Versicherte eine Mitwirkungspflicht, wenn eine Leistung beantragt wird. Dennoch hat Patient das Recht gewisse Untersuchungen zu verweigern, ohne daß dieses einen negativen Einfluß auf das Gutachten haben darf. Dies trifft insbesondere auf invasive Untersuchungen zu. Die Mitwirkungspflicht endet nämlich dort, wo die Grenze der Zumutbarkeit überschritten wird [13].

Die in der Begutachtung *notwendige* Diagnostik [27, 31] besteht aus:

- Inspektion und Palpation des Penis,
- Blutbild, Elektrolyte, Kreatinin, Lipidstatus, Nüchternglukose,
- Hormonstatus (LH, FSH, Testosteron),

- Schwellkörperpharmakontest,
- Pharmakodoppler oder Duplexsonographie mit PGE_1.

Fakultativ können folgende Untersuchungen in Betracht kommen:

- neurologische und neurophysiologische Untersuchung (BCR-Latenzzeit),
- nächtliche Tumeszenzmessung,
- psychiatrische Exploration,
- Beckenangiographie,
- dynamische Pharmakokavernosographie und -metrie.

Große Teile der Diagnostik können vom Urologen selbst durchgeführt werden. Bei neurologischen und psychiatrischen Fragestellungen sollte ein entsprechendes Zusatzgutachten eingeholt werden. Die Phallarteriographie muß heute ausgewählten Fragestellungen vorbehalten bleiben, da zur Beurteilung der arteriellen Strombahn in der Regel die Pharmakonduplexsonographie ausreicht. Bei Verdacht auf eine venookklusive Dysfunktion sollte eine dynamische Pharmakokavernosographie und -metrie durchgeführt werden, da die duplexsonographischen Kriterien noch nicht ausreichend standardisiert sind.

Die Phallarteriographie und die dynamische Pharmakokavernosographie sind invasive Methoden, bei denen aus verschiedenen Gründen (z.B. Strahlenbelastung, Kontrastmittelzwischenfälle, Infektion) eine Duldungspflicht in der Regel nicht besteht. Die Pharmakontestung mit PGE_1 ist ein semiinvasives Verfahren, das relativ komplikationsarm ist. Prinzipiell besteht bei Transfusionen, Blutentnahmen und kleineren chirurgischen Eingriffen eine Duldungspflicht des Patienten [13]; aus diesen Gründen fällt nach Meinung der Autoren die Pharmakontestung bzw. die Pharmakonduplexsonographie unter die Duldungspflicht. Allerdings ist dabei der Grundsatz der Verhältnismäßigkeit zu beachten. Der Umfang der Duldungspflicht richtet sich unter anderem nach der Höhe der beantragten Leistung [27].

Eine ED als solche beeinträchtigt nicht die Leistungsfähigkeit im Erwerbsleben. Sie kann jedoch zu psychischen Schäden führen, die Auswirkungen auf das Berufsleben haben. Daraus kann sich eine MdE ergeben. In Tabelle 4.6 findet sich eine Aufstellung der anzunehmenden MdE. Dabei ist zu beachten, daß neben dem

Tabelle 4.6. Minderung der Erwerbsfähigkeit bei erektiler Dysfunktion. (Mod. nach Schroeder-Printzen u. Weidner 1998 [27] und Strohmaier u. Bichler 1994 [31])

Libidoverlust	10–40%
Kompletter Erektionsverlust	
ohne psychische Beeinträchtigung	0%
mit psychischer Beeinträchtigung je nach Schweregrad	30–60%
Partieller Erektionsverlust	
ohne psychische Beeinträchtigung	0%
mit psychischer Beeinträchtigung je nach Schweregrad	10–40%
Penisverlust	
teilweise	30–40%
vollständig	40–60%

Lebensalter des Patienten die persönlichen Umstände und vor allem das Maß der psychischen Beeinträchtigung bei der Beurteilung eine große Rolle spielen.

Zivilrechtliche Begutachtung

Im Zivilrecht stehen Fragen nach dem Schadensersatz und dem Schmerzensgeld im Vordergrund. Bei der Erstellung des Gutachten muß man sich auf die Beantwortung der Fragestellungen (z. B. Kausalität zwischen Unfall und Leiden, Abweichungen vom allgemein medizinischen Standard) beschränken. Eine Angabe der Höhe des Schadenersatzes in einem Gutachten ist unzulässig. Die Vorgehensweise bei der Begutachtung unterscheidet sich dabei nicht von der im Sozialrecht üblichen. Im Gegensatz zum Sozialrecht gibt es keine einheitliche Bewertung der Folgezustände. Dies spielt aber für die medizinische Begutachtung keine Rolle, da im zivilrechtlichen Verfahren nur die Folgezustände begutachtet werden dürfen.

Ein Vorschlag zur Höhe des Schmerzensgeldes etc. darf nicht gemacht werden. Bei Festsetzung des Betrages spielen nämlich neben den Folgezuständen noch eine eventuelle Mitschuld, Vorsatz, grobe Fahrlässigkeit und einfache Fahrlässigkeit eine Rolle. Eine Übersicht über entsprechende rechtskräftige Urteile bietet die Hacks-Ring-Böhm-Liste, die vom Allgemeinen Deutschen Automobilclub herausgegeben wird. Dabei reicht die Spannweite von 10 000 DM für eine ED bis zu 150 000 DM für den Penisverlust bei einem 10jährigen Jungen.

LITERATUR

1. Bergmann KO (1997) Beeinflussung der Verordnungsweise des Arztes durch die Rechtsprechung unter besonderer Berücksichtigung nicht zugelassener Arzneimittel. Z Ärztl Fortbild Qual Sich 91: 610–616
2. Bretschneider JG, McCoy NL (1988) Sexual interest and behavior in healthy 80–102 years olds. Arch Sex Behav 17: 109–129
3. BSG-Urteil vom 10. 5. 90, Az 6RKa 15/89, Krankenversicherung und Unfallversicherung in Rechtsprechung und Schrifttum, Kennziffer 120 – 4100/1
4. BSG-Urteil vom 8. 3. 1990, Az 3RK 24/89, Krankenversicherung und Unfallversicherung in Rechtsprechung und Schrifttum, Kennziffer 120 – 4100/2
5. BSG-Urteil vom 8. 3. 95, Az 1RK 8/94, Krankenversicherung und Unfallversicherung in Rechtsprechung und Schrifttum, Kennziffer 120 – 4120/6
6. BSG-Urteil vom 8. 6. 93, Az 1RK 21/91, Krankenversicherung und Unfallversicherung in Rechtsprechung und Schrifttum, Kennziffer 120 – 4120/3
7. Bundesminister für Arbeit und Sozialordnung (1983) Anhaltspunkte für die ärztliche Gutachtertätigkeit
8. Deutsch E (1991) Anmerkung zum Urteil des OLG Köln vom 30. 5. 90, Az 27 U 169/89. VersR 5: 189
9. Deutsch E (1991) Arzneimittelhaftung. In: Deutsch E (Hrsg) Arztrecht und Arzneimittelrecht, 2. Aufl. Springer, Berlin Heidelberg New York Tokyo, S 417–437
10. Deutsch E (1991) Arzneimittelhaftung. In: Deutsch E (Hrsg) Arztrecht und Arzneimittelrecht, 2. Aufl. Springer, Berlin Heidelberg New York Tokyo, S 50–80
11. Höfler K (1990) Kommentar zu § 27 SGB V. In: Kasseler Kommentar, Beck, München, Stand: 7/91, Rz 12
12. Krauskopf D, Schroeder-Printzen G (1996) Soziale Krankenversicherung, 3. Aufl. Beck, München, Stand: Januar 1996, § 27 SGB V, Rz. 3 ff.

4.11 Juristische und gutachterliche Aspekte

13. Krauskopf D, Schroeder-Printzen G (1996) Soziale Krankenversicherung 3. Aufl. Beck, München, Stand: Januar 1996, § 65 SGB I, Rz 6 ff.
14. Laufs A (1988) Heilversuch und klinisches Experiment. In: Laufs A (Hrsg) Arztrecht, 4. Aufl. Beck, München, S 219–234
15. LSG Nordrhein, Urteil vom 14.3.1996, Az L 2 Kn 36/95
16. Morales A, Heaton JPW (1990) The medical treatment of impotence: an update. World J Urol 8:80–83
17. Mulligan T, Retchin SM, Chinchilli VM, Bettinger CB (1988) The role of aging and chronic disease in sexual dysfunction. J Am Geriatr Soc 36:520–524
18. National Institutes of Health Consensus Conference: Impotence (1993) JAMA 270:83–90
19. OLG Köln, Urteil vom 10.4.91, Az 27 U 132/90. MedR 1:40–43
20. OLG Köln, Urteil vom 30.5.90, Az 27 U 169/89. VersR 5:186–189
21. Pearlmann CK, Kobashi LI (1972) Frequency of intercourse in men. J Urol 107:298–301
22. Pfeiffer E, Verwoerdt A, Wang HS (1969) The natural history of sexual behavior in a biological advantaged group of aged individuals. J Gerontol 24:193–198
23. Richtlinien des Bundesausschusses der Ärzte und Krankenkassen über die Versorgung von Arzneimitteln in der vertragsärztlichen Versorgung in der Fassung vom 23.8.1994. Bundesanzeiger 185/94
24. Rösner N, Bichler K-H (1994) Das ärztliche Gutachten im Versorgungswesen. In: Bichler K-H (Hrsg) Das urologische Gutachten. Springer, Berlin Heidelberg New York Tokyo, S 14–31
25. Schroeder-Printzen I, Göben J, Weidner W, Ringert R-H (1992) Die Verwendung vasoaktiver Substanzen in der Diagnostik und Therapie der Erektilen Dysfunktion – Rechtliche Aspekte. Akt Urol 23:248–251
26. Schroeder-Printzen I, Schroeder-Printzen J, Weidner W, Ringert R-H (1994) Diagnostik und Therapie der Erektilen Dysfunktion – eine Leistung der gesetzlichen Krankenversicherung? Urologe [A] 33:252–256
27. Schroeder-Printzen I, Weidner W (1998) Traumatologie: Gutachterwesen. In: Alken P, Walz PH (Hrsg))Urologie, 2. Aufl. VCH, Weinheim, S 317–325
28. Schroeder-Printzen J (1993) Das Recht der Krankenversicherung. In: Schroeder-Printzen J (Hrsg) Sozialrecht für die kommunale Praxis, 2. Aufl. E. Schmidt, Berlin, Rz 715
29. Sparwasser HH (1991) Übersicht über die Auswertung von Gerichts-, Schlichtungskammer- und Versicherungsgutachten, aufgegliedert in typische Risiken. Vortrag Südwestdeutsche Gesellschaft für Urologie Koblenz, 9.–11.5.91 (Abstraktband)
30. Spielmeyer G (1971) Zum Krankheitsbegriff der Sozialversicherung. DOK, 836–839
31. Strohmaier WL, Bichler K-H (1994) Erkrankungen und Verletzungen des männlichen Genitale. In: Bichler KH (Hrsg) Das urologische Gutachten. Springer, Berlin Heidelberg New York Tokyo, S 156–169

Sachverzeichnis

A

Abklärungsalgorithmen 2
Abweichung, sexuelle 97
Acetylcholin 20
- Schweißtest 67
Adenohypophyse 44
Adenylatzyklase (AC) 28
ADN (autonom-diabetische Neuropathie) 68
α-adrenerge-Substanzen 165
Aktionspotential 25
Alkoholmißbrauch 98
Alter, höheres 42
Anamnese 78, 79
- Sexualanamnese 66, 79, 89–98
- Störungsanamnese 6
Anastomose, Dreifachanastomose nach *Hauri* 179
Anatomie 13–18
- Neuroanatomie 22–24
Androgenrezeptor 47
Angst 56
- Abwehr 41, 59
- Angsteinbruch 59
- Versagensangst 55, 57, 96
Angstskalen 92
ANP („atrial natriuretic peptide") 28
Apomorphin 108, 137
Appetenz 6
Arbeitsbündnisse 93
Arterie/Arteria
- A. epigastrica inferior 115, 178
- Aa. helicinae 15
- A. profunda penis 14
- A. pudenda interna 34
- arterielle Störung 32–34
Arterienchirurgie 115, 178–180
Ätiologie, Kategorisierung 6
Aufklärung 196, 197
Autoinjektionstherapie, Schwellkörper (*siehe* SKAT)
Automatismus, psychischer 5

B

Barlow, kognitives Interferenzmodell 56 ff.
Basisdiagnostik (Stufe I) 78–81
Basisvorgehen, Sexualtherapie 123
Begutachtung
- gutachterliche Aspekte 201, 202
- sozialrechtliche 202, 203
- zivilrechtliche 203, 204
Behandlung (*siehe* Therapie)
Beratung 120, 121
BfArM (Bundesinstitut für Arzneimittel und Medizinprodukte) 195
Bluthochdruck 7
BSG (Bundessozialgericht) 200

C

Ca^{2+}-Bedeutung 25–29
Ca^{2+}-Kanäle 25, 27
cAMP 28, 29, 46
Caverno- (*siehe* Kaverno-)
cGMP (zyklisches Guanosylmonophosphat) 20, 28, 29
CGRP („calcitonin gene-related peptide") 156
Chirurgie/chirurgische Therapie
- Arterien-/Revaskularisationschirurgie 115, 178–180
- haftungsrechtliche Aspekte 197, 198
- Penisprothese/-Implantat 69, 116, 119, 186–193
- sozialrechtliche Aspekte 201
- Venenchirurgie 115, 116, 181–185
cNMP 28
Corpus cavernosum 14
- Ausschnitt, rasterelektronenmikroskopisch 16
- Störung, kavernöse 35, 36
Corpus-cavernosum-EEG (CC-EMG) 82, 83, 117

D

Degeneration, glatte Muskelzellen 168
Depression 98
Detumeszens („failure to maintain") 21, 64
DHT (5α-Dihydrotestosteron) 47
Diabetes mellitus 7, 39, 40, 62–70
- ADN (autonom-diabetische Neuropathie) 68
- Prävalenz 63
Diagnostik/Untersuchung
- abgestufte 77
- Acetylcholin-Schweißtest 67
- Anamnese (*siehe dort*)
- andrologische
- – gering invasiv (Stufe II) 81–86
- – invasiv (Stufe III) 86–89
- autonom-kardiovaskulärer Funktionstest 67
- Basisdiagnostik (Stufe I) 78–81
- Corpus-cavernosum-EEG (CC-EMG) 82, 83, 117
- bei Diabetes mellitus 66
- Doppler-/Duplexsonographie 81, 85, 86, 118
- hämodynamisch-physiologische 21
- Labordiagnostik, endokrinologische 48–50, 80, 81
- Pharmako-
- – Kavernosonographie/-Kavernosometrie 68, 88, 118
- – Phalloarteriographie 68, 88
- – Testung 83–85
- praktisches Vorgehen und kritische Wertung 76, 77
- psychologische 79, 80, 89, 90
- – Praxis 91–98
- Pupillendurchmessertest 67
- rasterelektronenmikroskopische 17, 35
- Schwellkörper-Autoinjektionstherapie, Testung (*siehe auch* SKAT) 81, 83–85, 117
- sozialrechtliche Aspekte 199
5α-Dihydrotestosteron (DHT) 47
Disposition/dispositionelle Faktoren 58
Dopaminrezeptoragonist 137
Doppler-/Duplexsonographie 81, 85, 86, 118
DPVL (dorsale Penisvenenligatur) 182
Dreifachanastomose, nach *Hauri* 179
Dysplasie, Gefäße 34
Dysregulation 59

E

4-Ebenen-Modell 58
EDRF („endothelium derived relaxing factor") 28
Einteilung, erektile Dysfunktionen 31
Einwilligung 194, 197
Ejaculatio praecox 5, 8, 79, 96
Elektromyostimulation, funktionelle des Corpus cavernosum (*siehe* FEMCC)
El-Gorab-Shunt 166
Embolisierung 166
EMG, Corpus-cavernosum-EMG (CC-EMG) 82, 83, 117
Endokrinologie 43–50
- endokrine Störung 37, 38
- Labordiagnostik 48–50, 80, 81
Endothelin A/B 65
endotheliale Dysfunktion 64
„endothelium derived relaxing factor" (EDRF) 28
Endothelzellen 64
Epidemiologie 6–8
Erektion
- Mechanismus 13, 17
- nervale Steuerung 24
- prolongierte (Priapismus) 85, 154, 163–167
Erektionsstörung/erektile Dysfunktion
- organisch bedingt 32–41
- primäre 34, 97
- – posttraumatisch bedingte 88
- psychogene 41, 42, 126
- – neuere Ansätze 56–61
- – Entstehungsmodi 60
- – Grundlagen 52–54
- – klassische Konzepte 54–56
- – Verursachungsmodi 61
- sekundäre 97
Erektionszentrum 18
- psychogenes 23
- reflexogenes 23
Erregung
- autonome 57
- Niveau 96
- sexuelle 57
Erstgespräch, Bedeutung 94
Erwerbsfähigkeit, Minderung der (MdE) 203
Evaluation, psychologische 90

F

„failure to initiate" 64
„failure to maintain" 21, 64
FEMCC (funktionelle Elektromyostimulation) 113, 114
- Kontraindikationen 170
- Nebenwirkungen 170
- Studienergebnisse 170–172

- Technik 168–170
Fibrose, kavernöse 111, 154, 156, 176
Fluoxymesteron 141
Forskolin 157
Fragebogen 80, 92, 93
- FPD (Fragebogen zur Partnerschaftsdiagnostik) 92
- FPI (Freiburger Persönlichkeitsinventar) 92
- Persönlichkeitsfragebogen 92
- Sexualfragebogen 92
Freud, S. 54
FSH (follikelstimulierendes Hormon) 43

G
Gangrän 176
Gefäßdysplasie 34
Gesprächspsychotherapie 123
GKV, Krankheitsbegriff 198, 199
GMP (Guanosylmonophosphat) 20
GnRH (Gonadotropin-Releasinghormon) 43
- GnRH-Test 49
Grayhack-Shunt 165
Grundprozeß, klinischer 6
Guanylatzyklase (GC) 28
Gutachten (*siehe* Begutachtung)

H
Haftungsrecht/haftungsrechtliche Aspekte 194–198
Hauri, Dreifachanastomose 179
Hausaufgaben, sexualtherapeutische 121
hCG (humanes Choriongonadotropin)-Test 50
Hemmung, sexuelle Funktion 55
Herzkrankheit 7
Herz-Kreislaufnebenwirkung 139
„high-flow"-Priapismus 164, 166
Hodenfunktion, endokrine Regulation 44
Hypogonadismus primärer/sekundärer 49, 140
Hypophyse 44, 45
Hypothalamus 44, 45

I
IDDM (*siehe* Diabetes mellitus)
IIEF („international index of erectile dysfunction") 92
Implantat (*siehe* Penisprothese)
Induratio penis plasica 79, 187
Infrastruktur, psychdynamische 97

Injektionstherapie, Schwellkörper (*siehe* SKAT)
Inositoltriphosphat (IP_3) 29
Instillation, intraurethrale (MUSE) 69, 111, 112, 147–152
Insulin 62
Interaktion, sexuelle 96
Interferenzmodell, kognitives (*Barlow*) 56 ff.
IP_3 (Inositoltriphosphat) 29
Irrtümer, kognitive 131

J
juristische Aspekte 194–204

K
K^+, Bedeutung 25–31
K^+-Kanalöffner 158
Kalzium (*siehe* Ca^{2+})
Kaplan, Verursachungsmodell 55, 56
Kardiaka 7
Kategorisierung, ätiologische 6
Kavernosonographie/-Kavernosometrie, Pharmako- 68, 88, 118
KFSD (Kurzfragebogen für sexuelle Dysfunktionen) 92
Klassifizierung, grobe 6
Kognition/kognitiv
- kognitiv-affektiver Prozeß 56
- kognitives Interferenzmodell (*Barlow*) 56 ff.
- kognitive Irrtümer 131
Kollusion, sexuelle 98
Kompetenz, kavernöse 81
Konflikt/-Konstellation
- ödipale 54
- Separations-Individuations-Konflikt 55
Konsensuskonferenz, „National Institutes of Health" (NIH) 3, 4
kontraktiler Mechanismus 25
Krankheitsbegriff, GKV 198, 199

L
Labordiagnostik, endokrinologische 48–50, 80, 81
Leck, venöses 182
Leydig-Zellen 45
LH (luteinisierendes Hormon) 43
- LH-Spiegel 48, 49
Libido, Effekt von Testosteron 47, 48
Linsidomin (SIN-1) 157
„low-flow"-Priapismus 165, 166

M

Madonna-Hure-Spaltung 54
„Massachusetts male aging study" (MMAS) 7, 8
Maximaldiagnostik 2
MdE (Minderung der Erwerbsfähigkeit) 203
Mechanismus
- Erektion 13, 17
- kontraktiler 25
- psychoaffektiver 59
- Selbstverstärkungsmechanismus 41, 42
Medikamente, Erektionsstörung durch 40, 41
Mehrachsenmodell 90, 91
Mesterolon 141
Methyltestosteron 141
Mißbrauchserfahrung 97
MLCK („myosin light chain kinase") 28
MMPI („Minesota multiphasic personality inventory") 92
Modelle
- 4-Ebenen-Modell 58
- kognitives Interferenzmodell (*Barlow*) 56 ff.
- Mehrachsenmodell 90, 91
- Verursachungsmodell (*Kaplan*) 55, 56
Moxixylyt 157
MUSE (transurethrale Prostaglandin-applikation) 69, 111, 112, 147–152
- Nebenwirkungen 149, 152
Muskulatur, Muskel (M.)
- Mm. ischiocavernosi 20
- Schwellkörpermuskulatur 13
Myosin 28
- „myosin light chain kinase" (MLCK) 28

N

Nekrosen, Penishaut 176
Nephropathie 62
Nerv/Nervus
- Nn. cavernosi 14, 15
- N. dorsalis penis 14
- N. pudendus 24
Nervensystem/Innervation
- somatische 24
- vegetative 21, 23
Neuroanatomie 22–24
neurogene Störung 38, 39
Neuromodulation, glatte kavernöse Muskelzelle 23
neuronale Dysfunktion 66
Neuropathie
- autonom-diabetische (ADN) 68
- periphere/subklinische 67
Neurosen/-Lehre 54, 98
Neurotransmitter, noradrenerg-norcholinerge 23
Nikotinabusus 40
Nitrospray 113
NO/-Synthetase (NOS) 20, 64, 65, 81
Nukleotidmonophosphat, zyklisches, Bedeutung 25–31

O

Okklusionsstörung, kavernös-venöse 116
Operation (*siehe* Chirurgie)

P

Paardynamik/-Therapie 126–128
- paarbezogene Faktoren 89
Papaverin 153–154
Partnerbeziehung/-Probleme 41, 98
Pathophysiologie 31, 32
Penis
- penile Störungen 35, 36
- Stufenschnittbild 15
Penisprothese/-Implantat 69, 116, 119
- Geschichte 186
- hydraulische 188–190
- Implantationstechnik 190–192
- Indikationen 186, 187
- Komplikationen 192, 193
- semirigide 187, 188
Penisvenenligatur, dorsale (DPVL) 182
Persönlichkeitsfragebogen (*siehe* Fragebogen)
Persönlichkeitsstörungen 98
Phalloarteriographie, Pharmako- 68, 88
Pharmakotestung 83–85
Pharmakotherapie 108–113, 118
- Grundlagen 25
- haftungsrechtliche Aspekte 194–197
- orale 108, 109, 135–139
- lokal penile/kavernöse 110, 111
- sozialrechtliche Aspekte 199, 200
Phentolamin 108, 137, 138, 154, 155
Phoaphatidylinositol 29
Phosphodiesterase (PDE)-Isoenzyme 30
- Inhibitoren 30, 153
Phosphodiesterase V, Inhibition 138
Physiologie 13, 18–22
- Pathophysiologie 31, 32
Plexus hypogastricus 23
Prävalenz 7
Priapismus 85, 154
- Ätiologie 163, 164

Sachverzeichnis

- Symptomatik 163
- Therapie 164–167

Prolaktin-Test 49
Prostaglandin E$_1$ (PGE$_1$) 69, 84, 111, 112, 147–152, 154–156
- transurethrale Applikation, (*siehe* MUSE)

Prostatakarzinom 141
Prostatektomie 37
Proteinkinasen 30, 31
Prozeß, kognitiv-affektiver 56
PSA-Wert 109
psychoaffektiver Mechanismus 59
psychogenes Erektionszentrum 23
Psychologie/psychologische Diagnostik 79, 80, 89, 90
- Praxis 91–98

Psychometrie/psychometrische Instrumente 92, 93
psychosoziale Faktoren 89, 90
Psychotherapie, Gesprächs- 123
Pupillendurchmessertest 67

R

Rahmenbedingungen, sexuelle 130
5α- Reduktase 47
reflektorisches Erektionszentrum 23
Reizstromapplikation 168
Rektumresektion 37
REM-Schlaf 68
Retikulum, sarkoplasmatisches 28
Retinaschädigung 62, 139
Revaskularisationschirurgie (Arterienchirurgie) 115, 178–180
Rezeptor
- Androgen-Rezeptor 47
- α-Rezeptorenblocker 137, 153, 154

Rigiditätsschwäche („failure to initiate") 64
Risikofaktoren 32, 78
Rückfall-Vermeidungs-Training 131

S

Sauerstoffradikale, freie 64
Schmerzen, intrapenile 156
Schweißtest, Acetylcholin- 67
Schwellkörpermuskulatur 13
SCL-90-R (Symptom-Checkliste) 92
Selbstverstärkungsmechanismus 41, 42
Serotonin, Wiederaufnahmehemmer 137
Sexualanamnese 66, 79, 89 ff.
- Gesprächsführung und Technik 93–95
- Inhalte 95–98

Sexualberatung 120, 121
Sexualfragebogen 92

Sexualmedizin, ärztliche Zusatzbezeichnung 107
Sexualtherapie 52, 105–107, 119–134
- Grundkonzept 106, 121–123
- Kombination mit somatischen Therapiemethoden 131, 132
- Praxis 123–132
- prognostische Faktoren, Effektivität 133, 134
- Verhaltensanleitung, Übungen 128–132

SHBG (Sexualhormon-bindendes Globulin) 46
- Bestimmung 49, 50

Sildenafil 108, 138, 139
Silikonstab 187
SIN-1 (Linsidomin) 157
SKAT (Schwellkörper-Autoinjektionstherapie) 68, 69, 110, 111, 119
- allgemeine Hinweise 160, 161
- sozialrechtliche Aspekte 200
- Substanzen 153–155
- – alternative 156–158
- – Pharmakologie 153, 154
- Technik 158, 159
- Testung 81, 83–85, 117

Skript, sexuelles 127
Sonographie
- Duplex-Sonographie 81, 85, 86, 118
- Kavernosonographie/-Kavernosometrie 68, 88, 118

Sozialrecht/sozialrechtlich
- Aspekte 198–201
- Begutachtung 202, 203

SPACE („single potential analysis of cavernous electric activity") 82, 83
Speichel, Testosteronbestimmung 50
Standardvorgehen, Psychotherapie 124
Status, sexueller 95–97
Stickoxid (NO)/-Synthetase (NOS) 20, 64, 65, 81
Stimulationselektroden, Plazierung 169
Störung
- arterielle 32–34
- endokrine 37, 38
- neurogene 38, 39
- penile und kavernöse 35, 36
- posttraumatisch/iatrogene 36, 37
- venöse 34, 35

Störungsanamnese 6
Streß, oxidativer 65
Substitution, Testosteron 109, 110
Sympathikotonus 81
Symptom
- Bedeutung 53
- – funktionale 124–126

Symptom
- Geschichte 95–97
- psychiatrische 98
- Verschiebung 227
Symptomatologie 4–6

T

Testosteron 43, 80
- Bestimmung 49, 50
- Biosynthese 45, 46
- Effekte
- - biologische 46, 47
- - auf Libido und Sexualfunktion 47, 48
- Transport zu Zielorganen 46
Testosterontherapie 109, 110
- Applikationsformen, alternative
- - Implantate 144
- - transdermale 144, 145
- - transskrotale 144
- Indikation/Kontraindikation 140, 141
- Präparate 142, 143
- Überwachung 145
Therapie (*siehe auch beim jeweiligen Begriff*)
- allgemeiner Überblick 104, 105
- Chirurgie
- - Arterien-/Revaskularisationschirurgie 115, 178–180
- - haftungsrechtliche Aspekte 197, 198
- - Penisprothese 69, 116, 119, 186–193
- - sozialrechtliche Aspekte 201
- - Venenchirurgie 115, 116, 181–185
- FEMCC (funktionelle Elektromyostimulation) 113, 114, 168–172
- integrative 132
- intraurethrale Instillation, Prostaglandin (MUSE) 69, 111, 112, 147–152
- juristische und gutachterliche Aspekte 194–204
- Paartherapie 126–128
- Pharmakotherapie 108–113, 118
- - Grundlagen 25
- - haftungsrechtliche Aspekte 194–197
- - orale 108, 109, 135, 139
- - lokal penile/kavernöse 110, 111
- - sozialrechtliche Aspekte 199, 200
- SKAT (Schwellkörper-Autoinjektionstherapie) 68, 69, 110, 111, 119, 153–161, 200
- - Testung 81, 83–85, 117
- Sexualtherapie 52, 105–107, 119–134
- Testosterontherapie 109, 110, 140–146
- Überblick für Patienten 116–119
- Vakuumerrektionshilfen 69, 113, 114, 119, 173–176, 197, 201

Tonusregulation, intrazelluläre Mechanismen 25–31
transkutane Applikation 113, 144, 145
Trazodon 137
Tubuli seminiferi 45
Tunica albuginea 14

U

Übungen, Sexualtherapie 121, 128–132
- Grenzen und Probleme 130–131
Urethrastriktur 176
Ursachen, erektile Dysfunktion 32
- Überblick für Patienten 116–119
- tieferliegende 97

V

Vakuumerrektionshilfen 69, 113, 114, 119
- Effektivität, Akzeptanz 174–176
- haftungsrechtliche Aspekte 197
- Nebenwirkungen 176
- sozialrechtliche Aspekte 201
- Wirkungsmechanismus 173, 174
Vasodilatatoren 7
Vene/Vena
- V. dorsalis penis 14
- venöse Störung 34, 35
Venenchirurgie 115, 116
- Diagnostik, Indikationsstellung 182
- Erfolge 183–185
- Geschichte 181
- Operationstechniken und Komplikationen 182
- Pathophysiologie 182
Verbalisierungshilfen 94
Verhaltensanleitung, Sexualtherapie 128–132
Vermeidung 59
Versagensangst 55, 57, 96
Verschlußkrankheit, peripher arterielle 33
Verstehen, Verändern durch 123, 124
Verursachungskonzept/-Modell 90, 91
- psychosomatisches (*Kaplan*) 55, 56
Viagra (Sildenafil) 108, 138, 139

W

Winter-Shunt 165

Y

Yohimbin 108, 136

Z

Zivilrecht/zivilrechtliche Begutachtung 203, 204

Springer und Umwelt

Als internationaler wissenschaftlicher Verlag sind wir uns unserer besonderen Verpflichtung der Umwelt gegenüber bewußt und beziehen umweltorientierte Grundsätze in Unternehmensentscheidungen mit ein. Von unseren Geschäftspartnern (Druckereien, Papierfabriken, Verpackungsherstellern usw.) verlangen wir, daß sie sowohl beim Herstellungsprozess selbst als auch beim Einsatz der zur Verwendung kommenden Materialien ökologische Gesichtspunkte berücksichtigen.
Das für dieses Buch verwendete Papier ist aus chlorfrei bzw. chlorarm hergestelltem Zellstoff gefertigt und im pH-Wert neutral.

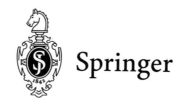

Druck: Saladruck, Berlin
Verarbeitung: H. Stürz AG, Würzburg